JN199189

DELTAプログラムによる
せん妄対策

多職種で取り組む予防, 対応, 情報共有

編集

小川 朝生

国立がん研究センター先端医療開発センター・精神腫瘍学開発分野長

佐々木千幸

国立がん研究センター中央病院看護部・精神看護専門看護師

医学書院

DELTA プログラムによるせん妄対策
—多職種で取り組む予防，対応，情報共有

発　行　2019 年 9 月 1 日　第 1 版第 1 刷 ©
　　　　2021 年 9 月 15 日　第 1 版第 2 刷

編　集　小川朝生（おがわあさお），佐々木千幸（ささきちゆき）

発行者　株式会社　医学書院
　　　　代表取締役　金原　俊
　　　　〒113-8719　東京都文京区本郷 1-28-23
　　　　電話　03-3817-5600（社内案内）

印刷・製本　三報社印刷

ISBN978-4-260-03652-8

執筆者一覧

編集

小川朝生　国立がん研究センター先端医療開発センター・精神腫瘍学開発分野長
佐々木千幸　国立がん研究センター中央病院看護部・精神看護専門看護師

執筆者（五十音順）

井上真一郎　岡山大学病院精神科神経科・助教
上田淳子　東京大学医学部附属病院総合研修センター・臨床心理士・公認心理師
上村恵一　北海道医療センター精神科医長
小川朝生　国立がん研究センター先端医療開発センター・精神腫瘍学開発分野長
小川弘美　国立国際医療研究センター・精神看護専門看護師
角甲　純　広島大学大学院医系科学研究科老年・がん看護開発学・助教・がん看護専門看護師
河野佐代子　慶應義塾大学病院看護部・精神看護専門看護師
菅野雄介　横浜市立大学学術院医学群医学部看護学科成人看護学
木野美和子　筑波メディカルセンター病院看護部・精神看護専門看護師
木村範子　慶應義塾大学病院看護部・精神看護専門看護師
栗原美穂　厚生労働省医政局医療経営支援課・看護専門官
桑原芳子　国際親善総合病院看護部・緩和ケア認定看護師
古賀友之　のぞみの花クリニック・院長
佐々木千幸　国立がん研究センター中央病院看護部・精神看護専門看護師
柴田明日香　市立豊中病院・老人看護専門看護師
關本翌子　国立がん研究センター東病院・副看護部長・がん性疼痛看護認定看護師
武井宣之　熊本赤十字病院精神腫瘍科
田中久美　筑波メディカルセンター病院看護部・老人看護専門看護師
田中登美　奈良県立医科大学医学部看護学科・教授・がん看護専門看護師
谷向　仁　京都大学大学院医学研究科人間健康科学系専攻・准教授，同大学医学部附属病院緩和ケアセンター/緩和医療科
西村裕美子　兵庫医科大学病院がんセンター/緩和ケアセンター・看護師長・がん看護専門看護師
野畑宏之　長崎大学病院精神科神経科・助教
藤澤大介　慶應義塾大学医学部医療安全管理部・准教授
宮川真一　市立豊中病院精神科部長・緩和ケアセンター長
モーエン智子　熊本赤十字病院・看護係長・緩和ケア認定看護師
矢野和美　国際医療福祉大学大学院看護学分野・がん看護専門看護師
山内典子　東京女子医科大学八千代医療センター看護局・精神看護専門看護師

はじめに

「せん妄？ 何それ？」
「僕の患者はせん妄なんかになりませんよ」
「せん妄って特殊なものですよ。普通の緩和ケアには要りません」

これらは5, 6年前にせん妄について話したときに，戻ってきた言葉です。ふと少し振り返るだけでも，大きな変化の波がきていることをまざまざと実感します。

いま，臨床の現場では，高齢者の診療場面が急増しています。たとえば，がん診療をみれば，がんに罹患する方の約4人のうち3人は高齢者になりました。一般診療の場面でも，エンド・オブ・ライフを話し合う方の中心は80歳代後半に移ってきています。そのようななか，入院・外来の診療場面で目にする合併症として，「せん妄」が徐々にですが，認識されるようになってきました。

せん妄は身体的な問題を契機として生じる意識障害です。高齢者の多くは，糖尿病や脳梗塞，心不全など併存症をもち，ここにせん妄の一撃が入ると，これらの障害がドミノ倒しのように連鎖的に悪化し，機能低下を招いた末に死に至ることも少なくありません。しかし，せん妄は精神運動興奮などを伴うことがあるため，俗に言う「問題行動」として捉えられがちです。安全管理的な対応に気が向きがちのため，身体的な要因を見直すことが忘れられた結果として，一般病院では安易な身体拘束につながることもあります。特に，身体的な異常に気づき，早期に対応するチャンスであるにもかかわらず見逃されてしまい，利益の大きい治療ができなくなったり，避けられたかもしれない機能低下を招き，本人の望む療養が送れなかったりするのは残念なことです。

このようにせん妄の与える影響が大きいことや，一般病院においては認知症対応の半分以上を占める主要な課題であることが徐々に認識されるようになってきたこともあり，せん妄に関する教育を行って，実践力を高めようと試みる施設もでてきました。しかし，せん妄を伝えるための教育資材を一から作るのが大変なこと，せん妄の精神症状の評価方法(特に注意障害)を文字だけで伝えるのが難しいことから，院内教育を担当する多職種チームの負担は大きく，系統立てた教育を作るには労力がかかります。また，せん妄を発症した際に対応しなければならない要因が多岐にわたることから，座学で伝える知識だけでは実践が困難である側面もあります。

この教育にかかる負担を少しでも減らして，病棟チームと多職種チームがより深い連携を組むことができないか，あれこれと試行錯誤するなかで作ってきたものが多職種せん妄対応プログラム(Delirium Team Approach program：DELTAプログラム)です。DELTAプログラムは，一般のプログラムと異なり，教育プログラムが大きな要素を占めるのが特徴ですが，それはこのプログラムが教育を重視してきたことを反映しています。

どうしても「プログラム」と名をつけると，チェックシートや対応マニュアルが強くイメージされるかと思います。当然実践するうえでは，効果的・効率的な対応をすることも必要になります。しかし，どうしてそのアセスメントをして，対応をするのか，その背景を共有することは正しく確実な対応を導く基本として省くことができないと考えました。

本書は，DELTA プログラムを紹介することを主としていますが，併せて普段の臨床において，せん妄の症状をどのように捉え，原因を評価し，ケアや対応を進めていくのか，事例を通して紹介することを目指しました。せん妄は治療のあらゆる時期，あらゆる場面で登場します。当然，関連する要因も多方面にわたります。それらをどのように整理をしていくのか，いろいろな要因があれば目移りもしますがいちばん気をつけなければいけないことは何か，対応の要所を確認するように努めました。普段の臨床をイメージしながら，ぜひ対応のプロセスを追っていただければと存じます。

本書の執筆にあたり，DELTA プログラムの作成に携わった先生方以外にも，臨床の第一線で活躍されている先生方にもお力添えをいただきましたことを篤く御礼申し上げます。

2019 年 7 月

編者を代表して
小川朝生

目次

第3章

事例でわかる治療の経過とせん妄ケア …149

装丁・本文デザイン　hotz design inc.

第 1 章

せん妄の基礎知識

- せん妄は，身体的な要因によって生じる意識障害である。
- せん妄のケアは，身体的な要因を取り除き，その不快な症状を緩和することを通して，意識障害の改善を進めることである(しばしば，「せん妄への対応 = 不穏の鎮静」と短絡的に判断されがちなので注意したい)。
- せん妄と「認知症」がしばしば混同されている。
- せん妄は意識障害であることから，身体要因の鑑別と対応が求められる緊急な病態として認識することが重要である。
- 身体的な要因へ対応したうえで，注意障害の改善と精神症状の改善を目的に，少量の抗精神病薬を用いることが標準的な対応である。
- せん妄は家族の疲弊を招くことを通して，在宅療養を阻害する。退院支援の一環として，せん妄が家族の負担や疲弊を引き起こしていないかという点について評価する。
- せん妄は，患者にとっても「苦痛」な体験である。医療者は，患者から苦痛の訴えがないので，「患者は苦しんでいない」と誤解していることが多い。

せん妄に対するケアを見直す

せん妄という言葉を聞いたことがありますか。この数年で「せん妄」という言葉は，臨床の現場で少しずつ知られるようになってきました。しかし，「せん妄」が何を指している言葉なのか，その点はあいまいなままなのかもしれません。

「せん妄って，いわゆる不穏ですよね」

「せん妄って，あれですよね，点滴抜いたり，暴れたりして困るものですよね」

確かに，人の少ない夜勤帯に限って，大変になる，人手をとられる，というイメージがいちばん強いのかもしれません。

では，例えば次のような患者をみた経験はありませんか？

- 入院時の予想と異なり，日中も臥床が続いてADL（activities of daily living：日常生活動作）が低下し，その結果，自宅への退院が難しくなった患者
- 消化管に問題はないのにもかかわらず，食事摂取が進まず，低栄養をきたしている患者

処置やケアを続けているのにもかかわらず，治療が進まない背景に，実は，せん妄がひそんでいることがあります。

せん妄の放置により起こりうる問題

詳しくはこの後で触れますが，簡単にいうと，せん妄とは，脱水や薬剤などが原因で起こる意識障害の一種です。そのため，意識障害から回復させるための治療が必要になります。しかし，

1. 治療の必要性まで十分に知られていないこと
2. せん妄というと，ルートを抜去する，興奮する，という目の前の緊急対応が必要な事象が目立ち，その対処に引きずられてしまうこと

から，結果として鎮静だけが行われ，意識障害が放置されてしまいがちです。せん妄に対して，原因を含めたケアが行われない結果，表1-1のような問題が生じます。

表 1-1　せん妄を放置することで起こりうる問題

医療安全上の問題	・転倒・転落の増加 ・ルートやチューブのトラブルの増加
身体機能への影響	・ADL の低下 ・痛みなど症状コントロールの悪化
精神機能への影響	・認知症の進行
QOL への影響	・在院日数の長期化 ・施設入所のリスクの増加
家族への影響	・介護負担の増加 ・精神心理的苦痛の増加

いかがでしょうか。せん妄というと，どうしても「目の前で暴れている」印象が強いため，「興奮を鎮める」ことがその対応になりがちです。しかし，せん妄に対して看護のケアが適切に行われれば，せん妄に関連した問題も減らすことができる可能性がみえてきます。くわえて，せん妄の発症自体も減らすことができるかもしれません。そうだとすれば，いま一度，せん妄に対するケアを見直す，大きな転換点を迎えている，といっても言い過ぎではないのかもしれません。

（小川朝生）

せん妄とは何か

それでは，せん妄とはいったい何なのか，簡単にまとめてみましょう。

せん妄は，急性に生じる注意の障害を主体とした精神神経症状をまとめて指す病態です。典型的には，以下のような症状がしばしば出現します(表 1-2)。

❶ 注意の障害

せん妄では，ほぼ必発の症状です。視線が定まらない，1 つの物事に集中して終わりまで続けることができなくなります。その結果，つじつまの合わない発言や，目的がはっきりしない行動をとることなどが観察されます。

❷ 不眠や昼夜の逆転

睡眠覚醒リズムの障害もほぼ必発の症状です。多くは夜間の不穏として問題視されることが多いです。しかし，夜間の行動異常とほぼセットとなって，日中の傾眠がみられ，食事摂取が低下したり，リハビリテーションなどの離床が進まず，ADL の低下を招くきっかけになります。

❸ 感情の変動

看護のケアでよく気づかれるポイントです。多くは日内変動を伴って生じ，夕方になると怒りっぽくなる，落ち着かなくなる，不安になる，といった症状が目立ちます。

❹ 幻視や錯視などの知覚障害

見えないはずのものが見える，見えているものを間違って捉えることが起こります。例えば，ベッド上に，まるで動物がいるように見えたり，天井の模様やシミを人の顔と誤って捉えるなど多彩な症状が出現します。

❺ 症状の出方は 1 日を通して変動する(日内変動)

たいていは夕方から夜間を中心に症状がはなばなしくなる一方，午前中から昼過ぎまでは目立たないことが多いです。

このように，せん妄は，

- つじつまの合わなさ
- 夜間の不眠

といった，普段の観察で気づかれやすい症状を伴います。しかし，「認知症」と誤って判断され，放置されていることがしばしばあります(認知症では，せん妄のように昼と夜で症状の出現の仕方が異なることはない)。

表 1-2 せん妄の診断基準(Diagnostic and Statistical Manual of Mental Disorders, Fifth Edition：DSM-5)に関連する臨床症状

DSM-5 の診断基準	臨床場面で現れる症状
注意の障害(すなわち，注意の方向づけ，集中，維持，転換する能力の低下)および意識の障害(環境に対する見当識の低下)	話のつじつまが合わない
	場あたり的な返事を繰り返す
	部屋が乱雑で整理できない
	周囲の状況が理解できない様子で困惑している
	声をかけないとすぐに寝てしまう
認知の変化(記憶欠損，失見当識，言語の障害など)	直前のことを思い出せない
	同じ質問を繰り返す
	指示を理解できずに戸惑っている
	居場所を間違えている
	朝と夕方を間違える
	人がいないのに「人がいる」といったり，話しかけるようなそぶりをみせる
	虫もいないのに，虫をつまむようなしぐさをする
1 日のうちで変動する傾向	午前中はしっかりと会話ができていたのに，夕方あたりからそわそわと落ち着かなくなる
	夜になると，落ち着かずに家の中をうろうろする
	トイレに頻回にいく
	点滴ルートを絡ませてしまう，抜いてしまう
病歴，身体診察，臨床検査所見から，その障害がほかの医学的疾患，物質中毒または離脱(すなわち乱用薬物や医療品によるもの)，または毒物への曝露または複数の病因による直接的な生理学的結果により引き起こされたという証拠がある	症状の出現に前後して，感染や脱水など明らかな身体の変化がある
	症状の出現前に，薬剤変更がある

診断基準については，表 2-27，p.137 参照.

せん妄の臨床像

前述したように，せん妄は，睡眠覚醒リズムの障害(いわゆる昼夜逆転)，注意障害を中心に，不安・焦燥，精神運動興奮，さまざまな情動の変化(怒り，無関心)，幻覚・妄想(通常は幻視が多い，注意障害からの錯覚と混在する)を伴います。特に注意したい点は，夕方から夜間にかけて増悪するパターンが特徴である点です。

もしもせん妄が気づかれずに放置されると，そのまま症状が，数週間から数か月持続します。さらに長期間にわたり放置されると，せん妄はそのまま認知症に移行し，回復が困難になります。

せん妄を発症する割合

入院でも在宅においても，せん妄を発症する頻度はほぼ同じ程度であり，一般病棟では，外科・内科を問わず，おおよそ20〜30%の患者が入院中にせん妄を合併するといわれています。

また，せん妄を合併する頻度は，生命予後と関連します。一般には予後が短くなるにつれせん妄の頻度が上昇し，予後が数時間〜1日の時点では90%以上になります。

せん妄の病態

かつては，せん妄は急性に発症する精神運動興奮と意識変容，関連する幻覚・妄想を指す概念でした。精神病と対比してその病的な意味が検討されたこともありましたが，20世紀にLipowskiがせん妄の概念を整理し，原因の如何にかかわらず，びまん性の脳機能障害の結果生じるさまざまな器質的精神神経症状として構成し直しました[1)]。

現在，診断基準として広く用いられているDSM-5(Diagnostic and Statistical Manual of Mental Disorders, Fifth Edition)もその流れを受けています。せん妄を，見当識障害を中心とする意識障害を伴う器質性脳症候群として捉えて診断基

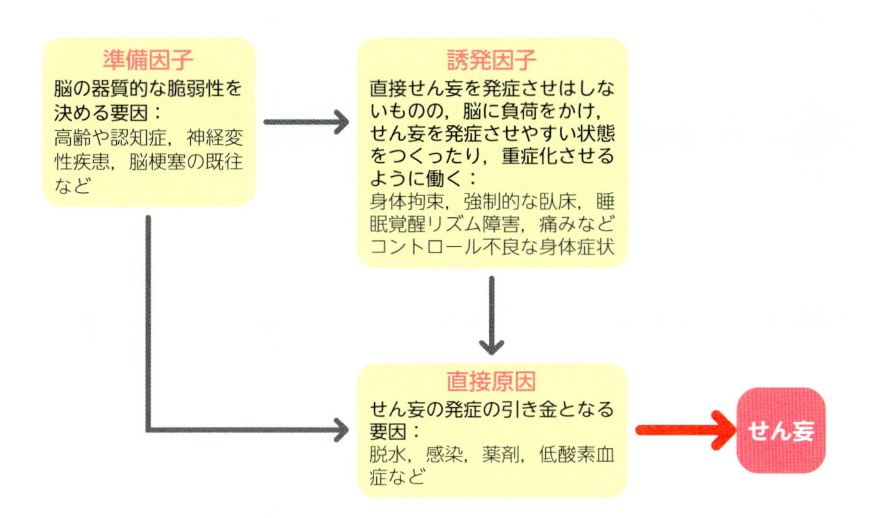

図 1-1　せん妄の要因と発症にいたる流れ

準を定めています。

一般に，せん妄は1つの原因だけで生じることは少なく，いくつかの要因が合わさった結果生じます。看護ケアを検討するうえで，せん妄の要因を3種に分けて整理すると，その後の対応が検討しやすくなります(図 1-1)。

さらに入院や在宅を問わず，高齢者をケアするうえで，知っておくとケアしやすくなる点がいくつかあります。

❶ 高齢者がせん妄を発症するきっかけとなる要因は，以下の3つが圧倒的に多いことが経験的に知られています。

1 脱水：がん，がん以外を問わず，まずせん妄を発症した場合に疑う病態です。特にがんにおいては，オピオイド(モルヒネ)を使用している場合に，代謝産物の蓄積を招き，相乗効果でせん妄を生じさせます。

2 感染：呼吸器感染(誤嚥性肺炎)が多いですが，尿路感染の除外が必要です。尿路感染は脱水やおむつ，バルーンの使用と重なります。くわえて，臥床しがちの場合には皮膚感染(褥瘡)があげられます。褥瘡に気づく最初のサインがせん妄だった，ということが療養病棟ではしばしばあります。

3 薬剤：臨床上きっかけをつくることが多いのは，ベンゾジアゼピン系・非ベンゾジアゼピン系睡眠導入薬・抗不安薬，抗ヒスタミン薬です。

せん妄を発症した場合には，最初に **1〜3** の要因が絡んでいないかどうか，確認することが回復への早道です。

❷ 特に一般病棟では，薬剤がせん妄のきっかけになることが30%前後あるので

はないかといわれています。誤った使い方を知り，確認するだけで，生じなくてよいせん妄を防ぐことができます。例えば，就寝時間前にせん妄が疑われるような場面です。約束指示として出ていた不眠時の指示にそのまま従ってよいのかどうか，その判断が，その後のせん妄の増悪に直接的に影響します。

薬剤について補足すると，わが国の臨床上，注意したいのは，ベンゾジアゼピン系・非ベンゾジアゼピン系の睡眠導入薬・抗不安薬の使用です。特に，超短時間型睡眠導入薬であるトリアゾラム(ハルシオン®)やゾルピデム(マイスリー®)を用いる場合や，全身状態が悪い場合(例えば，発熱している状態)では，もともと増悪因子があるため，ベンゾジアゼピン系・非ベンゾジアゼピン系睡眠導入薬の使用によりせん妄を引き起こすリスクが高まります。

もう1つ臨床上頻度が高いのは短時間型抗不安薬エチゾラム(デパス®)です。高齢者で常用している人が比較的多いため，同じような問題にしばしば遭遇します。

症状

せん妄は疾患ではなく意識障害に伴う症状をまとめた症候群です。そのため，診断では，いくつかの特徴的な症状の有無で判断します。

一般にせん妄は，数時間〜数日の前駆状態(意識レベルの軽微な動揺のある状態，最近では閾値下のせん妄と一部重なる状態)を経て次のような症状が出現します。

注意障害(意識障害)

意識とは「自己と自己をとりまく環境に対する正しい認識」を指します。意識を評価するためには，覚醒(arousal；刺激に対して鋭敏に反応するかどうか)と認知(cognition；周囲の物事をどれくらい正確に捉えているか)の2つの面から確認します。例えば，「意識が清明である」とは，覚醒レベルが高く反応がすばやいことだけではなく，周囲を正しく認識できている状態であることを指します。一方，昏睡とは，覚醒レベルが低い(すなわち刺激に対する反応が低下している)状態です。

認知症は，覚醒レベルは保たれていますが(刺激に対する反応は良好)，認識が不良(周囲の状況の理解が悪い)の状態です。

患者が周囲の状況を正しく理解できているかどうかを厳密に確認するためには，理解の質的な内容(本当に周囲の状況をわかっているかどうかという認識)を確認しなければならず，忙しい臨床では現実的ではありません。そのため，意識を正確に評価する代わりに，JCS(Japan Coma Scale)やGCS(Glasgow Coma Scale)を用いて覚醒レベルを評価します。一般に覚醒レベルが落ちると，注意を維持したり転換する(別のものに注意を切り替える)ことが難しくなるので，注意障害をもって覚醒レベルを判断することができます。

ここで注意とは，「意識的，意図的に１つの対象や複雑な体験の１つに心的なエネルギーを集中し，ほかの情動的ないし思考的内容を排除すること」を指します。注意には３つの要素，❶ある刺激に注意の焦点を当てる(注意の選択)，❷注意を焦点づけしたら，それを維持する(注意の維持)，❸適切に注意を振り分ける(注意の制御)があります。せん妄では，この３点いずれもが障害され，「ぼんやりしていて指示が入らない(選択の障害)」「作業がすぐに中断する(維持の障害)」「いろいろな刺激に反応してそわそわし，落ち着きがない(制御の障害)」といった症状がでてきます。

睡眠覚醒リズムの障害

日中の傾眠がちな様子と夜間不眠がみられます。この睡眠覚醒リズムの乱れは，せん妄の特徴的な症状であり，せん妄と診断する決め手として重要です。また，この睡眠覚醒リズムの乱れのおさまり具合の評価は，せん妄が回復してきているかどうかを判断する重要なサインにもなります。

睡眠覚醒リズムの障害は，せん妄が夜間に悪化することとも重なります。せん妄の病巣が脳幹・視床・視床下部といった概日リズムをつくる部位と推定される理由でもあります。

認知機能障害

認知機能と注意はたがいに関連しており，注意が低下すると認知機能も一般に障害されます。

見当識障害

患者の30〜60％に見当識の障害が認められます。人や空間(場所)，時間に関する認識が乱れます。見当識の確認がせん妄のスクリーニングとして多用されます。見当識は一般に記憶を評価しているといわれています。

書字の障害

書字の障害は，字が乱れて書けなくなることを指します。字を書く動作は，運動や巧緻，視空間能力，言語など高度な能力を総合的に要する動作です。せん妄でどのような書字障害が生じるかを詳細に調査した研究は少ないものの，臨床においてはせん妄の早期から障害が生じます。臨床では，しばしばせん妄の発症に合わせて，日記やメモの文字が乱れ，何を書いているのか本人も周囲も理解できないことで気づかれます。

発話の障害

せん妄では発話量が全般に低下します。特定の言語障害が生じることはなく，注意障害を反映して，錯語(言い間違える)や保続が多いといわれます。軽度のせん妄では，書字の障害ほどは目立ちません。

知覚障害

かつてはせん妄の中核をなす症状として精神病症状とあわせて強調されましたが，せん妄の中核をなす概念が，脳器質性症候群(原因を問わないびまん性の脳機能障害の結果生じるさまざまな精神症状を含む)に移ったことから，重要性は低くなりました。現在のDSMに基づく診断では，せん妄のうち，幻覚が認められたのは約30%であり，そのうち27%は幻視，2.7%は幻聴という報告があります[2)]。

幻覚

幻覚は，外界からの刺激がない状況で，感覚器から大脳に入力される情報と，大脳から末梢への情報処理がおたがいにうまく機能しなくなった結果生じる誤った知覚です。

せん妄の幻覚は，短時間で断片的であることが多いといわれます。ホスピスに入院中の患者を調べた研究では，43%に幻覚を認めましたが，多くは光や影などの要素的な幻視が多く，例えばベッドサイドに立つ人影の訴えとしてみられます[3)]。半数は入眠・覚醒時に症状がみられました。

思考障害

注意障害を反映して，多くは記憶の再生に正確さを欠き，内容も散漫で一貫性がなくなります。軽いせん妄の場合には，自分自身が集中力を欠いていることに気づき，医療者に報告することがあります。

妄想

思考が散漫になることに加えて妄想が交じることもあります。せん妄に伴う妄想は，一時的であり体系的になることはほとんどありません。妄想はおよそ30～54%のせん妄患者に認められたという報告があります[4]。

精神運動興奮

せん妄では，注意障害や睡眠覚醒リズムの障害に加えて，そわそわと落ち着きがなくなるなど過活動になったり，逆に活動が低下し，反応速度も低下する（低活動）ことがあります。

反応速度の変化に基づいて，せん妄を❶過活動型，❷低活動型，❸活動水準混合型の3型に分類することがあります。分類に関連して注意したい点は，反応速度による分類は固定しているものではなく，経過を追うなかで3型を移行し合うこと，特に注意をしたいのは，低活動型から過活動型に移行することがある点です。そのため，静かで問題行動がないから治療をしなくてもよいということにはなりません。

また，思考や行動が遅くなり，口数が減ると，一見周囲のものごとへの関心がなくなったようにみえるため，うつ病と誤って捉えることがあります。

せん妄と認知症

せん妄と認知症はしばしば混同されるので，ここで簡単にまとめます。せん妄と認知症は，診断基準においてたがいに除外診断としてあげられているように，まったく別の病態として扱います。

大まかには，

- せん妄：身体的な因子により発症した意識障害
- 認知症：神経細胞脱落により生じた脳の器質的な障害

と整理できます。

臨床では，認知症は数か月～数年の期間をかけて徐々に出現する一方，せん妄は数時間～数日と短期間で発症する点で大まかに鑑別することができます。また，せん妄の場合は注意障害が目立つという特徴があります（表1-3）。

入院中に，しばしば，「せん妄か，認知症か」と鑑別に迷う場面があります。普通は，入院前の生活について聞き取れれば迷うことは少ないのですが，どうして

表 1-3 せん妄と認知症

	せん妄	認知症
発症	急激	徐々に進行
期間	数時間～数日	月～年単位
注意	焦点を当て，維持し，転換することが困難になる	重度の認知症を除き保たれる
意識	変動	おおむね正常
会話	一貫しない，文脈がまとまらなくなる	まとまっているが，単語が出てこないことがある
原因	身体条件，薬剤などの物質	神経学的変性

も情報が得られない場合には，対応の緊急性から，まずせん妄を優先して考え，対応することが原則です。

また，せん妄を発症することが認知症を悪化させることも知られています。どうして，せん妄が認知症を悪化させるのか，その病態メカニズムは明らかではありませんが，少なくともせん妄と認知症の間に，共通する神経機能障害(例えば，認知症の発症と関連するアミロイドβの蓄積をせん妄が促進させるなど)がある可能性が指摘されています。

(小川朝生)

せん妄への対応

では，せん妄に対して，どのような対応が考えられるでしょうか。

どうしても，「せん妄＝暴れる」というイメージが強いことから，せん妄への対応は行動自体への対応に目がいきがちです。事実，せん妄対策というと，「夜勤帯で人が少ないときに手がかかるのを何とかしてほしい」とか，「見守りが大変であるため，薬剤で眠らせるといったイメージしかもてない」という人もいます。

たしかにせん妄を発症し，増悪させてしまうと，行動に伴うリスク(転倒など)が大きくなり，行動自体を問題視せざるを得ません。しかし，せん妄はいきなり興奮状態にはなりません。多くは，注意障害が目立つ前段階があるので，その時点で対応できれば，「手に負えない」状態を招くことを防ぐことができる可能性があります(図 1-2)。

さらに，前述したように，せん妄はいくつかの要因が重なった結果，発症すると考えられます。例えば，70 歳以上の高齢で脳梗塞の既往がある人が誤嚥性肺炎を起こし，経口摂取が不良で入院をしてきたとします。この場合，高齢であることと脳梗塞の既往がリスク(準備因子)としてあり，くわえて，脱水と感染というリスク(直接原因)をもっています。これらのリスクのなかには，ケアによって多

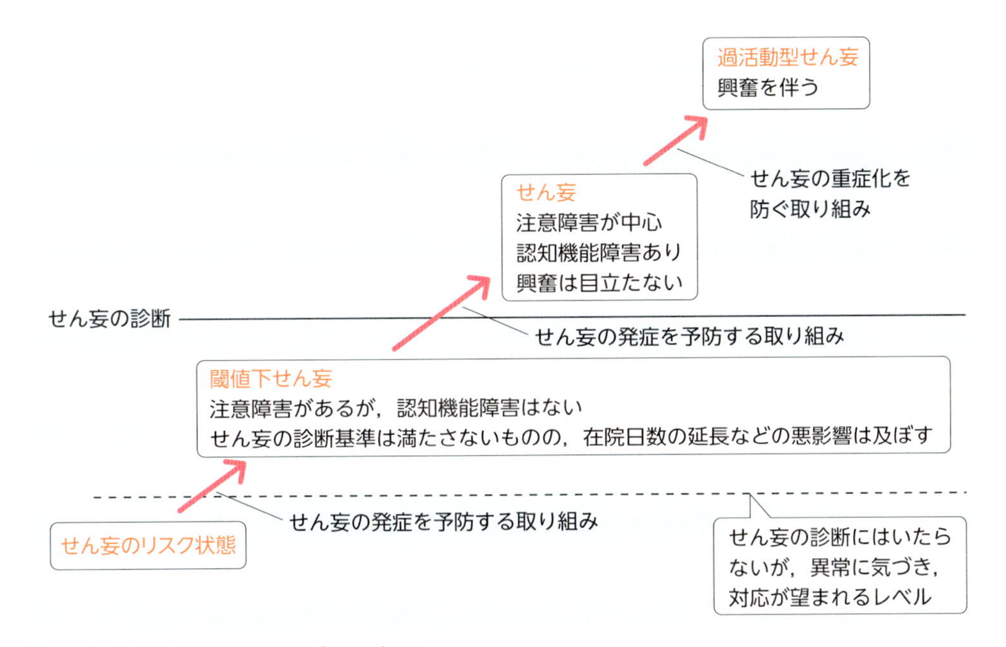

図 1-2 せん妄の重症化を防ぐ取り組み

閾値下せん妄：subsyndromal delirium, subthreshold delirium。

表 1-4 せん妄への介入方法

	せん妄の発症を防ぐ（予防的介入）	せん妄が重症化するのを防ぐ（治療的介入）
非薬物療法	入院時のリスク評価とリスク因子の除去（誘発因子，直接原因の除去）	早期発見と早期対応 ・早期発見：定期的なモニタリング ・早期対応：原因検索と直接原因除去，誘発因子除去
薬物療法	抗精神病薬やメラトニン，ラメルテオン，スボレキサント，抑肝散などが試みられている	抗精神病薬が使用されている

少なりとも対応できるものがあります。例えば，脱水に対し，水分摂取を積極的に進めることができれば，せん妄の発症リスクが軽減し，発症を防げる可能性があります。

このように，せん妄に対応できるいくつかの切り口がみつけられます。現在，せん妄への対応方法は大きく分け，❶せん妄の発症を予防する取り組み（予防的介入），❷せん妄の重症化を防ぐ取り組み（治療的介入）の２つが進められています（表 1-4）。また，それぞれのアプローチとして，ケアを中心とした非薬物療法と，薬物療法の取り組みがあります。

せん妄への対応やケアには，「せん妄は防ぎようがない」「発症したらなすすべがない」とか，「時計やカレンダーを置くくらいでどうにもならないし，ケアは役に立たない」というイメージが強くありました。いまでも，「せん妄になってしまったら，本人は何もわからない」，さらには「拘束するしかない」など，十分に対応できないことによる無力感が現場を疲弊させているのも事実です。

しかし，せん妄への対応，特に看護によるケアはこの数年で大きく変わりつつあります。予防的なケアを最適化することにより，せん妄の発症率を下げ，転倒・転落を減少させることができるエビデンスが確立しつつあります。従来の「せん妄は対処のしようがない」というところから，「せん妄は適切なアセスメントとケアを行うことにより，予防できるところがある」ことが明らかになってきたのは，インシデントに悩まされてきた高齢者医療の現場にとって明るい話題です。

せん妄への非薬物療法

せん妄への対応では，主に高齢者病棟入院患者の発症の予防について検討されてきました。この領域では，米国の Inouye らが提唱する Hospital Elder Life Program(HELP)が知られています。

HELP は，高齢入院患者を対象に，多職種チーム(看護師を主体に，医師，理学療法士，作業療法士，ボランティア)により提供される複合的な介入です。HELPの主要な介入は，入院時点でのリスク評価を実施した後，刺激や働きかけ，離床の促し，聴覚・視覚障害への対応，入眠の促し，脱水の予防があります。

Hshieh らは，せん妄に対する非薬物的な複合的介入を行った研究のメタアナリシスを行い，介入の主要な評価項目であるせん妄の発症や転倒，退院後の再入院，在院日数，身体機能の変化，認知機能の変化を検討しました[5)]。複合的介入を実施したランダム化比較試験，非ランダム化試験について，それぞれメタアナリシスを行ったところ，複合的介入は，せん妄の発症を予防し(Odds 比 0.47)，転倒を予防(Odds 比 0.38)する効果を認めています。せん妄の発症自体を半数近く減らすことができるというのは驚異的であり，さらに転倒も減らせるというのは非常に興味深い点です。リスクチェックをしても転倒のインシデントはなかなか減らずに困っている施設が多いなか，せん妄への対応を変えるだけで半減できるとすれば，転倒への対策のあり方自体に大きな見直しを迫るものになります。

周術期におけるせん妄対応

外科領域においては，術後せん妄への対策が主たる課題になります。術後せん妄を予防するための周術期の介入は，栄養・輸液管理を中心とした脱水の予防，疼痛コントロールの徹底，早期離床，排泄のマネジメント，合併症予防などを中心に構成され，内科病棟での介入と構成要素がやや異なります。Abraha らは，せん妄に対する非薬物療法に関するメタアナリシスを行い，周術期のセッティングに絞って解析したところ，周術期においても予防的介入により，せん妄の発症頻度を低下させることが確認されています。

薬物療法

薬物療法についても簡単にまとめておきます。せん妄に対して，多くの場合，抗精神病薬を用いた薬物療法の併用を行います。この場合，薬物療法は抗精神病薬を単剤で用いることが原則です。内服の場合には，非定型抗精神病薬を用いることが大半です(定型抗精神病薬でも治療効果はほぼ同等にあるが，錐体外路症状が出ることを嫌って非定型抗精神病薬を用いることが推奨される)。

Point

・ベンゾジアゼピン系抗不安薬・睡眠導入薬の単独使用はせん妄を悪化させる危険があるので避ける

抗精神病薬は，薬剤ごとにプロフィールが異なります。特に催眠・鎮静作用の強弱，半減期，有害事象のプロフィールを考慮しながら選択します。一般には，非定型抗精神病薬のリスペリドン(リスパダール®)やオランザピン(ジプレキサ®)，クエチアピン(セロクエル®)などが用いられます。リスペリドンには液剤が，オランザピンには口腔内崩壊錠があり，嚥下障害がある場合でも比較的使いやすい点が特徴です。

せん妄に対して抗精神病薬を用いる際に注意をしたいのは，使用する目的です。せん妄に対して抗精神病薬を用いる目的(ゴール)は，注意障害の改善と精神症状(幻覚や妄想，不安)の改善です。例えば，リスペリドンは鎮静作用を弱く設計された薬剤です。リスペリドンを用いて催眠を期待しても睡眠覚醒リズムはつくりにくく，また，効果が乏しいからと増量すると，半減期が長いぶん，翌日に過鎮静を生じてしまいがちです。睡眠覚醒リズムを整えることを意識する場合には，催眠・鎮静作用の比較的強い薬剤(オランザピンやクエチアピン)を用い，幻視や妄想などの精神病症状の緩和を目標とする場合には鎮静作用の弱い薬剤(リスペリドンなど)を用いるなど，その特徴を活かして使うことがポイントになります。

(小川朝生)

せん妄に取り組む医療体制を整えるためには——DELTAプログラムの開発

これまで述べてきたように，せん妄に対する見方は大きく変わってきています。特に，適切なケアによりせん妄を予防できるということがわかり，せん妄に対するケアのあり方が大きく変わりました。超高齢社会を迎えたわが国では，高齢者に対する安全な治療を提供する意味でも，せん妄に対する対策は急ぐべき課題です。

これまでわが国においても，せん妄に対するさまざまな取り組みがなされてきました。例えば，せん妄に対する講義とグループワークを行う，病棟にせん妄リンクナースを配置し，伝達講習を行うなどの取り組みがなされました。しかし，せん妄の発見や原因の検索，環境整備などの改善にはいたりませんでした。また，HELPなど海外で開発された介入プログラムをわが国の臨床に導入する試みもありましたが，多数のボランティアを動員する構造であるため，患者1人あたりに対して配置される医療職が少ないわが国の医療体制のもとでは，そのままの導入は難しいという実情があります。

筆者らは，医療者の配置が少ない医療体制でも実践できるプログラム〔Delirium Team Approach(DELTA)Program©〕をつくってみようと思い立ちました。実際，筆者らの施設(国立がん研究センター東病院)でも，せん妄は毎日のように問題にあがるものの，系統立てて対応することはできていませんでした。

そこで，まず病棟のスタッフがせん妄をケアするうえで，どのように対応し，どのような困難を感じているのかをフォーカスグループインタビューで確認してみました。すると，以下のようなことがわかりました。

❶ 患者の様子をみて，いつもと違うとは認識しているものの，それが「せん妄」であるとは確証がもてずに迷っていること
❷ せん妄であると認識したとしても，次にどのような対応をとればよいのかわからないこと
❸ せん妄かもしれないと思って報告をあげたとしても，同じ病棟チーム内で共有できないこと，さらに医師に報告をしようとしても，情報の共有が困難であること(同じチームの看護師に言っても「そうなの？」「でも話せたよ」など，観察する視点が揃わないために問題を共有できない)こと

次に，上記のような病棟の問題に対して，がん看護の経験をもち，教育にも携わっているエキスパートを集めて，フォーカスグループインタビューを行い，外来・入院(一般病棟，ICU)・緩和ケアのさまざまなセッティングでのせん妄に対応する問題点を洗いだそうとしました。そこでは，教育や対応を考えるうえで，個人レベルでの課題とチームレベルでの課題と，2つのレベルの問題が同定され，それぞれ次のように整理することができました。

❶ 個人レベルでの課題

「せん妄かもしれない」という違和感は認識するものの，観察・評価のポイントがわからないので自信をもって判断することができない。また，判断したとしても，具体的な次の行動をとることができない

❷ チームレベルでの課題

「せん妄」を見る目線が揃わないため，評価や情報を共有することができない

では，同定された個人レベルの課題，チームレベルの課題に対して，どのようなメッセージを伝えればよいのか，どのように行動が変わればよいのかという点について先の看護師のエキスパートとコンサルテーションチーム，行動科学の専門家で検討しました。

まず，せん妄に対応する病棟看護師のスキルは大きく4つのレベルに分けられること〔❶まったくせん妄への対処の経験がない(新卒看護師・学生)，❷せん妄に対処した経験はあるが，せん妄に気づけない，❸せん妄に気づくことはできるが対応できない，自信がない，❹せん妄に気づくことができ，くわえて対応もできる〕がわかりました。特に教育の必要性が高いのは，このうち，❷と❸であることを確認しました。

次に，エキスパートの備える技能のうち，病棟看護師が最低限実践できなければならないコアとなる技能を抽出・整理し，5つにまとめました(表1-5)。

これをふまえて，5つの技能を伝える教育プログラムの開発を計画しました(図1-3)。教育というと，講義形式が一般的です。当然，最低限の知識は講義で伝えることは重要です。くわえて，せん妄の場合，見た目に目立つ「異常な行動」をどのように観察するか，また，観察したとしてもどうしてもその行動に目を奪われてしまい，肝心の身体アセスメントがなされない点を改善しなければならないという課題があります。そこで，

❶ せん妄発見の手がかりになる場面を提示して，具体的な行動を観察・評価することを体験する内容を盛りこむ

❷ せん妄を見つけたところから具体的な対応までを実際に体験することで行動変容を促す

表 1-5 せん妄に対応するコアスキル

情報を収集することができる	準備因子，身体・治療状況，精神・行動・認知，生活機能，生活環境，パーソナリティ，治療の見通しと方針について，情報を収集することができる
観察できる	身体症状，精神・行動・認知，特に変化・日内変動について観察することができる
評価・判断できる	カルテにせん妄と記録できる・報告できる，せん妄の直接原因に関連する情報の再評価，重症度を評価できる，せん妄のサブタイプ(低活動)を同定できる，スクリーニングツールを使える，せん妄対応に関連するリソースを評価できる
介入・ケアができる	原因(身体要因)に基づいた対応ができる，適切な薬物が使える(指示・依頼)，患者の安全を確保する，療養環境を調整する，認知機能を支援する，行動を支援する，コミュニケーションに配慮をすることができる
教育・情報提供ができる	同僚と情報共有のために記録できる・伝達できる，主治医に「せん妄」であるといえる・対応を依頼できる，家族にせん妄の知識・接し方を伝える，精神科・他職種へコンサルテーションできる，患者にせん妄の知識を事前に提供することができる

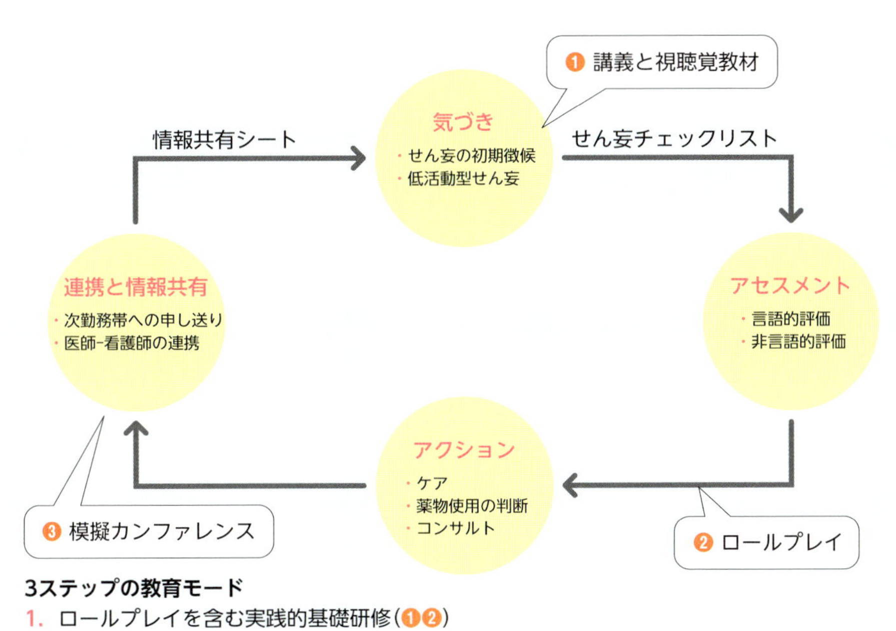

図 1-3 せん妄に対する DELTA プログラムの介入点

の2点を教育プログラムに盛りこむことにしました。特に，評価から対応までは，一連の行動が目に見えるように，フローをシート1枚にまとめ，そのシートを使う形にして便宜を図りました(図 2-1，p.28 参照)。

上記のような検討をふまえ，最終的に DELTA プログラムは，90 分の教育セッションを基本とした教育プログラムと運用プログラムから構成されました。特に，教育プログラムでは，せん妄の症状評価トレーニングを動画を用いて行い，講義では伝わりにくい観察ポイントを視覚で提示し，せん妄への対応を実践するロールプレイを含め，行動へのアプローチを目指した要素を盛り込んでいることが特徴です。

また，運用プログラムでは，対応の流れを可視化し，シート1枚にまとめることで全体像をつかめるように試みました。シートには，上記の教育をふまえて多職種でせん妄に対応するためのポイントを，日常臨床の手順(表 1-6)に沿って整理しています。具体的には，せん妄の予防を目指すうえで重要となる「せん妄のハイリスク群」の情報を共有し，具体的な対応を促す点，せん妄の症状のモニタリングをルーチンに組み込む点です。重要な点は，すべて流れのなかに可視化してあるので，シートを見れば即実施することを把握できるようになっています。

国立がん研究センター東病院での取り組み

国立がん研究センター東病院では，医療安全部門の協力を得て，DELTA プログラムを全病棟で実施することとしました。

2013 年 4 月から 10 月にかけて，1 セッション 90 分，1 セッションあたり 20〜30 人の病棟看護師を対象に実施し，計 16 セッションを開催して，全スタッフに受講してもらいました。セッションの開催とあわせて，支持療法チーム(精神)が，定期的に病棟のカンファレンスに参加し，せん妄の症状の見方や対応の実際についてフォローアップを行いました。全スタッフが受講した後に，すべての病棟で入院患者全例に対して，せん妄のハイリスクのチェックを行い，ハイリスクの場合には，脱水の予防や疼痛管理の徹底のほか，担当医にハイリスクである旨を伝達し，不眠時の指示の検討を依頼しました。くわえて，❶周術期の場合には，術後1日目，3日目，5日目に定期的なモニタリングを実施し，❷その他一般的な入院の場合には1週間に1回，定期的なせん妄のモニタリングを実施するように定めて(当然，状態の変化がある場合には，それ以上になる)，せん妄の疑いのある患者を拾い上げられる体制を整えました。

表 1-6 一般的なせん妄への対応のながれ

項目	内容
ハイリスクのスクリーニング	診療を開始する時点で一律に実施する
せん妄のモニタリング	ハイリスク群に対して，治療中や入院期間を通して客観的に症状をモニタリングする
予防的なアプローチ	ハイリスク群(特に高齢者や認知機能障害をもつ患者)を対象に実施 ・向精神薬(ベンゾジアゼピン系・非ベンゾジアゼピン系抗不安薬・睡眠導入薬)の使用を最小限にとどめる ・経口摂取を促し脱水を予防する ・疼痛コントロールを積極的に進める
患者・家族に対して教育的・支持的なアプローチを行う	せん妄の病態や経過についてあらかじめ教育する ケアのゴール設定をする
せん妄を診断する	診断ツールを用いる 自覚症状も評価をし，患者の心理的苦痛にも配慮をする
症状への対応	症状マネジメントを実施する(特に疼痛コントロールに注意を払う) 投薬をすべて確認する，不要な薬剤を中止する 抗精神病薬の使用 転倒リスクの評価・安全の確保 家族への説明・支援
身体要因への対応	治療のゴール設定 原因探索と対応 飲水(脱水の場合) 輸液の検討(脱水，電解質異常，代謝障害) 抗菌薬投与の考慮(感染)

以上のような取り組みの効果について，プログラム実施前後各6か月間のアウトカムを比較したところ，この取り組みの結果，前後比較ながら，❶院内のせん妄の発生率が有意に低下したこと，❷転倒とルート抜去の発生件数(合算)が有意に低下したことがわかりました(表 1-7)。

あわせて，このプログラムと医療者の行動の変化の関連をみたところ，❶せん妄の発生と関係するベンゾジアゼピン系薬剤が処方される割合や入院中に使用される日数が減った，❷せん妄の治療薬として用いられる抗精神病薬が処方される割合や入院中に使用する日数が増えたという点がありました。

くわえて，病院の成績をみたところ，❶退院時に ADL が自立して帰ることができた患者の割合が増えた，❷在院日数が短縮した，❸医療コストが軽減したこともわかりました(表 1-8)。

表 1-7 DELTA プログラム実施前後でのせん妄，医療安全に関連した事象の発生割合の変化

アウトカム		プログラム前 (n=4,180)	プログラム後 (n=3,797)	調整後相対効果 (95% CI)
有効性	せん妄の発生率 (%)	7.1	4.3	0.52 (0.42-0.64) *
安全性	転倒＋ルート抜去 (%)	3.4	2.6	0.71 (0.54-0.92) *
	転倒 (%)	2.0	1.7	0.77 (0.55-1.09)
	ルート抜去 (%)	1.6	1.1	0.71 (0.47-1.05)
行動変容	ベンゾジアゼピン系処方率 (%)	28.8	24.0	0.79 (0.71-0.87) *
	ベンゾジアゼピン系無使用日数 (%)	86.9	90.6	1.03 (1.02-1.04) *
	抗精神病薬処方率 (%)	15.2	20.8	1.50 (1.33-1.69) *
	抗精神病薬無使用日数 (%)	94.7	92.6	0.98 (0.97-1.00) *

＊：有意差あり。

表 1-8 DELTA プログラム実施前後でのアウトカム変化

アウトカム		プログラム前 (n=4,180)	プログラム後 (n=3,797)	調整後相対効果 (95% CI)
退院時アウトカム ADL (%)	ADL 低下 (0-60)	1.6	0.9	reference
	ADL 軽度低下 (61-99)	5.4	3.2	0.94 (0.53-1.67) *
	ADL 自立 (100)	93.0	95.9	1.94 (1.11-3.38) *
在院日数 (IQR)		10 (7-16)	10 (7-15)	0.95 (0.94-0.96) *
医療コスト中央値 US$ (IQR)		5,320 (3,053-10,928)	5,108 (2,969-9,744)	0.90 (0.90-0.90) *

＊：有意差あり。

海外においても，せん妄への対策を行うと，せん妄の発生率が低下することに加えて，入院中のADL低下を予防できたという報告はいくつかあります。その関連性は詳しくはわかっていませんが，単にせん妄を防ぐだけではなく，一般の高齢入院患者の身体機能の維持にも関連があると示唆されることは，入院する高齢者全般への支援としても意義がある可能性を示しています。

引用文献

1）Lipowski ZJ：Transient cognitive disorders（delirium, acute confusional states）in the elderly. Am J Psychiatry 140（11）：1426-1436, 1983.

2）Levkoff SE, et al：Delirium. The occurrence and persistence of symptoms among elderly hospitalized patients. Arch Intern Med. 152（2）：334-340, 1992.

3）Fountain A：Visual hallucinations：a prevalence study among hospice inpatients. Palliat Med. 15（1）：19-25, 2001.

4）Meagher DJ, et al：Phenomenology of delirium. Assessment of 100 adult cases using standardised measures. Br J Psychiatry. 190：135-141, 2007.

5）Hshieh TT, et al：Effectiveness of multicomponent nonpharmacological delirium interventions：a meta-analysis. JAMA Intern Med 175（4）：512-520, 2015.

（小川朝生）

第 2 章

DELTA プログラムによる せん妄のリスク評価と対応

- せん妄がどうして生じるのか，どのように対応すれば予防ができるのか，その知識を具体的な実践での行動に活かす方法を考えてみたいと思います。

看護師としてできるせん妄への対応
——治療経過とそのなかでのせん妄対策

看護師としてできること

せん妄ケアというとどのようなイメージをおもちでしょうか？　せん妄ケアは苦手と答える看護師が多くいます。せん妄というと，ケアが大変，患者とコミュニケーションがとれない，事故につながる，薬物療法や身体拘束といったイメージが強く，看護師としてどのように対応したらよいかわかりにくく，葛藤を感じやすいかもしれません。しかし，せん妄のケアの基本は，発症予防，早期発見・対応による重症化予防であるため，患者の身近で生活を支援している看護師だからこそ，できることがたくさんあるのです。

せん妄は，非薬物療法的な介入による予防の効果があるといわれています。せん妄のリスクが高い患者に対して身体症状のマネジメントを行う，睡眠リズムの維持，日中の行動を促す，オリエンテーションがしやすいような周囲の環境調整，脱水の予防など予防的な介入を実施したところ，せん妄は発症が53％減少し，転倒は62％減少したことが報告されています[1)]。こうした非薬物療法的な介入において，生活を支援する看護師が果たす役割は非常に大きいといえます。

また，せん妄の重症化予防のためには，早期発見と対応が必要です。看護師は患者の身近にいる存在として看護ケアを提供しており，患者や家族の訴えを直接聞いたり，生活を支援しているなかで患者の行動もよく観察しています。そのため，医療チームのなかで最初に患者の状態の変化に気づきやすいと思います。実際に，看護師から「ちょっと様子が変なんです」という相談を受けたときに，どんなことがあったか丁寧に確認していくと，せん妄の出現をいち早く捉えていたということも多くあります。

また，せん妄の重症化予防のためには，せん妄のアセスメントを実施し，ケアに結びつけることが重要です。せん妄の直接の原因となる発熱や脱水などの身体症状や薬物をアセスメントして対応し，患者が安全に安心して過ごせるように環境を整えることが重要なケアです。

そして，何より患者の生活を支援する専門職として，その人らしく生活できるような支援が求められます。その人らしく生活できるように，まずはせん妄にならないように，せん妄になったとしても改善できるようにケアを行います。たとえせん妄の改善が難しい状況でも，その人らしい生活が少しでもできるようにサポートすることは可能です。患者がどのようなことを大切にして生きてきたかという価値観をケアに活かしていくためには，生活を身近で支援している看護師が果たす役割は大きいです。

DELTA プログラムとは

せん妄ケアを苦手と感じている看護師に少しでも得意になってほしいという思いをこめて，せん妄ケアをよりわかりやすく実施できるようにつくられたのがDELTA プログラムです。

せん妄ケアの課題を明確化するために，施設内で「せん妄ケアにおいて困難に感じること」についてフォーカスインタビューを行うと，3つの困難感が抽出されました(p.17 参照)。

それら3つの課題から，❶せん妄に気づく，❷せん妄のケアがわかる，❸多職種でコミュニケーションをとりやすくするために，DELTA プログラムをつくりました。

せん妄ケアの早期発見・対応がすぐにわかるようにせん妄アセスメントシートと，多職種の役割が明確化されたフローチャートを作成しました。

せん妄アセスメントシートは，せん妄の予防，早期発見・対応につながるように看護師の役割を，NICE ガイドライン[2)]が推奨する構成要素をもとにいくつかを再構成し，STEP 1 せん妄のリスク評価とハイリスク対応，STEP 2 せん妄症状のチェック，STEP 3 せん妄対応に分けて整理しました(図 2-1)。

また，多職種の役割を明確化するために，看護師・医師・薬剤師のそれぞれの役割に基づく予防と治療への対応についてフローチャートを作成しました(図 2-2)。

STEP 1 せん妄のリスク評価

□70歳以上　□脳器質障害(脳転移含む)　□認知症　□アルコール多飲
□せん妄の既往　□ベンゾジアゼピン系薬剤内服　□その他(　　　　)

当てはまらない → **経過観察** 状態一括登録を「なし」として登録

1つでも当てはまればせん妄ハイリスク対応

●せん妄を予防するケアの実施
・疼痛コントロール
・脱水の予防
・活動を促す(身体拘束をさける)
・ベンゾジアゼピン系薬剤の使用を避ける

●せん妄になりやすい時期や要因をアセスメント
●せん妄ハイリスクについて共有
・「せん妄ハイリスク」とカルテに記載
・看護計画「急性混乱のリスク状態」を立案
・カンファレンスなどで情報や対応方法(STEP 3を参照)を共有
・せん妄ハイリスクパンフレットを用いて患者・家族に説明

STEP 2 せん妄症状のチェック　POINT「何か変?」と感じた行動や言動をチェックしよう

	精神症状	具体的な症状と確認するポイント
見る	□注意障害・意識レベルの変容	□ぼーっとしている □もうろうとしている
	□注意障害	□いままでできていたことができなくなる 例)内服管理ができなくなる，服装がだらしなくなる，ベッドの周りが散らかっている □視線が合わずに，きょろきょろしている □ルートを触ったり，体を起こしたり・横になったり，同じ動作を繰り返す □周囲の音や看護師の動きに気をとられる
話す	□注意障害・意識レベルの変容	□質問に対する反応が遅い　□焦燥感が強く，落ち着かない □目がギラギラしている
	□注意障害	□話がまわりくどく，まとまらない　□つじつまが合わない □感情が短時間でころころと変わる
	□注意障害	□何度も同じことを聞く　□話に集中できない　□質問と違う答えが返ってくる
聞く	□注意障害	□見当識障害(急に出現する場合) (時間)今日の日付を聞く，いまの時間が何時ごろか聞く (場所)いまいる場所についてたずねる　例)自宅から病院までどうやって来るか聞いてみる
	□注意障害	□近時記憶の障害(急に出現する場合)：最近あった出来事を覚えているか聞く 例)ごはんのメニューを覚えているか，入院した日にちや治療した日を覚えているか
	□意識レベルの変容	□思考のまとまりづらさ： 「ぼーっとしたり，普段と比べて考えがまとまりにくいことがありますか?」と聞く
確認する	□急性発症もしくは症状の変動	□日内変動や数日での変化： 症状の出現や以前との様子の変化を患者・家族，スタッフから直接聞く，カルテを確認する
	□睡眠覚醒リズム	□昼夜逆転の有無を患者に直接聞く，スタッフに確認する

1つでも当てはまれば → STEP 3

当てはまらない →
次の場合は評価 STEP 2 を繰り返す
・1週間に1回　・手術後1病日，3病日，5病日　・身体症状の変化
・「何か変?」と感じたとき　例)眠れない，不安，息苦しい，痛いなどいつもと違う訴えがある

STEP 3 せん妄対応

●せん妄の出現時期から原因についてアセスメントし，せん妄の見通しをもって，患者目標を検討
●せん妄について共有
・「せん妄症状が疑われる」とカルテに記載
・看護計画「急性混乱」を立案
・状態一括登録で「せん妄」に変更
・医師に「せん妄症状あり」を報告(初回のみ)
・情報共有のための，カンファレンスを検討
・せん妄パンフレットを用いて，患者・家族に説明

体	炎症	感染徴候の検索と対応，熱苦痛の緩和
	低酸素	低酸素の評価と酸素投与の検討
	電解質異常(Na, Ca)	採血データの確認，補正
	脱水	飲水励行，脱水補正
	便秘	排便の確認と排便コントロール
	疼痛	疼痛の評価と適切な疼痛マネジメント
	睡眠への障害	睡眠時間中のケアや処置を極力避ける
環境	低活動	日中の活動を促す，身体拘束を避ける
	聴力障害・視覚障害	眼鏡や補聴器の使用，耳垢の除去
	環境変化による戸惑い	安全な環境づくり(転倒・転落予防，ルート類を整理)，危険物の撤去を検討，転棟や部屋移動を避ける
脳	理解力低下	適切な照明とわかりやすい標識 見当識を促す(時計とカレンダーの設置) 家族や友人との定期的な面会
薬	せん妄の原因となる薬	中止あるいは減量が可能か検討 (ベンゾジアゼピン系薬剤，オピオイドなど)
	せん妄症状を改善する薬	リスペリドン，クエチアピンなど

図2-1 DELTAプログラムのせん妄アセスメントシート

拡大版は資料(pp.226-227)を参照。

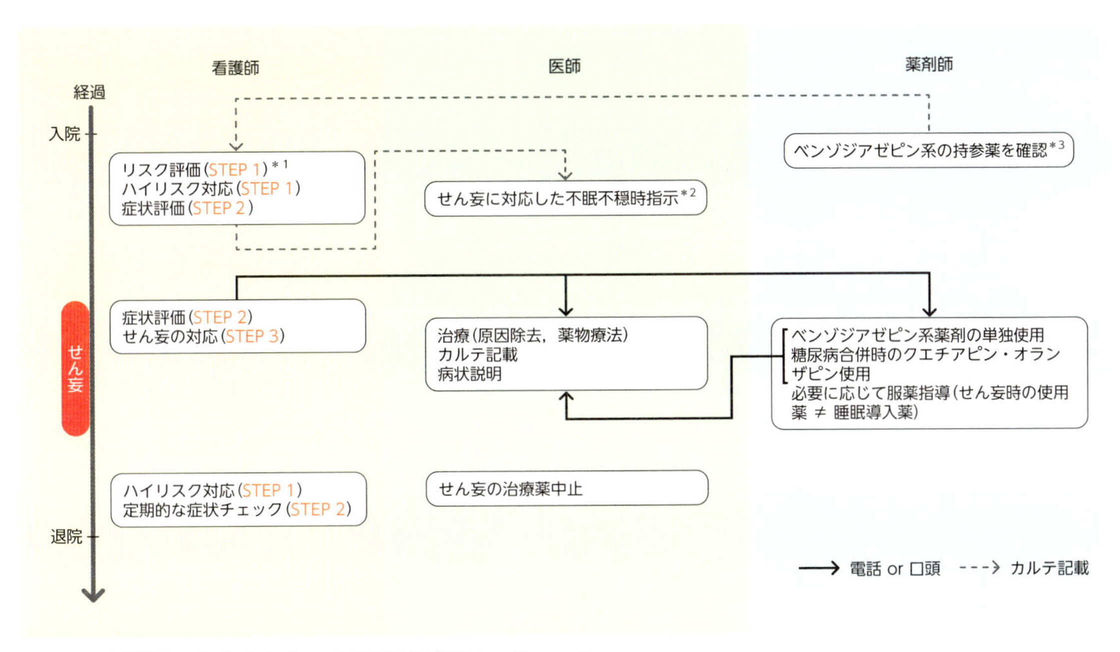

図 2-2 多職種によるせん妄への初期対応フローチャート

＊1 「せん妄アセスメントシート」を参照。症状評価の頻度は看護計画として立案。

＊2 各診療科の不眠時指示・不穏時指示をあらかじめ変更してもよい。パーキンソン病や重症筋無力症などは個別に薬剤を選択。

＊3 せん妄ハイリスク薬：ベンゾジアゼピン系薬剤，ステロイド，オピオイド。

引用文献

1) Hshieh TT, et al：Effectiveness of multicomponent nonpharmacological delirium interventions：a meta-analysis. JAMA Intern Med 175(4)：512-520, 2015.

2) NICE：Clinical Guideline Delirium：prevention, diagnosis and management(CG103). 2010. https://www.nice.org.uk/guidance/cg103/resources/delirium-prevention-diagnosis-and-management-pdf-35109327290821(2019 年 6 月閲覧)

(佐々木千幸)

せん妄のリスクアセスメントと予防的な対応

せん妄のケアの基本は，せん妄の予防と早期発見・対応です。それらを行うためには，まずせん妄のリスクをアセスメントし，リスクが高い場合は，予防的な対応と早期発見のための症状観察を行います。

DELTA プログラム STEP 1 リスクアセスメントとせん妄ハイリスクケア

せん妄とは，脳の基質的な脆弱性のうえに，脱水や感染，薬物などの身体負荷が加わったために，脳活動が破綻した脳機能障害のことです。そのため，せん妄は脳の器質的な脆弱性があると発症しやすくなり，器質的な因子である高齢や脳器質的障害，認知症，アルコール多飲，せん妄の既往が当てはまる場合はせん妄のリスクがあると判断します。また，せん妄のリスクが高いときには直接原因となりうるベンゾジアゼピン系・非ベンゾジアゼピン系睡眠導入薬・抗不安薬を内服している場合もあらかじめ注意し，多剤併用の整理やリスクとなる薬剤の減量や変更を検討する必要があります。

（佐々木千幸）

せん妄ハイリスクの同定

せん妄は70歳以上の入院患者の約30%で合併し[1]，周術期・終末期では発症頻度が特に高いといわれています[2]。カテーテル類の自己抜去や転倒・転落，入院の長期化，家族の精神的苦痛やコミュニケーションの妨げなど[3]につながり，原疾患の治療に支障をきたすだけでなく，患者・家族のQOLの低下を招きます。

現在，一般病棟に入院している患者の約70%が高齢者であり[4]，せん妄のハイリスク患者です。また，ICUでは，重症患者のうち約70%以上にせん妄を発症す

表 2-1　せん妄のリスク

❶ 70 歳以上
❷ 脳器質障害（脳転移含む）
❸ 認知症
❹ アルコール多飲
❺ せん妄の既往
❻ ベンゾジアゼピン系薬剤内服
❼ 頭部疾患の既往（脳腫瘍，脳転移，脳梗塞，脳出血，頭部外傷など）
❽ 重篤な身体疾患
❾ 侵襲の高い手術・治療前

るリスクがある[5]といわれています。

そのため，せん妄発症のハイリスク群では，常にせん妄が起こっていないかモニタリングをする必要があります。その前段階として，せん妄のハイリスクを同定することが重要です（表 2-1）[6]。時期は，入院が決定した時期，もしくは入院直後といった早期に同定することがポイントです。ハイリスクを同定することで患者のせん妄のリスクの程度が明確になります。次に，ハイリスク患者に対し，せん妄の直接原因，誘発因子の有無や状態を観察します。アセスメントツールなどを使用しながら認知症の鑑別を行い，最終的にせん妄の診断にいたります（図 2-3）[7]。

早期にハイリスク患者を同定することで，❶せん妄発症を予防するための治療やケア（以下，介入）を十分に提供することができ，❷ハイリスク患者と意識してかかわることで患者の言語的・非言語的な微細な変化に気づき，早期発見・介入し，重症化を防ぐことができます。

ハイリスクを同定することの意味

超高齢化が進むわが国では，せん妄発症のハイリスクをもつ患者は，今後も増え続けることは明白です。予防が難しかったとしても早期発見し，早期に介入すれば病状の進行期や終末期であっても２人に１人（49%）は改善が期待できます[8]。ハイリスクを同定することの意味として次の点があげられます。

【早期に同定することの意味】

- せん妄のハイリスク患者を早期発見できるだけでなく，発症予防が可能

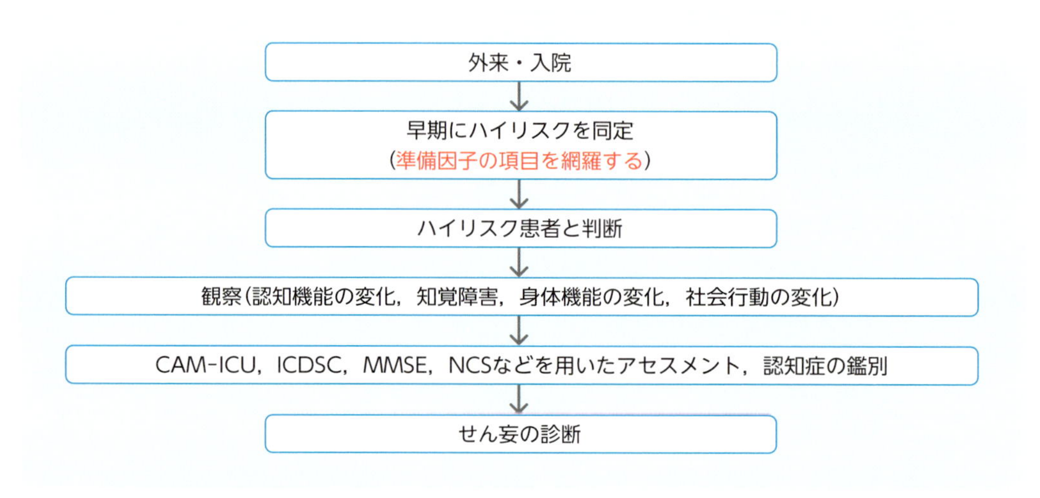

図 2-3 一般的なせん妄の予防と診断

CAM-ICU：Confusion Assessment Method for the Intensive Care Unit(ICUせん妄のスクリーニング)，ICDSC：Intensive Care Delirium Screening Check-list(せん妄のスクリーニング評価尺度)，MMSE：Mini-Mental State Examination(認知機能検査)，NCS：NEECHAM confusion scale(混乱・錯乱状態スケール)。
〔NICE：NICE guidelines. https://www.nice.org.uk/about/what-we-do/our-programmes/nice-guidance/nice-guidelines より一部改変〕

- 早期の同定により，多職種で情報共有，役割分担の話し合いの時間の確保が可能

【看護師が同定することの意味】

- 疾患や治療の段階を問わず，タイミングを逃すことなく同定が可能
- 患者や家族とかかわる時間がいちばん長く，いちばん近くにいる医療者のため，適切な同定が可能
- 同定直後より，多職種と情報共有し，せん妄発症の予防に向けたケアの提供が可能

準備因子の評価

準備因子は，患者がもともともっている脳の機能低下を示す因子です。準備因子だけで，せん妄が発症するわけではありません(表 2-1)[6]。準備因子の評価は，せん妄が発症するリスクの高い患者をスクリーニングし，かつ介入の指標として用いることが特徴です。そして，準備因子を複数もっている人ほど，せん妄の発症リスクが高い状態といえます。評価のポイントは，主観的情報と客観的情報を統合して表 2-1[6]の準備因子に沿い評価していきます。主観的情報は，患者や家族だけでなく，入院や外来のスタッフ，主治医など本人にかかわっている医療者にも聴取すると有効です。客観的情報は，カルテや検査記録，画像，アセスメン

表 2-2 CAGE テスト

Cut down (減らす)	飲酒量を減らさなければいけないと感じたことがありますか
Annoyed by criticism (非難が気にさわる)	他人があなたの飲酒を非難するので気にさわったことがありますか
Guilty feeling (罪悪感を感じる)	自分の飲酒について悪いとか申し訳ないと感じたことがありますか
Eye-opener (目覚めの一杯)	神経を落ち着かせたり，二日酔いを治すために「迎え酒」をしたことがありますか

CAGE テストにて 2 項目以上陽性でアルコール依存症の可能性が高い。
〔Aertgeerts B, et al：The value of the CAGE in screening for alcohol abuse and alcohol dependence in general clinical population, a diagnostic meta-analysis. J Clin Epidemiol 57(1)：30-39, 2004〕

トツール，看護記録，近医からの診療情報提供書などを指します。

【70 歳以上】

- 個人差や体質差はあるが，加齢自体が脳の機能低下と関係している
- 下記項目の既往歴に関する情報収集を行いながら，患者の認知レベルを確認
  脳器質障害(脳転移含む)
- もともと脳が機能低下をきたしている状態

【認知症】

- 認知症の 65 歳以上の有病率推定値は 15%[9]，MCI(Mild Cognitive Impairment：軽度認知障害)の有病率推定値は 13%[10]
- CAM-ICU，ICDSC，MMSE，NCS などを用いたアセスメント，認知症の鑑別

【アルコール多飲】

- 飲酒歴：連続飲酒，1 日飲酒量，最終飲酒日
- 肝疾患，膵炎，アルコール関連疾患の既往
- CAGE テスト(表 2-2)[11]にて 2 項目以上[12]当てはまればアルコール依存症の可能性が高い。せん妄発症のリスクがより高いと判断する
- 飲酒について医療者や家族から止めるよう指導されている場合には，本人から正確な情報が得られにくい
- 入院 1〜2 日前まで飲酒していた場合，離脱せん妄の可能性がある

【せん妄の既往】

- 「せん妄」が患者や家族にとって聞き慣れない言葉の場合は，「つじつまが合わない」「様子が変」など言葉を置き換えて聴取

【頭部疾患の既往(脳腫瘍，脳転移，脳梗塞，脳出血，頭部外傷など)】

- 診断されていない場合もあるため，患者や家族から既往歴の聴取時に，最近の

様子も伺う

- 必要時は画像診断を行う

【重篤な身体疾患】

- 肺・心疾患：その増悪による血中酸素濃度の不安定さから脳機能の低下を及ぼす場合がある
- 肝・腎疾患：薬物の代謝と排出機能が低下しているため，通常体内から排泄されるはずの物質が過剰蓄積の原因となりうる（サプリメントや内服薬，少量のアルコール摂取など）
- 生活習慣病：脳の器質的病変が脳の機能低下をきたし，せん妄のリスク要因となる

【侵襲の高い手術・治療前】

- 長時間にわたる手術や全身麻酔を要する手術，多量の出血が予想される場合

（矢野和美）

せん妄ハイリスク対応
——せん妄の発症予防

せん妄のリスクがある場合，せん妄のハイリスク対応を行います。せん妄のハイリスク対応とは，せん妄の予防のためのケアです。

せん妄は，非薬物療法的な介入に予防の効果があるといわれています。せん妄のリスクが高い患者に対して身体症状のマネジメント，睡眠リズムの維持，日中の行動を促す，周囲のオリエンテーションがつきやすいような環境調整，脱水の予防などの予防的な介入を実施したところ，せん妄の発症が53%減少し，転倒は62%減少したことが報告されています[13]。

せん妄のリスクが高い場合は，❶疼痛コントロール，❷脱水の予防，❸活動を促す，❹ベンゾジアゼピン系薬剤などせん妄の直接原因となる薬剤の使用の減量・中止を検討する対応があげられます。

また，環境調整として，患者にとって安全で安心できる環境を整えます。せん妄になると，ドレーンの自己抜去や切断，転倒・転落などの医療事故のリスクが高まります。せん妄になったとしても安全に過ごせる環境をつくるために，刃物などが身近にないように，また転倒・転落が起こりにくいようにしましょう。また，患者が安心できるように，補聴器や眼鏡など普段使用しているものの使用を

促し，見当識がつきやすいように時計やカレンダーを患者から見やすいところに置くようにします。

そして，せん妄が発症してからではなくせん妄のリスクがある時点から，せん妄について患者・家族と共有することが重要です。せん妄の原因や症状，治療や対応についてパンフレットを用いて事前に説明を行うと，せん妄の予防と早期発見という対応を共有しやすくなります。せん妄のリスクが高い場合に事前に患者・家族に説明して，症状が出現したら教えてほしいことを話しておくと，患者自身から「せん妄があった」と早期に自覚症状を聴取したり，家族から「これがせん妄っていうものですね」と報告を受けることがあります。また，あらかじめせん妄について患者・家族に説明しておくことでせん妄への不安や動揺が少なくなります。せん妄の体験は患者にとって苦痛であり，「自分はおかしくなったのではないか」と不安をもたらします。また，家族もせん妄が出現している患者の様子をみて，周囲は「認知症になったのではないか」「ストレスが強すぎたのではないか」と心配します。せん妄は，よく起こりうるもので，神経の変性などの後天的な要因により持続した認知機能障害が起こる認知症や心理的要因による抑うつ症状などとは異なることを前もって説明することによって，「認知症になった」「おかしくなってしまった」などという誤解が減ります。

（佐々木千幸）

せん妄ハイリスク対応 ——せん妄のオリエンテーション，環境調整

せん妄ケアにおいて最も重要なことは，その早期発見と予防です。せん妄のハイリスク患者への対応として，患者本人と家族に対するせん妄やそのケアについてオリエンテーションすること，せん妄の発症を予測して環境要因に予防的に介入することは，早期発見と予防に確実に役立ちます。

オリエンテーションの意義

患者本人と家族がせん妄についてあらかじめ知っていることは，せん妄の早期発見の一助となります。患者が自覚症状を意識できれば，せん妄の初期の段階で自ら医療者に異変を知らせることも可能です。また，家族は普段の患者を知って

いるぶん，医療者以上に患者に対する「いつもと違う」ことに敏感であり，家族が患者のせん妄による異変に気づくこともしばしばあります。さらに，あらかじめせん妄になる可能性を予測しておくことは，家族にとって心の準備となり，いざ患者がせん妄に陥ったときのショックと動揺をわずかでも軽減することができます。このような観点から，せん妄のハイリスク患者および家族に対して，あらかじめせん妄の知識や発症の可能性，そのケアについて説明しておくことの意義は大きいといえます。

オリエンテーションの方法

医療者は「せん妄」という言葉を日常的に使いますが，それを知る患者や家族はまだ少ないのが現状です。せん妄のハイリスクと同定された患者と家族には，せん妄とそのケアに関するオリエンテーションを行います。

行う時期

患者と家族に対してオリエンテーションを行う時期は，大きく2つあります。1つはせん妄のハイリスクの時期，もう1つはせん妄を発症したそのときです(後者は「家族へのケア」，p.116参照)。ハイリスクの時期には，入院時だけではなく，患者がせん妄を発症する可能性が高まるタイミングに合わせて行います。せん妄のハイリスクはその因子の評価によって同定されるため，せん妄の発症要因が生じたり，増えたりする時期を評価日としてあらかじめ設定しておくとよいでしょう。例えば，「入院時」「転科時」，発熱や脱水，循環や呼吸状態の変化など「状態の変化時」「手術後」にリスク評価をし，ハイリスクと同定された場合にオリエンテーションを行うなどです。

内容

オリエンテーションの内容に関しても，せん妄のハイリスクの時期と発症したときとでは多少異なります(後者は「家族へのケア」，p.116参照)。せん妄のハイリスクの時期では，せん妄とは何か，なりやすい人の特徴や発症のサインの説明とともに，「いつもと違う」と感じた場合には，すみやかに医療者に知らせてほしいこと，つまり「早期発見」のためにお願いしたいことを伝えます。また，せん妄を発症させないための「予防ケア」についても説明します。

「早期発見」のために，患者自身が自覚しやすい症状として，頭のなかがはっきりせず，人との会話や新聞の内容が頭に入ってこない，集中できないといった違和感があり，そのような感覚を生じたときにはすみやかに伝えてほしいと説明します。また，家族からみてわかりやすい症状は，昼間の面会時にぼんやりと眠たそうにしている，落ち着かずにそわそわとしている，点滴ラインやチューブをずっと気にして触っている，急に怒り出したり，荒っぽくなったりする，日時や場所を間違える，現実とは異なること，過去のことをまるでいま起こっているかのように話すといった言動です。これらのような気になる言動が患者に見受けられたときは，看護師に必ず声をかけてほしいと伝えます。入院期間，看護師がしばしば日付や場所などを確認することとその理由を話しておくと，患者もその行為について理解できます。

「せん妄の予防」については，患者がいまの状況を少しでも理解して，ストレスを最小限に安心して過ごせる療養環境がもっとも重要であることを説明します。患者が安心できる療養環境については，医療者よりも本人や家族のほうがよくわかっているため，具体的に教えてもらうようにします。ICU に限った報告ですが，家族の付き添いが患者のせん妄の発症を予防することが示されています[14)]。付き添いを強要することはよくありませんが，患者と家族にとってこういった情報を知ることは重要であり，そのうえで患者と家族がどうしたいかを選択できるように支援する必要があります。また，一般的に推奨されている方法，例えば普段使用している眼鏡や補聴器を正しく着用する，なじみのある物(家族・ペットの写真)を飾る，時計，カレンダーなどを近くに置いて一緒に日時の確認をする，睡眠覚醒リズムを整えるため，日中の活動の助けとなるもの(新聞など)を活用することなども説明します。

ただし，実際の入院時には，患者・家族ともに病気や治療に伴う多くの情報や手続きにより余裕がないことが多く，医療者から受ける説明について十分理解できていないことがあります。そのため，説明は1回で終えるのではなく，その理解度を確認しながら，複数回行います。

また，あとで読み返して確認できるようパンフレットなども併用するとより効果的です。最近では，身体状態が悪いまま自宅退院や転院にいたる場合もあり，オリエンテーションは転院先や在宅移行時においても同様に必要になります。

せん妄発症後の苦痛までを考えた事前のケア

せん妄は，患者にとって苦痛な体験であり，あとに恥ずかしさや自責の念などつらい感情を残すことが明らかになっています[15)]。また，家族もせん妄を生じた患者に接するなかで，さまざまな苦悩を体験していることが示されています[16)]。あらかじめ，せん妄は身体の不具合を原因に誰にでも起こりうること，心の弱さや性格によって生じるものではないことを伝えておくことは大切です。

また，信頼，安心できない関係は，患者にとってストレスになり，せん妄の発症のリスクを高めるだけではなく，せん妄発症後にも孤独感や不安，猜疑心，被害的な感情を助長させます。せん妄を発症したとしても，患者・家族がその体験やつらさを医療者に打ち明け，苦痛を緩和できるように，普段のケアを通して，患者・家族と医療者との間に信頼関係をつくっておくことが重要です。

環境調整の意義

環境調整とは，快適さ，生活リズムと生活機能を維持するために，患者の外部環境，内部環境への適応力をサポート，調整することです。さまざまな欲求に対するセルフケアが充足されないと，快適さはもちろん，生活リズムと生活機能も悪化します。そこで，外部，内部環境に働きかけてセルフケアを充足することが重要になります。

外部，内部環境は常に相互に影響し合うような関係にあります。例えば，すぐに水分を摂取できない環境(外部環境)にあれば脱水状態(内部環境)に，光の入らない環境(外部環境)であれば睡眠覚醒リズムの変調(内部環境)に影響します。そして，これがせん妄の誘発因子，引き金になります。特に認知機能の低下した患者は，環境の変化に脆弱(敏感)であると同時に，苦痛をうまく表現できないことがあります。できる限りの環境調整を行い，患者が表現できないぶん，医療者が苦痛やストレスを意図的に拾い上げることが必要です。

環境要因の評価と調整

環境調整では，まず快適さ，生活リズムや生活機能を阻害している要因を評価します。環境調整は行って当然のケアでありながら，要因の評価に沿って十分な介入が行われることは少ないものです。漫然と評価するのではなく，例えばセルフケアなどの体系的な観点から1つひとつ確認し，重みづけをして介入することをおすすめします(表 2-3)。

ハイリスク患者の場合，特に睡眠覚醒リズムの乱れがせん妄を惹起させることがあり，睡眠衛生に考慮した環境調整はきわめて重要です。不眠の原因や契機を探り，できるだけ避けることがケアの基本であり，その工夫として，疼痛管理，就寝前の処置や夜間の点滴や利尿薬の投与の回避などが推奨されています[17]。また，本人や家族から，就寝や起床，活動や休息，食事や排泄の時間など患者の普段の生活リズムや生活機能について情報収集し，できるだけ入院前の生活リズムに合わせるように工夫します。せん妄を患ったまま，転院や自宅退院する場合も同様で，それまでの慣れた日常性を継続できるように心がけます。

表 2-3 セルフケア項目に沿ったせん妄の環境要因の評価と介入

セルフケア項目	要因	介入
空気・水・食物・薬	・脱水 ・不良なガス交換 ・低栄養	**・水分摂取の促し，手の届く場所への水分の設置** ・臭気の除去と適切な換気 ・適切な酸素の供給 ・適合した義歯の使用 ・栄養バランスと嗜好に配慮した食事形態・内容の提供 ・薬剤を適切に内服できる介入
排泄	・便秘，下痢	・適切な食事形態・内容の提供 ・水分摂取の促し，手の届く場所への水分の設置 **・患者のタイミングに合わせたトイレへの促し，ゆっくりと排泄できる時間の確保**
個人衛生	・感染 ・不快さ	・スタンダードプリコーションの実施 **・室温，湿度の調整** ・患者が快適と感じられる方法での入浴，清拭 ・清潔な寝具，寝衣，下着(おむつ)の交換 **・回復に応じた挿入物の早期抜去**
活動と休息	・睡眠覚醒リズムの変調 ・過剰な刺激，刺激の遮断 ・症状(疼痛，悪心，瘙痒感など) ・見当識の維持の困難 ・不動化	**・苦痛となっている症状(疼痛・瘙痒感・異物に対する不快感・身のおきどころのなさなど)の緩和** **・医療者の声，機械類の音などの騒音を最小限にする** **・部屋への日光の採り入れ，適度な照明** **・眼鏡や補聴器の使用** ・耳垢の除去 ・夜間睡眠中の体位変換や処置，点滴を最小限にする **・時計やカレンダーの見える場所への設置** ・日常会話のなかでのさりげない見当識づけ ・わかりやすいコミュニケーションの工夫 ・ボードへの担当医療者やその日の予定の提示 ・患者に応じた適切なペース，範囲での離床の促し ・身体抑制を極力行わない
孤独とつきあい	・孤独感，疎外感 ・他者へのストレス	・ICU のオープンフロアに対するプライバシーへの配慮 ・隔離による孤立の緩和 **・慣れた人との接触や会話(家族の面会，担当医療者の固定)** ・使い慣れたものや写真などの持ち込み ・好みに応じたマッサージによるスキンシップ
安全を保つ能力	・安心感，安全感の欠如	**・見守るケアの家族** ・慣れた人との接触や会話 ・部屋やトイレの場所への印づけ

太字は普段から最低限行うべき実践内容。

せん妄のハイリスク患者へのケアにおいて重要なことは，ここで述べたことを医療者だけで行うのではなく，発症の予測をもって，患者・家族の協力を得てともに実践することです。そうすることによって，せん妄の予防，より早期の気づきが可能になります。

（山内典子）

引用文献

1）Lipowski ZJ：Delirium（acute confusional states）. JAMA 258（13）：1789-1792, 1987.
2）Breitbart W, et al：The delirium experience：delirium recall and delirium-related distress in hospitalized patients with cancer, their spouses/caregiver, and their nurses. Psychosomatics 43（3）：183-194, 2002.
3）Lawlor PG, et al：Occurrence, causes, and outcome of delirium in patients with advanced cancer：a prospective study. Arch Intern Med 160（6）：786-794, 2000.
4）厚生労働統計協会：厚生の指標 62（9）通号 976 増刊，国民衛生の動向 2015/2016．2015.
5）Pandharipande PP, et al：Long-term cognitive impairment after critical illness. N Engl J Med 369（14）：1306-1316, 2013.
6）矢野和美：せん妄のハイリスクと発症の予防法．緩和ケア 26（2）：99，2016.
7）NICE：NICE guidelines.
https://www.nice.org.uk/about/what-we-do/our-programmes/nice-guidance/nice-guidelines（2019 年 6 月閲覧）
8）Lawlor PG, et al：Occurrence, causes, and outcome of delirium in patients with advanced cancer：a prospective study. Arch Intern Med 160（6）：786-794, 2000.
9）厚生労働省：第 45 回社会保障審議会介護保険部会 資料 6 認知症有病率等調査について―都市部における認知症有病率と認知症の生活機能障害への対応（厚生労働科学研究）．平成 25 年 6 月 6 日.
http://www.mhlw.go.jp/file.jsp?id=146270&name=2r98520000033t9m_1.pdf（2019 年 6 月閲覧）
10）厚生労働省老健局高齢者支援課認知症・虐待防止対策推進室：認知症高齢者数について．平成 24 年 8 月 24 日.
http://www.mhlw.go.jp/stf/houdou/2r9852000002iau1.html（2019 年 6 月閲覧）
11）Aertgeerts B, et al：The value of the CAGE in screening for alcohol abuse and alcohol dependence in general clinical population, a diagnostic meta-analysis. J Clin Epidemiol 57（1）：30-39, 2004
12）Ewing JA：Detecting alcoholism. JAMA 252（14）：1905-1907, 1984.
13）Hshieh TT, et al：Effectiveness of multicomponent nonpharmacological delirium interventions：a meta-analysis. JAMA Intern Med 175（4）：512-520, 2015.
14）Nassar Junior AP, et al：Flexible Versus Restrictive Visiting Policies in ICUs：A Systematic Review and Meta-Analysis. Crit Care Med 46（7）：1175-1180, 2018.
15）中村孝子，ほか：せん妄を発症した患者に対する理解と回復へのケア―患者の記憶に基づいた体験内容とその影響に関する文献レビュー（1996～2007 年）．国立病院看護研究学会誌 7（1）：2-12，2011.
16）竹内沙織，ほか：入院中にせん妄を発症した患者の家族の心理的な変化や反応とそれに対する援助―1983～2010 年の文献検討から．国立病院看護研究学会誌 8（1）：27-36，2012.
17）小川朝生：自信がもてる！ せん妄診療はじめの一歩―誰も教えてくれなかった対応と処方のコツ．p.94，羊土社，2014.

パターン別にみる せん妄リスクの変化

せん妄リスクの変化

せん妄ケアの基本はせん妄の予防と早期発見・対応です。そのためには，患者にケアを開始する時点からせん妄のリスクを評価し，予防のためのケアを開始し，せん妄になった場合は，すぐに対応を始める必要があります。せん妄がどのような経過となる可能性が高いかという見通しをもち，看護目標を立て，ケアを行うことが大切です。

では，せん妄はどのようなときにリスクが高まり，どのような看護目標を立ててケアを行うとよいのでしょうか。経過別に，せん妄の起こりやすい時期や要因，せん妄の見通し，看護目標，ケアについてそれぞれ図を作成しました(図2-4〜2-6，pp.43-45 参照)。これらの図は，左から右へ向かって患者が入院して退院するまでの経過を示しています。上から，出現しやすい身体症状，せん妄のリスク，せん妄の見通しとケアのゴール，アセスメントとケアについて記載してあります。

手術患者

まず，手術患者についてです(図 2-4，p.43 参照)。手術患者はどのようなときにせん妄リスクが高まるのでしょうか。手術患者は，術後〜3病日は術後侵襲や炎症によって，また，出血や低酸素などの状態が起こることによってせん妄のリスクが高まります。術後7病日ぐらいになると，縫合不全の合併症が起こったり，点滴終了後に飲水できずに脱水になるとせん妄のリスクが高まります。手術による影響でせん妄が発症したのであれば，術後侵襲や合併症が落ち着くと，せん妄から回復できる可能性が高いです。ただ，せん妄自体は患者にとって苦痛な体験であり，セルフケアにも影響を及ぼします。安全な環境をつくり，患者の身体症状の苦痛の緩和を図りながら，昼夜のリズムがとれるように日中の活動を促したり，セルフケアができるように支援することがケアのゴールとなります。

化学療法患者

次に化学療法患者です(図 2-5, p.44 参照)。化学療法の患者のせん妄のリスクが高まるのは，どのようなときでしょうか。化学療法中 day 1～5 のステロイド投与，補液による夜間頻尿を要因とする睡眠への障害があるとき，食欲低下・悪心・嘔吐による脱水がある場合にせん妄のリスクが高まります。また, day 7～14 の白血球減少による発熱や食欲低下による脱水がある場合にもせん妄のリスクが高まります。化学療法の影響によるせん妄であれば，化学療法後にせん妄が回復する可能性は高いといえます。ただ，化学療法を繰り返していくなかで，せん妄を繰り返す可能性は高いため，前回のクールでせん妄が出現した場合は，それ以降も出現しやすいため注意が必要です。安全な環境をつくり，化学療法の副作用の対策を実施し，脱水などにならないように飲水を促したり，飲水量を確認したりすることが大切です。

緩和ケア期に移行した患者

次に緩和ケアに移行した患者です(図 2-6, p.45 参照)。この患者はどのようなときにせん妄のリスクが高まるのでしょうか。現病の悪化による身体症状が出現した場合，脱水，高カルシウム血症，オピオイド増量のときなどにせん妄のリスクは高まります。患者の苦痛が何かをアセスメントし，対応することが重要です。特に疼痛コントロールはしっかりとされていないと患者は苦痛を感じ，痛みによってせん妄は悪化するので，適切な疼痛コントロールが重要です。終末期というと，せん妄が改善しないイメージをもちやすいと思いますが，改善できる要素はたくさんあります。予後1か月を切ったとしても半数は症状の軽減を期待できます。改善できる要素の検討を忘れずに行い，それに対応することが大切です。せん妄の原因が何かによって，せん妄の回復が期待できるか，完全な回復が期待できないかという見通しが変わるので，アセスメントを行うことが重要です。特に BSC の場合は，患者の個別性をふまえた患者目標を設定することが必要です。患者・家族の意向，身体状況やせん妄の見通しをふまえた療養の場所や過ごし方についてゴールを設定し，共有していくことが求められます。

(佐々木千幸)

手術	術前	術後	合併症	退院
身体症状		術後侵襲 出血 炎症 低酸素	縫合不全 点滴終了後の脱水	
せん妄リスク	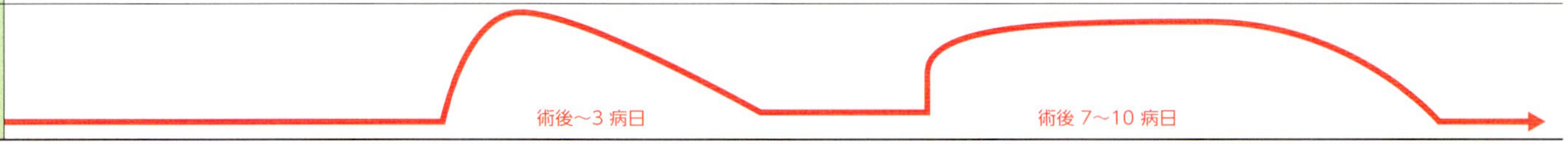	術後～3 病日	術後 7～10 病日	

せん妄ハイリスク対応

ケアのゴール
- □ せん妄の予防・早期発見・早期対応につなげる
- □ 患者・家族が安心して過ごせる

せん妄の早期発見

STEP 2　せん妄症状のチェック
- □ 注意力の欠如
- □ 急性発症もしくは症状の変動
- □ 意識レベルの変容
- □ 思考の解体

せん妄の予防
- □ 疼痛コントロール
- □ 脱水予防
- □ 離床を促す
- □ ベンゾジアゼピン系薬剤の使用を控える

安心できる環境づくり
- □ 患者・家族にパンフレットを用いて説明
- □ 患者から見えるところにカレンダーや時計の設置
- □ 手術や検査について紙を用いてオリエンテーション

安全な環境づくり
- □ 転倒・転落を予防する環境づくり
- □ 危険物の確認
  (状況をみながら預かりを検討)

STEP 3 せん妄対応

せん妄の見通し
- □ 回復が期待できる可能性が高い

ケアのゴール
- □ 患者が安全に，苦痛なく過ごせ，昼夜のリズムがとれる
- □ セルフケアができる
- □ コミュニケーションがとれる

せん妄の早期発見

STEP 2　せん妄症状のチェック
- □ 注意力の欠如
- □ 急性発症もしくは症状の変動
- □ 意識レベルの変容
- □ 思考の解体

睡眠状況だけではなく，せん妄症状の観察と記録を行う！

せん妄の原因のアセスメント

STEP 3　患者の苦痛，せん妄の要因となる原因をアセスメントし，除去
□ 術後侵襲　□ 炎症　□ 低酸素　□ 電解質の異常　□ 脱水　□ 疼痛　□ 睡眠への障害

STEP 3　薬
□ せん妄の原因となるベンゾジアゼピン系薬剤の使用を避ける　□ 抗精神病薬の使用の検討

安心できる環境づくり

STEP 3　脳
- □ 患者・家族にせん妄の認識や思いを確認し，パンフレットを使用し現在の原因，対応の説明
- □ 患者から見えるところにカレンダーや時計の設置
- □ 患者がわかりやすいようにスケジュールなどを紙で説明
- □ 家族や友人などの定期的な面会

安全な環境づくり

STEP 3　環境
- □ ベッドやオーバーテーブルのストッパー確認，柵の位置に注意し，脱げにくい履物にするなど転倒・転落予防のための環境をつくる
- □ ルートの自己抜去予防，点滴の日中落としの検討，刺入部を包帯で保護，ルート類が患者の目につかないような工夫
- □ 危険物の預かり
- □ 日中の活動を促す，必要時は 1 日や週のプランをたてて，リハビリテーションやセルフケアを行えるように支援
- □ いつも使用している眼鏡や補聴器の使用を促す

図 2-4　せん妄リスクの変化と対応(手術)

化学療法	化学療法前	化学療法 day 1～5	化学療法 day 7～14	退院
身体症状		ステロイドによるせん妄 補液による夜間頻尿による睡眠への障害 食欲低下・悪心・嘔吐による脱水，電解質異常	白血球減少による発熱 食欲低下による脱水	
せん妄リスク		day 1～5	day 7～14	

せん妄ハイリスク対応	STEP 3 せん妄対応
ケアのゴール □ せん妄の予防・早期発見・早期対応につなげる □ 患者・家族が安心して過ごせる	せん妄の見通し □ 回復が期待できる可能性が高い □ 化学療法のときはせん妄を繰り返しやすい ケアのゴール □ 患者が安全に，苦痛なく過ごせ，昼夜のリズムがとれる □ セルフケアができる □ コミュニケーションがとれる
せん妄の早期発見	**せん妄の早期発見**
STEP 2　せん妄症状のチェック □ 注意力の欠如 □ 急性発症もしくは症状の変動 □ 意識レベルの変容 □ 思考の解体	STEP 2　せん妄症状のチェック □ 注意力の欠如 □ 急性発症もしくは症状の変動 □ 意識レベルの変容 □ 思考の解体 睡眠状況だけではなく，せん妄症状の観察と記録を行う！
せん妄の予防	**せん妄の原因のアセスメント**
□ 疼痛コントロール □ 脱水予防 □ 離床を促す □ ベンゾジアゼピン系薬剤の使用を控える	STEP 3　患者の苦痛，せん妄の要因となる原因をアセスメントし，除去 □ 化学療法によるもの　□ 炎症　□ 低酸素　□ 電解質の異常　□ 脱水　□ 疼痛　□ 睡眠への障害 STEP 3　薬 □ せん妄の原因となるベンゾジアゼピン系薬剤の使用を避ける　□ 抗精神病薬の使用の検討
安心できる環境づくり	**安心できる環境づくり**
□ 患者・家族にパンフレットを用いて説明 □ 患者から見えるところにカレンダーや時計の設置 □ 手術や検査について紙を用いてオリエンテーション	STEP 3　脳 □ 患者・家族にせん妄の認識や思いを確認し，パンフレットを使用し現在の原因，対応の説明 □ 患者から見えるところにカレンダーや時計の設置 □ 患者がわかりやすいようにスケジュールなどを紙で説明 □ 家族や友人などの定期的な面会
安全な環境づくり	**安全な環境づくり**
□ 転倒・転落を予防する環境づくり □ 危険物の確認 (状況をみながら預かりを検討)	STEP 3　環境 □ ベッドやオーバーテーブルのストッパー確認，柵の位置に注意し，脱げにくい履物にするなど転倒・転落予防のための環境をつくる □ ルートの自己抜去予防，点滴の日中落としの検討，刺入部を包帯で保護，ルート類が患者の目につかないような工夫 □ 危険物の預かり □ 日中の活動を促す，必要時は1日や週のプランをたてて，リハビリテーションやセルフケアを行えるように支援 □ いつも使用している眼鏡や補聴器の使用を促す

図 2-5　せん妄リスクの変化と対応(化学療法)

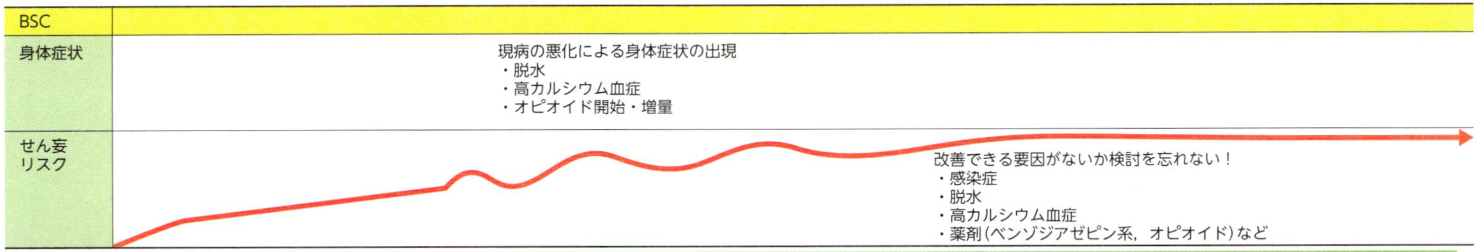

BSC

身体症状

現病の悪化による身体症状の出現
・脱水
・高カルシウム血症
・オピオイド開始・増量

せん妄
リスク

改善できる要因がないか検討を忘れない！
・感染症
・脱水
・高カルシウム血症
・薬剤（ベンゾジアゼピン系，オピオイド）など

せん妄ハイリスク対応

ケアのゴール
☐ せん妄の予防・早期発見・早期対応につなげる
☐ 患者・家族が安心して過ごせる

せん妄の早期発見

STEP 2　せん妄症状のチェック
☐ 注意力の欠如
☐ 急性発症もしくは症状の変動
☐ 意識レベルの変容
☐ 思考の解体

せん妄の予防

☐ 疼痛コントロール
☐ 脱水予防
☐ 離床を促す
☐ ベンゾジアゼピン系薬剤の使用を控える

安心できる環境づくり

☐ 患者・家族にパンフレットを用いて説明
☐ 患者から見えるところにカレンダーや時計の設置
☐ 手術や検査について紙を用いてオリエンテーション

安全な環境づくり

☐ 転倒・転落を予防する環境づくり
☐ 危険物の確認
（状況をみながら預かりを検討）

STEP 3 せん妄対応

せん妄の見通し
☐ 回復が期待できる
☐ 完全な回復が難しい

ケアのゴール
☐ 患者が安全に，苦痛なく過ごせ，昼夜のリズムがとれる
☐ セルフケアができる
☐ コミュニケーションがとれる

患者・家族の個別性をふまえた目標
患者・家族の意向，身体状況の見通し，せん妄の見通しをふまえた療養の場所や過ごし方についてゴール設定

せん妄の早期発見

STEP 2　せん妄症状のチェック
☐ 注意力の欠如
☐ 急性発症もしくは症状の変動
☐ 意識レベルの変容
☐ 思考の解体

睡眠状況だけではなく，せん妄症状の観察と記録を行う！

せん妄の原因のアセスメント

STEP 3　患者の苦痛，せん妄の要因となる原因をアセスメントし，除去
☐ 炎症　☐ 低酸素　☐ 電解質の異常　☐ 脱水　☐ 疼痛　☐ 睡眠への障害

STEP 3　薬
☐ せん妄の原因となるベンゾジアゼピン系薬剤の使用を避ける　☐ 抗精神病薬の使用の検討

安心できる環境づくり

STEP 3　脳
☐ 患者・家族にせん妄の認識や思いを確認し，パンフレットを使用し現在の原因，対応の説明
☐ 患者から見えるところにカレンダーや時計の設置
☐ 患者がわかりやすいようにスケジュールなどを紙で説明
☐ 家族や友人などの定期的な面会

安全な環境づくり

STEP 3　環境
☐ ベッドやオーバーテーブルのストッパー確認，柵の位置に注意し，脱げにくい履物にするなど転倒・転落予防のための環境をつくる
☐ ルートの自己抜去予防，点滴の日中落としの検討，刺入部を包帯で保護，ルート類が患者の目につかないような工夫
☐ 危険物の預かり
☐ 日中の活動を促す，必要時は1日や週のプランをたてて，リハビリテーションやセルフケアを行えるように支援
☐ いつも使用している眼鏡や補聴器の使用を促す

図 2-6　せん妄リスクの変化と対応（BSC）

発症の予防

手術の場合の対応

術後せん妄とは，手術を契機にして急性に発症する，認知機能の低下，幻覚，妄想，興奮などの精神症状および見当識障害を伴う意識障害をいいます。傾眠などの意識混濁，睡眠覚醒リズム障害などが同時に出現し，多くは手術当日〜数日以内に発症します。症状は夕方〜夜間に発現しやすく，高齢者では数週間も遷延することもあります。また，人工呼吸器を装着し，持続的に鎮静薬や麻薬性鎮痛薬を使用している患者では，薬剤の中止に伴う離脱性のせん妄が生じる場合などがあります。

せん妄による点滴や胃管・ドレーンなどの自己抜去，昼夜逆転による活動性の低下などは，術後回復の遅延や入院期間の長期化，医療者の疲弊につながり，さらなる問題を引き起こす可能性があるため，予防と早期介入が重要となります。

術後せん妄の治療と予防

❶ 術前からせん妄ハイリスク者を同定(表 2-4)し，予防的な介入とせん妄の早期発見を行います(表 2-5)。DELTA プログラムの場合は，せん妄アセスメントシートを用いて(図 2-1，p.28 参照)，入院時，術後 1 病日，3 病日，5 病日において身体症状の変化や「何か変？」と感じたときにはすぐにリスク評価を行い，STEP に準じた対応をすみやかに行っていきます。特に白内障手術，股関節骨折手術，開心術(弁置換術，冠状動脈バイパス術)，胸部手術後は，せん妄発生率が高い[1)]と報告されているので注意が必要です。ハイリスク時には，事前に担当医とドレーン類の留置期間やせん妄症状の原因となりうる薬剤の中止，せん妄症状を改善させる薬剤について相談しておきます。

表 2-4 術後せん妄の発症ハイリスク群

・70 歳以上	・術中に使用する薬物	・白内障手術
・認知症やせん妄の既往	・麻酔時間	・股関節骨折手術
・アルコール多飲	・手術時間	・開心術(弁置換術，冠状動脈バイパス術)
・貧血	・術後合併症	
・手術侵襲	・ICU 滞在期間	・胸部手術　　など

表 2-5 術後せん妄予防のポイント

分類	ポイント
全身管理と薬剤調整	① 術前の多剤併用，向精神薬，睡眠導入薬，オピオイドの使用，不眠などがせん妄のリスクになるため，使用している薬剤，その量について把握しておく
	② リスク評価と術前から投与薬の整理については，精神科医あるいは緩和ケアチーム，精神科リエゾンチームなどと相談しながら進めていくのが望ましい
環境調整	① 室内照明の調整を行い，昼夜のめりはりをつける ・日中はカーテンを開け日光を採り入れて部屋を明るくする ・消灯後は完全に暗くせず，足元や病室入口付近は薄明りをつけておく ・夜間のベッドサイドモニターのアラーム音や画面の明るさへの配慮をする
	② 日付・時間の手がかりをつけるようにする ・見えるところにカレンダーや時計を設置する ・周囲の状況がわかりやすくなるように状況に応じて眼鏡・補聴器を装着する
	③ 気分が落ち着き，親しみやすい環境を整える ・日ごろ使い慣れた日用品を置く ・家族の定期的な面会，好きな風景や家族，ペットなどの写真を置く ・可能な範囲で同じスタッフがかかわれるように調整する
	④ オリエンテーションを繰り返し行う ・場所，日付や時間，起こっている状況について患者自身が思い出せるように，声かけや，予定表を作成するなどして手助けする
安全確保	① ベッドやオーバーテーブルのストッパー確認，柵の位置に注意し，脱げにくい履物にするなど転倒・転落予防のための環境をつくる
	② ライン類の自己抜去予防に努める ・モニター，点滴ラインやドレーン類を整理する ・刺入部を包帯で保護し，なるべく視界に入らず，手元に触れないように工夫する ・点滴を日中のみの投与にできるかを検討する（夜間点滴ロック）
	③ 障害物，危険物（はさみ，ナイフなど）を除去する
	④ 点滴ライン類を引っ張る行為がある場合には，つなぎ服の着用を検討する
	⑤ ナースコールをできない場合などでは，離床，体動センサーの設置を検討する
	⑥ 看護師が観察しやすい部屋への移動を検討する
	⑦ 日中の活動を促し，リハビリテーションやセルフケアを行えるように支援する
患者・家族への説明	① 患者・家族にパンフレットを用いて説明する
	② 術前オリエンテーション ・手術前日～当日までの予定経過や状況（身体への装着物や環境など）について紙やDVDなどを用いてオリエンテーションする ・用紙には，イラストを挿入したり，文字を大きくするなどして理解しやすくする
	③ せん妄は認知症と異なり，術後の全身状態や薬剤が原因であること，原因が除去されれば回復可能であることを説明する
	④ 痛みや息苦しさなど不快な症状や希望があれば，我慢せずスタッフに伝えることを説明する
	⑤ 日中の気分転換活動や起きている時間を長くつくるように工夫する
	⑥ 家族には，つじつまが合わない言動があっても，無理に修正しようとせず，話を合わせたり，話題を変えたりする方法を推奨する

安全確保の②，④は術後に行い，それ以外は術前・術後で共通するポイント。

❷ せん妄の直接原因を明らかにして，適切な内科的あるいは外科的処置により，可能な限り原因を取り除き治療します。

❸ せん妄の誘発因子に対して働きかけ，適切な睡眠覚醒リズムの確保，疼痛や苦痛症状の緩和，感覚遮断の要素を取り除き，最適な身体環境を確保するための介入を行います。疼痛評価(強さ，程度，性質，生活への支障度)やマネジメントを適切に行うために，患者の表情や言動，行動なども注意深く観察していく必要があります。

❹ 精神運動興奮や自傷など，検査や治療を行ううえでの障害を除去します(鎮静を目的とした薬物療法による介入など)。

(小川弘美)

内科入院の場合の対応(化学療法)

化学療法は，薬剤によりがん細胞を直接・間接的に死滅させるがんの治療法であり，がん細胞を死滅させますが，同時に正常細胞にも大きな侵襲を与えます。最近では，侵襲の少ない薬剤や支持療法が開発され，外来での治療が可能となってはいますが，いまだ侵襲の大きい薬剤を複数使用するレジメンでは，入院により行われています。

入院による化学療法を受ける患者が抱えるせん妄に関する問題

腫瘍崩壊症候群

化学療法薬の感受性が高い胚細胞腫瘍，小細胞肺がん，乳がん，卵巣がんなどの腫瘍量の多い固形がん，悪性リンパ腫や急性骨髄性白血病などの造血器がんにおいては，身体的侵襲の大きい薬剤による多剤併用化学療法が行われます。これらの多剤併用化学療法では，化学療法薬剤の投与により，腫瘍細胞が崩壊し，細胞内の核酸，カリウム，サイトカインなどの細胞内代謝物が血中内へ放出されます。腫瘍細胞が急速に崩壊された場合，尿中の排泄能を超えた代謝産物が急激に放出され，高カリウム血症，高リン血症，低カルシウム血症，高尿酸血症が引き起こされる腫瘍崩壊症候群(tumor lysis syndrome：TLS)を引き起こし，せん妄の直接要因になりえます。代謝異常が治療開始後7日以内に起こりやすいとされており，この腫瘍崩壊症候群は，化学療法薬投与後～72時間以内に出現しやすいです。高カリウム血症は，治療開始後6時間以内，リン，カルシウム，尿酸値の変動は，24〜48時間に起こります。それ以降に血清クレアチニンが上昇し，急性腎不全が生じやすいことが知られています。

【レジメン例】

- 乳がん：AC療法（ドキソルビシン＋シクロホスファミド），FEC療法（フルオロウラシル＋エピルビシン＋シクロホスファミド）など
- 卵巣がん：CPT-P療法（イリノテカン＋シスプラチン）など
- 小細胞肺がん：CDDP-CPT療法（シスプラチン＋イリノテカン）など
- 急性骨髄性白血病：寛解導入療法（アントラサイクリン系薬剤＋シタラビン），造血幹細胞移植の前治療など

悪心・嘔吐の高リスク薬剤の使用およびその支持療法使用の問題

多剤併用化学療法のレジメンでは，悪心・嘔吐リスクが高いとされている薬剤が使用されるため，最もリスクの高い薬剤に応じた制吐薬が複数使用されます。例えば，固形がんで頻用されるシスプラチン（CDDP）では，悪心・嘔吐の予防を目的として，NK-1受容体拮抗薬，$5HT_3$受容体拮抗薬，ステロイドを複数日使用します。そのため，悪心・嘔吐は緩和することが可能になり，あっさりとした消化のよい食品を少量ではあるものの摂取できますが，同時に排便コントロールがうまくいかず，便秘に苦しむ患者がいます。したがって，悪心・嘔吐による食事量の低下，便秘，副作用対策のステロイドなどがせん妄の誘発因子になります。また，このような状態が遷延すると，栄養状態が低下したり，食事量低下による鉄欠乏性貧血を引き起こして，新たにせん妄のリスクになることがあります。

【レジメン例】

- 非小細胞肺がん：CDDP-PEM療法（シスプラチン＋ペメトレキセド）
- 対策：NK-1受容体拮抗薬（アプレピタント），$5HT_3$受容体拮抗薬（パロノセトロン），ステロイド薬（デキサメタゾン）の併用

大量輸液による問題

シスプラチンは，腎毒性が強く，投与直後に急性腎不全をきたしやすいため，予防のために治療当日は大量輸液が行われます。利尿を促すための高張液マンニトールが使用されるので，電解質異常が起こりやすく，せん妄のリスクになります。

また，患者は，輸液ルートにより拘束されたり，頻尿や夜間の排尿回数の増加が睡眠覚醒リズム障害の原因にもなり，せん妄をより引き起こしやすいです。

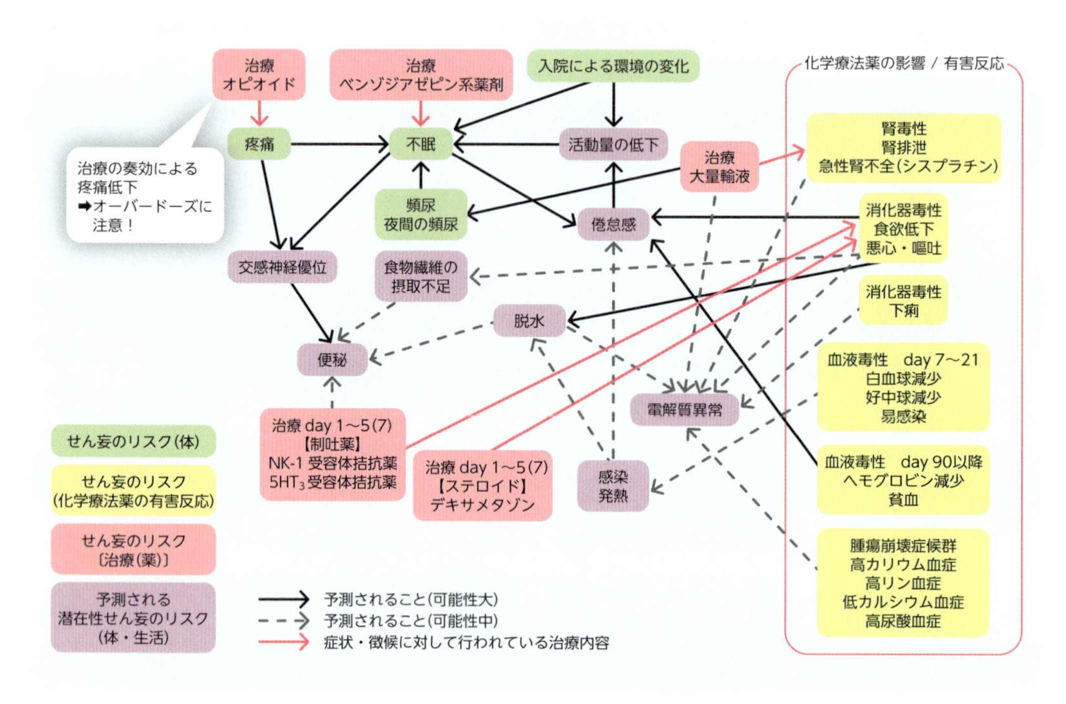

図 2-7 入院による化学療法を受ける患者が抱えるせん妄に関する問題

【レジメン例】

- 非小細胞肺がん：CDDP-PEM 療法(シスプラチン ＋ ペメトレキセド)
- 対策：輸液量　2,000〜3,000 mL/日

その他

入院による環境の変化により，活動性が低下したり，不眠になったりすることもせん妄のリスクになります。さらに，進行がんの場合では，疼痛，呼吸困難，睡眠障害などのがんによる症状，その治療のためのオピオイドやベンゾジアゼピン系薬剤がせん妄を誘発することが考えられます。また，化学療法薬の有害反応である血液毒性もせん妄のリスクになります。

アセスメント

入院時のアセスメント(治療開始前)

入院による化学療法を受ける患者は，複数のせん妄の準備因子，直接原因，誘発因子をもっています。図 2-7 のように，入院から化学療法実施，退院，自宅でのセルフケアの時期にいたるまでに患者が抱える要因は，それぞれが関連し合い，せん妄リスクとなります。DELTAプログラムでは，化学療法を目的に入院してきた患者に対して，一般的なせん妄リスクとなる「STEP 1　せん妄リスク評価」である「70歳以上」「脳器質障害」「認知症」「アルコールの多飲」「せん妄の既往」「ベンゾジアゼピン系薬剤の内服」のほか，「がん性疼痛の有無」および「オピオイドの使用の有無」とコントロール状況を把握します。また，がんによる症状である「呼吸困難の有無」「入院による環境の変化」や「活動性の低下」などもアセスメントすることが必要です。

腫瘍崩壊症候群のリスクとして，「LDH高値」「循環血液量の減少(脱水)」「腎機能障害(治療前の尿量が少ない，BUN高値，血清クレアチニン高値)」「治療前の尿酸・カリウム・リンの高値」などが報告されています。代謝異常が治療開始後7日以内に起こりやすいとされており，高カリウム血症は，治療開始後6時間以内，リン，カルシウム，尿酸値の変動は，24〜48時間に起こり，それ以降に血清クレアチニンが上昇し，急性腎不全が生じやすいため，治療開始前にこれらのLDH，BUN，血清クレアチニン，尿酸，カリウム，リンなどの検査値をチェックし，脱水症状の有無，特に飲水量，尿回数や性状などを把握し，腫瘍崩壊症候群の起こりやすさをアセスメントすることが必要です。

患者が受ける化学療法レジメンの薬剤アセスメントは，急性腎不全(シスプラチンを投与するのか)，消化器毒性のリスク〔悪心・嘔吐リスクが高リスクなのか(シスプラチン，イホスファミドなど)，中リスクなのか(カルボプラチン，オキサリプラチンなど)，低リスクなのか(パクリタキセル，ペメトレキセドなど)，最小リスクなのか(メトトレキサート，フルダラビンなど)〕と支持療法薬の内容と副作用，血液毒性の程度と時期などをアセスメントします。

治療開始後のアセスメント

治療が始まれば，化学療法による有害の程度を観察していきます。特に化学療法薬投与直後から起こる腫瘍崩壊症候群の症状(表2-6)は，投与直後から，投与前の検査データとともに観察していきながら，その出現に注意します。シスプラチンが含まれたレジメンでの治療が実施される患者では，治療時から尿量と輸液量を比較しながら観察し，急性腎不全に注意します。

悪心・嘔吐の程度は，患者の主観的情報である自覚症状と予防投与される制吐薬を関連させながら観察することで薬剤の効果をアセスメントして，食事量や飲水量が低下していないか，脱水を起こしていないか，排便があるかをアセスメントします。また，下痢を起こしやすい薬剤(イリノテカン，フルオロウラシル，エトポシドなど)が併用されている場合も脱水や電解質異常に留意します。

血液毒性は，自覚症状を伴わない「好中球減少・白血球減少」と「血小板減少」

表 2-6 腫瘍崩壊症候群の症状

病態	症状
腎機能障害	乏尿，無尿，血清クレアチニン上昇，eGFR 低下 高カリウム血症，高尿酸血症，高リン血症，低カルシウム血症
高カリウム血症	心臓：心室性不整脈(心室粗動，心室細動)，心停止 神経筋接合部：脱力，知覚異常，筋痙攣 その他：悪心・嘔吐，下痢
高尿酸血症	腎臓：尿酸塩の沈着による腎機能障害 その他：悪心・嘔吐
高リン血症	腎臓：リン酸カルシウムの沈着による腎機能障害
低カルシウム血症	心臓：不整脈(QT 延長，心室性不整脈の誘発) 神経筋接合部：テタニー，知覚異常，喉頭痙攣 中枢神経：混乱，せん妄，記憶障害，痙攣発作

は，血液データと照らし合わせながら，感染，出血傾向をアセスメントします。特に，粘膜炎症が起こりやすい day 7 ごろの口内炎は，化学療法による悪心や倦怠感によりセルフケア能力が低下することで感染を誘発しやすく，食事量が低下することで，さらに脱水などを引き起こし，せん妄リスクを増大させることを念頭に，口腔ケアができているのかを把握してアセスメントします。貧血は，慢性倦怠感，疲労感を強めて，治療意欲に影響し，なかなかデータが回復しない有害反応です。貧血に関する患者の自覚症状を丁寧に聴取し，活動量の低下や不眠などに注目して，日常生活が維持できているか，生活リズムが崩れていないかといった点なども併せてアセスメントします。

予防的ケアおよび対処的ケア

DELTA プログラムにおける入院により化学療法を受ける患者に対するせん妄のケアは，せん妄のリスクをアセスメントし，「STEP 2　せん妄症状のチェック」を行いながら，せん妄が起こらないよう「1 つでも当てはまればせん妄ハイリスク対応」を行うことが重要です(図 2-8〜2-10，pp.54-59 参照)。治療開始後は，化学療法薬による有害反応がせん妄の要因となるため，せん妄の要因を同定しながら，リスクを減らすように努めて予防ケアを徹底すること，せん妄が起こった場合は「STEP 3　せん妄対応」を行うことで遷延しないようにかかわります。初回化学療法の際，せん妄を起こすことは，治療継続を妨げたり，次回化学療法のせん妄リスクを高めることになるため，治療経過に合わせてせん妄対策を行うことが，治療継続上も重要になると考えられます。

◆ ◆ ◆ ◆ ◆

現在，化学療法を受ける患者の多くは，急性腎不全や悪心・嘔吐の時期は入院して，その後，外来通院を繰り返して在宅で生活しています。血液毒性が問題になる時期は，患者のセルフモニタリング・ケアが必要になります。そのため，治療に関する知識を確認し，せん妄症状によりセルフケア能力が低下していることがないのかもアセスメントし，退院後起こりうるせん妄のリスクを患者および家族に情報提供したうえ，せん妄に気づくことができるかという視点でアセスメントすることも重要です。せん妄の正しい認識をもち，安心して日常生活を送るよう支援することが，入院を繰り返しながら化学療法を受ける患者・家族を支援することにつながると考えられます。

（田中登美）

	入院　化学療法前	化学療法 1クール目　day 1～5	day 6～14	day 15～21ごろ退院 ⇒ 自宅での生活 22日目以降　2クール目day 1（外来治療）
治療内容	PEM 初回投与 7 日前から葉酸 0.5 mgの連日内服 9 週ごとにビタミンB_{12} 1 mgの筋肉内注射	day 1：CDDP(シスプラチン 75mg/m^2 点滴静注) day 1：PEM(ペメトレキセド 500mg/m^2 点滴静注)		
身体症状	□ 環境の変化 □ 不眠…ベンゾジアゼピン系薬剤 □ 活動性の低下 □ 肺がんによる症状(咳，痰，呼吸困難，胸痛など)	□ 腫瘍崩壊症候群 □ サイトカインの放出 □ 悪心・嘔吐，便秘…食事量低下，脱水，電解質異常 □ 副作用対策…制吐薬，デキサメタゾン □ 急性腎不全…大量輸液 ⇒ 電解質異常 □ 不眠	□ 口内炎 ⇒ 食欲低下 ⇒ 脱水 □ 好中球減少…易感染状態(⇒ 感染 ⇒ 発熱) □ 血小板減少…出血傾向(⇒ 失血)	□ ヘモグロビン減少…貧血 ⇒ 倦怠感，低酸素状態
せん妄リスク				

せん妄ハイリスク対応

せん妄の見通し
- □ せん妄の準備因子，誘発因子を同定し，予防的ケアによりせん妄を回避しやすい

ケアのゴール
- □ せん妄の予防・早期発見・早期対応ができる
- □ 患者・家族が安心して過ごせる

せん妄の早期発見

STEP 2　せん妄症状のチェック
- □ 注意力の欠如：
  - ・いままでできていたことができなくなることはないか？
  - ・視線が合わず，きょろきょろしていることはないか？
  - ・周囲の音や看護師の動きに気をとられることはないか？
  - ・見当識障害がないか？
  - ・短期記憶障害がないか？
  - ・同じことを何度も聞くことはないか？
  - ・質問と違う答えが返ってくることはないか？
- □ 急性発症もしくは症状の変動：
  - ・日内変動がないか？
- □ 意識レベルの変容：
  - ・感情が短時間でころころ変わることはないか？
  - ・焦燥感が強く，落ち着かない様子がないか？
  - ・目がギラギラしていないか？
- □ 思考の解体：
  - ・話がまわりくどく，まとまらないことはないか？
  - ・話のつじつまが合っているか？

STEP 3 せん妄対応

せん妄の見通し
- □ せん妄の直接原因，誘発因子を同定し，対応することにより，回復が期待できる可能性が高い
  シスプラチンによる急性悪心・嘔吐により，せん妄が起こりやすい
  ⇒前投薬(制吐薬，デキサメタゾン)の投与の確認
  シスプラチンによる急性腎不全の予防として大量輸液が必要で，長時間の点滴による拘束・頻尿・不眠を招きせん妄が起こりやすい
  デキサメタゾンによる不眠により睡眠パターンが崩れてせん妄が起こりやすい
  シスプラチンによる骨髄抑制(易感染状態，貧血，血小板減少)
- □ 初回治療でせん妄を起こすと，それ以降の化学療法時は，せん妄を繰り返しやすい
- □ 2クール目以降は外来治療になることが多いため，せん妄のリスクを検討する必要がある

ケアのゴール
- □ 患者が安全に，苦痛なく過ごせ，昼夜のリズムがとれる
- □ 化学療法に対するセルフケアできる
- □ コミュニケーションがとれる
- □ 副作用モニタリングができる

せん妄の早期発見

STEP 2　せん妄症状のチェック　治療が始まってから，下記のせん妄症状に変化がないかをみる
- □ 注意力の欠如：
  - ・いままでできていたことができなくなることはないか？
  - ・視線が合わず，きょろきょろしていることはないか？
  - ・周囲の音や看護師の動きに気をとられることはないか？
  - ・見当識障害がないか？
  - ・短期記憶障害がないか？
  - ・同じことを何度も聞くことはないか？
  - ・質問と違う答えが返ってくることはないか？
- □ 急性発症もしくは症状の変動：
  - ・日内変動がないか？
- □ 意識レベルの変容：
  - ・感情が短時間でころころ変わることはないか？
  - ・焦燥感が強く，落ち着かない様子がないか？
  - ・目がギラギラしていないか？
- □ 思考の解体：
  - ・話がまわりくどく，まとまらないことはないか？
  - ・話のつじつまが合っているか？
  - ・いつも見えないものやおかしなものが見えたりしていないか？
- □ 睡眠状態：患者の熟睡感，覚醒後に疲労感がとれているか？

せん妄の予防

□ 疼痛コントロール
□ 脱水予防
□ 離床を促す
□ ベンゾジアゼピン系薬剤の使用を控える

せん妄の原因のアセスメント

STEP 3　患者の苦痛，せん妄の要因となる原因をアセスメントし除去する
□ 腫瘍崩壊症候群
□ 悪心・嘔吐，便秘，口内炎 ⇒ 食欲低下 ⇒ 脱水，電解質異常
□ 副作用対策…制吐薬，デキサメタゾン
□ 尿量の増加(シスプラチン投与後5日以内は要注意)と電解質異常
□ 治療当日の夜間の頻尿・不眠…睡眠・活動パターンの変化
□ 好中球減少…易感染状態(⇒ 感染 ⇒ 発熱)
□ 血小板減少…出血傾向(⇒ 失血)
□ ヘモグロビン減少…貧血 ⇒ 倦怠感，低酸素状態

STEP 3　薬
□ せん妄の要因となるベンゾジアゼピン系薬剤の使用を避ける
□ 抗精神病薬の使用を検討する

安心できる環境づくり

□ 患者・家族に対して，パンフレットを用いて説明する
□ 患者から見えるところにカレンダーや時計を設置する
□ 化学療法に関する情報(患者が理解しやすいよう，化学法や検査などのスケジュールなど)を説明する

安心できる環境づくり

STEP 3　脳
□ 患者・家族にせん妄の認識や思いを確認し，パンフレットを使用し，せん妄の状況，せん妄の原因，対応について説明する
□ 患者から見えるところにカレンダーや時計を設置する
□ 患者が理解しやすいよう，化学療法や検査などのスケジュールを説明する
□ 家族や友人などの定期的な面会を促す

安全な環境づくり

□ 転倒・転落を予防する環境づくり
□ 危険物の確認
(状況をみながら預かりを検討する)

安全な環境づくり

STEP 3　環境
□ ベッドやオーバーテーブルのストッパー確認，柵の位置に注意し，脱げにくい履物にするなど転倒・転落の予防のための環境をつくる
□ ルートの自己抜去予防，夜間の点滴を避ける(点滴は日中のみとする)，点滴ルート刺入部を包帯での保護，ルート類が患者の目につかないような工夫をする
□ 治療当日(day 1)は，点滴(約7時間)ルートによる活動が制限されるため，日常生活が不自由なく送ることができるような援助(食事や排泄の介助)を行う
□ 危険物の預かり
□ 日中の活動を促す(1日や週のスケジュールをたてて，リハビリテーションやセルフケアを行えるよう支援する)
□ いつも使用している眼鏡や補聴器の使用を促す

図 2-8　入院により化学療法を受ける患者に対するせん妄のケア　【肺がん CDDP＋PEM 3 週間ごとの投与】

	入院　化学療法前	化学療法 1クール目　day 1〜3	day 4〜5	day 6〜14 ごろ退院 ⇒ 自宅での生活 15 日目以降　2 クール目 day 1(外来治療)
治療内容		day 1：FO(5-FU 400 mg/m^2 ボーラス) day 1：L(アイソボリン 200 mg/m^2 点滴静注) day 1〜3：FO(5-FU 2,400 mg/m^2 リザーバポンプ) day 1：OX(オキサリプラチン 85 mg/m^2 点滴静注)		
身体症状	□ 環境の変化 □ 不眠…ベンゾジアゼピン系薬剤 □ 活動性の低下 □ 大腸がんによる症状(便秘，下痢，血便，腹痛など)	□ サイトカインの放出 □ 悪心・嘔吐，口内炎，下痢…食事量低下，脱水，電解質異常 □ 副作用対策…制吐薬，コルチコステロイド(デカドロン) □ 不眠，活動量の低下		□ 口内炎 ⇒ 食欲低下 ⇒ 脱水 □ 好中球減少…易感染状態(⇒ 感染 ⇒ 発熱) □ 血小板減少…出血傾向(⇒ 失血) □ ヘモグロビン減少…貧血 ⇒ 倦怠感，低酸素状態
せん妄リスク	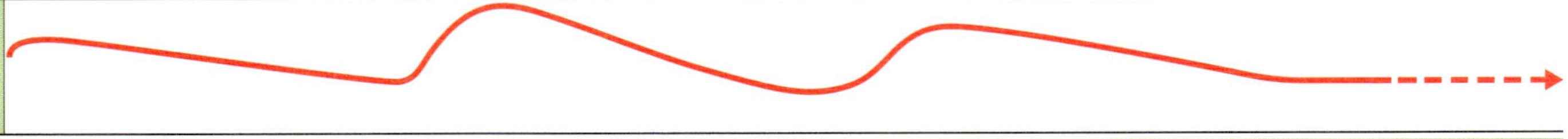			

せん妄ハイリスク対応

せん妄の見通し
□ せん妄の準備因子，誘発因子を同定し，予防的ケアによりせん妄を回避しやすい
ケアのゴール
□ せん妄の予防・早期発見・早期対応ができる
□ 患者・家族が安心して過ごせる

STEP 3　せん妄対応

せん妄の見通し
□ せん妄の直接原因，誘発因子を同定し，対応することにより，回復が期待できる可能性が高い
5-FU・オキサリプラチンによる急性悪心・嘔吐により，せん妄が起こりやすい
⇒ 前投薬(制吐薬，コルチコステロイド) の投与の確認
5-FUによる下痢によりせん妄が起こりやすい
リザーバポンプを用いた5-FUの 46 時間投与により，睡眠・活動リズムが変化し，せん妄のリスクになる
5-FU・オキサリプラチンによる骨髄抑制(易感染状態，貧血，血小板減少)
□ 初回治療でせん妄を起こすと，それ以降の化学療法時は，せん妄を繰り返しやすい
□ 2 クール目以降は外来治療になることが多いため，せん妄のリスクを検討する必要がある
ケアのゴール
□ 患者が安全に，苦痛なく過ごせ，昼夜のリズムがとれる
□ 化学療法に対するセルフケアできる
□ コミュニケーションがとれる
□ 副作用モニタリングができる

せん妄の早期発見

STEP 2　せん妄症状のチェック
□ 注意力の欠如：
・いままでできていたことができなくなることはないか？
・視線が合わず，きょろきょろしていることはないか？
・周囲の音や看護師の動きに気をとられることはないか？
・見当識障害がないか？
・短期記憶障害がないか？
・同じことを何度も聞くことはないか？
・質問と違う答えが返ってくることはないか？
□ 急性発症もしくは症状の変動：
・日内変動がないか？
□ 意識レベルの変容：
・感情が短時間でころころ変わることはないか？
・焦燥感が強く，落ち着かない様子がないか？
・目がギラギラしていないか？
□ 思考の解体：
・話がまわりくどく，まとまらないことはないか？
・話のつじつまが合っているか？

せん妄の早期発見

STEP 2　せん妄症状のチェック　治療が始まってから，下記のせん妄症状に変化がないかをみる
□ 注意力の欠如：
・いままでできていたことができなくなることはないか？
・視線が合わず，きょろきょろしていることはないか？
・周囲の音や看護師の動きに気をとられることはないか？
・見当識障害がないか？
・短期記憶障害がないか？
・同じことを何度も聞くことはないか？
・質問と違う答えが返ってくることはないか？
□ 急性発症もしくは症状の変動：
・日内変動がないか？
□ 意識レベルの変容：
・感情が短時間でころころ変わることはないか？
・焦燥感が強く，落ち着かない様子がないか？
・目がギラギラしていないか？
□ 思考の解体：
・話がまわりくどく，まとまらないことはないか？
・話のつじつまが合っているか？
・いつも見えないものやおかしなものが見えたりしていないか？
□ 睡眠状態：患者の熟睡感，覚醒後に疲労感がとれているか？

せん妄の予防	せん妄の原因のアセスメント
□疼痛コントロール □脱水予防 □離床を促す □ベンゾジアゼピン系薬剤の使用を控える	STEP 3　患者の苦痛，せん妄の要因となる原因をアセスメントし除去する □悪心・嘔吐，便秘，口内炎 ⇒ 食欲低下 ⇒ 脱水，電解質異常 □副作用対策…制吐薬，コルチコステロイド □不眠…睡眠・活動パターンの変化 □好中球減少…易感染状態(⇒ 感染 ⇒ 発熱) □血小板減少…出血傾向(⇒ 失血…血便の有無の確認) □ヘモグロビン減少…貧血 ⇒ 倦怠感，低酸素状態 STEP 3　薬 □せん妄の要因となるベンゾジアゼピン系薬剤の使用を避ける □抗精神病薬の使用を検討する
安心できる環境づくり	**安心できる環境づくり**
□患者・家族に対して，パンフレットを用いて説明する □患者から見えるところにカレンダーや時計を設置する □化学療法に関する情報(患者が理解しやすいよう，化学療法や検査などのスケジュールなど)を説明する	STEP 3　脳 □患者・家族にせん妄の認識や思いを確認し，パンフレットを使用し，せん妄の状況，せん妄の原因，対応について説明する □患者から見えるところにカレンダーや時計を設置する □患者が理解しやすいよう，化学療法や検査などのスケジュールを説明する □家族や友人などの定期的な面会を促す
安全な環境づくり	**安全な環境づくり**
□転倒・転落を予防する環境づくり □危険物の確認 (状況をみながら預かりを検討する)	STEP 3　環境 □ベッドやオーバーテーブルのストッパー確認，柵の位置に注意し，脱げにくい履物にするなど転倒・転落の予防のための環境をつくる □ルートの自己抜去予防，刺入部の観察とリザーバポンプ・ルート類の固定を確実にする □危険物の預かり □日中の活動を促す(1日や週のスケジュールをたてて，リハビリテーションやセルフケアを行えるよう支援する) □いつも使用している眼鏡や補聴器の使用を促す

図 2-9　入院により化学療法を受ける患者に対するせん妄のケア　【大腸がん　mFOLFOX6　2 週間ごとの投与】

	入院　化学療法前	化学療法 1クール目　day 1〜5	day 6〜14	day 15〜21ごろ退院 ⇒ 自宅での生活 22日目以降　2クール目 day 1(外来治療)
治療内容		day 1：R（リツキシマブ 375 mg/m² 点滴静注） day 1：C（シクロホスファミド 750 mg/m² 点滴静注） day 1：H（ドキソルビシン 50mg/m² 点滴静注） day 1：O（ビンクリスチン 1.4mg/m² ボーラス） day 1〜5：P（プレドニゾロン 100 mg/body 経口）		
身体症状	□ 環境の変化 □ 不眠…ベンゾジアゼピン系薬剤 □ 活動性の低下 □ 悪性リンパ腫による症状	□ インフュージョンリアクション（発熱・炎症症状，アレルギー症状） □ 腫瘍崩壊症候群　□ サイトカインの放出 □ 悪心・嘔吐，便秘…食事量低下，脱水，電解質異常 □ 副作用対策…制吐薬，プレドニゾロン　□ 不眠	□ 口内炎 ⇒ 食欲低下 ⇒ 脱水 □ 好中球減少…易感染状態（⇒ 感染 ⇒ 発熱） □ 血小板減少…出血傾向（⇒ 失血）	□ ヘモグロビン減少…貧血 ⇒ 倦怠感，低酸素状態
せん妄リスク	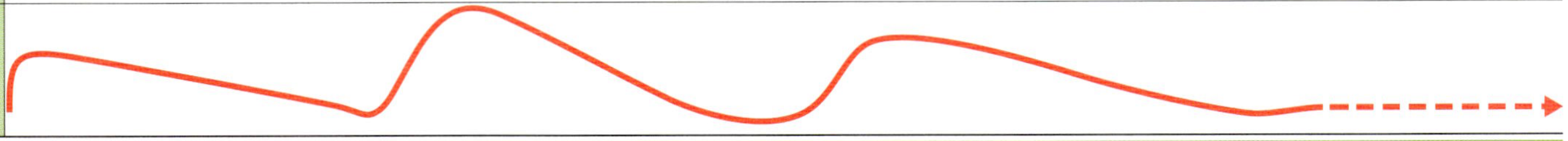			

せん妄ハイリスク対応

せん妄の見通し
□ せん妄の準備因子，誘発因子を同定し，予防的ケアによりせん妄を回避しやすい

ケアのゴール
□ せん妄の予防・早期発見・早期対応ができる
□ 患者・家族が安心して過ごせる

せん妄の早期発見

STEP 2　せん妄症状のチェック
□ 注意力の欠如：
- いままでできていたことができなくなることはないか？
- 視線が合わず，きょろきょろしていることはないか？
- 周囲の音や看護師の動きに気をとられることはないか？
- 見当識障害がないか？
- 短期記憶障害がないか？
- 同じことを何度も聞くことはないか？
- 質問と違う答えが返ってくることはないか？

□ 急性発症もしくは症状の変動：
- 日内変動がないか？

□ 意識レベルの変容：
- 感情が短時間でころころ変わることはないか？
- 焦燥感が強く，落ち着かない様子がないか？
- 目がギラギラしていないか？

□ 思考の解体：
- 話がまわりくどく，まとまらないことはないか？
- 話のつじつまが合っているか？

STEP 3　せん妄対応

せん妄の見通し
□ せん妄の直接原因，誘発因子を同定し，対応することにより，回復が期待できる可能性が高い
　リツキシマブによるインフュージョンリアクション(発熱・炎症症状，アレルギー症状)，腫瘍崩壊症候群によりせん妄が起こりやすい
　　⇒ 前投薬(アセトアミノフェン，d-クロルフェラルミン)の内服の確認
　ドキソルビシンによる急性悪心・嘔吐により，せん妄が起こりやすい
　　⇒ 前投薬(制吐薬，治療レジメンの一部であるプレドニゾロン)の投与の確認
　ビンクリスチンによる便秘によりせん妄が起こりやすい
　プレドニゾロンによる不眠により睡眠パターンが崩れてせん妄が起こりやすい
　シクロホスファミド・ドキソルビシンによる骨髄抑制(易感染状態，貧血，血小板減少)
□ 初回治療でせん妄を起こすと，それ以降の化学療法時は，せん妄を繰り返しやすい
□ 2クール目以降は外来治療になることが多いため，せん妄のリスクを検討する必要がある

ケアのゴール
□ 患者が安全に，苦痛なく過ごせ，昼夜のリズムがとれる
□ 化学療法に対するセルフケアできる
□ コミュニケーションがとれる
□ 副作用モニタリングができる

せん妄の早期発見

STEP 2　せん妄症状のチェック　治療が始まってから，下記のせん妄症状に変化がないかをみる
□ 注意力の欠如：
- いままでできていたことができなくなることはないか？
- 視線が合わず，きょろきょろしていることはないか？
- 周囲の音や看護師の動きに気をとられることはないか？
- 見当識障害がないか？
- 短期記憶障害がないか？
- 同じことを何度も聞くことはないか？
- 質問と違う答えが返ってくることはないか？

□ 急性発症もしくは症状の変動：
- 日内変動がないか？

□ 意識レベルの変容：
- 感情が短時間でころころ変わることはないか？
- 焦燥感が強く，落ち着かない様子がないか？
- 目がギラギラしていないか？

□ 思考の解体：
- 話がまわりくどく，まとまらないことはないか？
- 話のつじつまが合っているか？
- いつも見えないものやおかしなものが見えたりしていないか？

□ 睡眠状態：患者の熟睡感，覚醒後に疲労感がとれているか？

せん妄の予防

- □ 疼痛コントロール
- □ 脱水予防
- □ 離床を促す
- □ ベンゾジアゼピン系薬剤の使用を控える

せん妄の原因のアセスメント

STEP 3　患者の苦痛，せん妄の要因となる原因をアセスメントし除去する

- □ インフュージョンリアクション(発熱・炎症症状，アレルギー症状)
- □ 腫瘍崩壊症候群
- □ 悪心・嘔吐，便秘，口内炎 ⇒ 食欲低下 ⇒ 脱水，電解質異常
- □ 副作用対策…制吐薬，プレドニゾロン
- □ 不眠…睡眠・活動パターンの変化
- □ 好中球減少…易感染状態(⇒ 感染 ⇒ 発熱)
- □ 血小板減少…出血傾向(⇒ 失血)
- □ ヘモグロビン減少…貧血 ⇒ 倦怠感，低酸素状態

STEP 3　薬

- □ せん妄の要因となるベンゾジアゼピン系薬剤の使用を避ける
- □ 抗精神病薬の使用を検討する

安心できる環境づくり

- □ 患者・家族に対して，パンフレットを用いて説明する
- □ 患者から見えるところにカレンダーや時計を設置する
- □ 化学療法に関する情報(患者が理解しやすいよう，化学療法や検査などのスケジュールなど)を説明する

安心できる環境づくり

STEP 3　脳

- □ 患者・家族にせん妄の認識や思いを確認し，パンフレットを使用し，せん妄の状況，せん妄の原因，対応について説明する
- □ 患者から見えるところにカレンダーや時計を設置する
- □ 患者が理解しやすいよう，化学療法や検査などのスケジュールを説明する
- □ 家族や友人などの定期的な面会を促す

安全な環境づくり

- □ 転倒・転落を予防する環境づくり
- □ 危険物の確認(状況をみながら預かりを検討する)

安全な環境づくり

STEP 3　環境

- □ ベッドやオーバーテーブルのストッパー確認，柵の位置に注意し，脱げにくい履物にするなど転倒・転落の予防のための環境をつくる
- □ ルートの自己抜去予防，夜間の点滴を避ける(点滴は日中のみとする)，点滴ルート刺入部を包帯での保護，ルート類が患者の目につかないような工夫をする
- □ 危険物の預かり
- □ 日中の活動を促す(1日や週のスケジュールをたてて，リハビリテーションやセルフケアを行えるよう支援する)
- □ いつも使用している眼鏡や補聴器の使用を促す

図 2-10　入院により化学療法を受ける患者に対するせん妄のケア　【悪性リンパ腫 R＋CHOP 3週間ごとの投与】

内科入院の場合の対応（症状緩和）

一般的な治療入院によるせん妄のリスクと発症経過

内科入院によるせん妄とは，内科系全身性疾患や薬物が直接原因となり，二次的に脳機能に影響を及ぼすことで生じる意識障害をいいます。原因となる疾患には，心不全やCOPDなどの慢性疾患の増悪や，肺炎，尿路感染，脱水に伴う電解質異常など，急性疾患の罹患があります。特に高齢者は，脱水，感染（呼吸器，尿路），薬剤が3大原因といわれており，原疾患にこれらの背景要因が複数重なると，せん妄リスクはさらに高くなります。

せん妄の発症は，これらの罹患時期や身体症状に応じて生じるため，入院時すでに身体疾患を抱えている内科疾患においては，入院後に「そわそわする，落ち着かない」などの前駆症状（表2-7）がみられ，その後数時間から数日でせん妄を発症するのが特徴です[2)]。すでに入院の数日前から罹患している場合には，その時期から発症している場合もあります。せん妄発症後の経過は，原疾患の治療経過の影響を受け，数日や1週間程度で軽快をたどるものや，疾患や誘発因子の増減に伴って軽減や再発を繰り返すこともあり，なかには10日間以上遷延する場合があります（図2-11）[3)]。特に内科疾患では，原疾患が改善しても，疼痛，口渇，便秘，睡眠障害といったコントロールされていない症状や，過鎮静による誤嚥性肺炎の合併，利尿薬投与による夜間多尿・頻尿，絶飲食，身体拘束といった医原性要因により，せん妄が再発したり，遷延したりする場合があります。そのため，せん妄が軽快しても日常の看護ケアを実践するなかで，「見る」「話す」「聞く」の視点（図2-1，p.28参照）を意識し，会話や行動に変化がないかをモニタリングし，注意力障害を疑う症状がある場合には，せん妄の3大要因を再評価し直すことが重要です。

表2-7　せん妄の前駆症状

精神運動行動の変化	感情の変化
・落ち着きがない ・多弁 ・何度も同じ質問をする	・表情が硬い ・気むずかしい ・異様に機嫌がよい

〔長谷川真澄：Q22. ナースコールを何度も押してつじつまが合わない言葉を繰り返しますが，これはせん妄ですか？　酒井郁子，ほか（編）：せん妄のスタンダードケアQ＆A100. p.36，南江堂，2014〕

① 1〜2日間で速やかにせん妄症状が消失するパターン

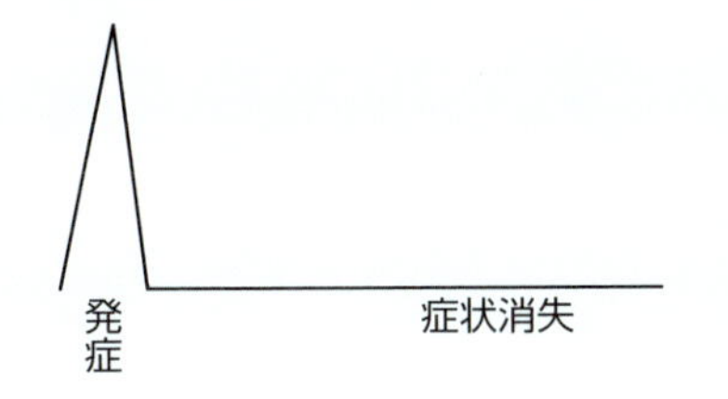

② 1〜2日間の症状出現と消失を何回か繰り返すパターン

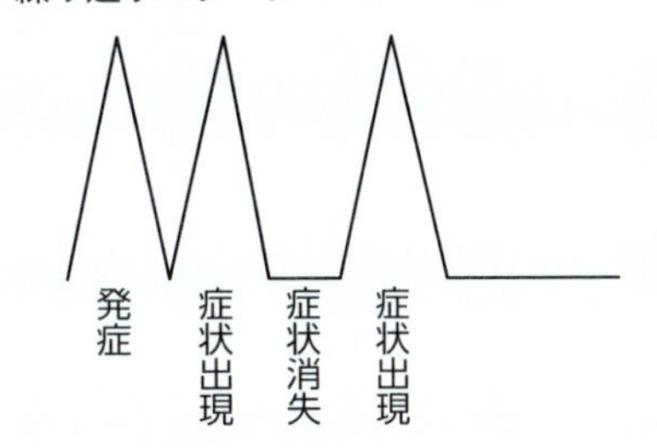

③ 1週間程度せん妄症状が遷延し，その後消失するパターン

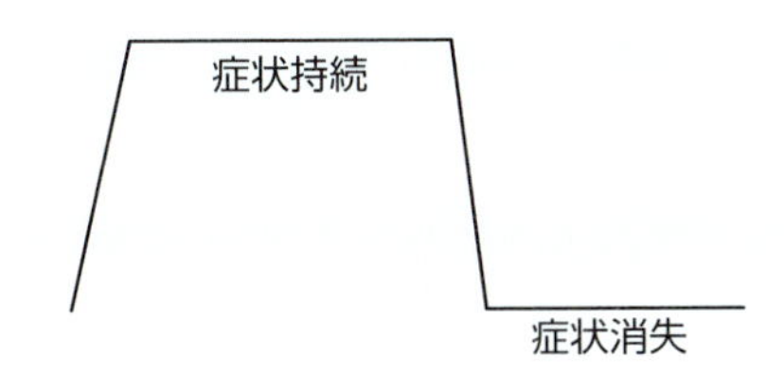

④ 10日間以上せん妄症状が遷延し，症状がすっきりと消失しないパターン

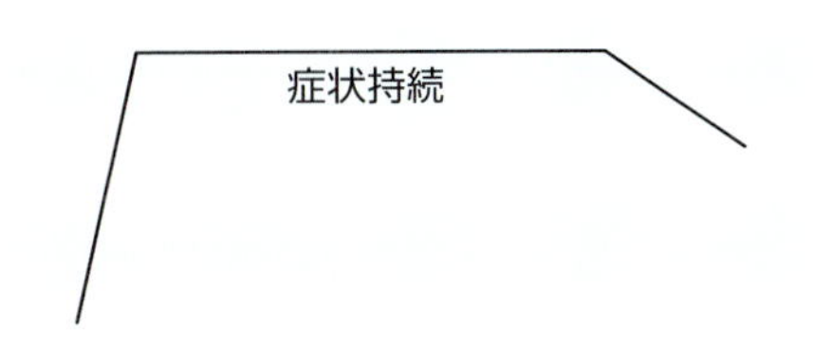

図 2-11 内科治療を受ける高齢患者のせん妄発症パターンの分類

原疾患の経過については以下のとおり。

① 単一の原因で，治療反応性がよい。

② 急性症状はいったん治まるものの，経過中に感染症の合併や炎症の再燃や侵襲的検査・治療が加わる。

③ 心不全，胆嚢炎，膵炎など，治療反応や症状の改善には 1 週間程度要する。

④ 身体的な脆弱性，身体要因が複数，脳器質的因子が重複し，原疾患の治療が難治。

〔長谷川真澄：せん妄はどのような経過で治りますか？　亀井智子（編著）：高齢者のせん妄ケア Q & A．中央法規出版，p.15, 2013〕

入院時の評価

内科入院では，当初から「そわそわして落ち着かず，抵抗して採血もできない」「説明に生返事を繰り返し，点滴ルートや酸素チューブをすぐに外してしまう」など，すでにせん妄症状を呈していることがあります。その場合，入院状況を理解できないだけでなく，自分の身の安全を守ることが難しくなります。まずは「医療安全からみたせん妄対策」(p.129 参照)を参照に事故の予防に努めながら，せん妄の背景にある 3 大要因を評価し，せん妄の重症化を予防することが必要です。

❶ 準備因子の評価，せん妄の起こりやすさを把握

せん妄の起こりやすさは，表 2-8 の項目を参考に評価します[4,5]。なかでも認知症の有無はせん妄のハイリスク項目ですが，上記のような症状をすでに呈している場合，せん妄を発症しているのか，認知症の症状なのか，評価が困難な場合が

表 2-8 準備因子の評価視点

高齢	70 歳以上
脳器質障害(脳転移含む)	脳梗塞，脳出血，パーキンソン病など神経変性疾患，本態性高血圧症，糖尿病などの脳循環系リスク因子の有無
認知症	入院前から認知症があるか。診断されていなくても，認知機能の低下を疑うような生活上の変化があったか
アルコール多飲	飲酒歴，飲酒量，飲酒の種類，最終飲酒日を必ず調べる 肝障害，急性膵炎などは，飲酒が関連していることがあり，アルコール離脱せん妄予防も必要となる
せん妄の既往	過去のせん妄歴，どのようなエピソードがあったか

〔小川朝生，ほか(編)：これだけは知っておきたいがん医療における心のケア―精神腫瘍学ポケットガイド．p.69，医療研修推進財団，2010／小川朝生：自信がもてる！　せん妄診療はじめの一歩．羊土社，2014 より一部改変〕

あります。独居や家族が遠方の場合，家族自身も認知症に気づいていない場合もあります。その場合は入院前の生活状況や ADL が手がかりになります。手段的日常生活動作(instrumental activities of daily living：IADL)が保たれていれば，単にせん妄が発症していると評価でき，一方，内服管理できない，一人で通院できないなど何らかのIADLの障害を生じていれば認知症にせん妄が合併した状態と評価できます。

また，糖尿病そのものはせん妄の直接原因にはなりませんが，脳循環系リスクとして重要な要因です。糖尿病腎症や閉塞性動脈硬化症などの合併症がある場合，脳の脆弱性が示唆されます。

❷ 直接原因の評価

直接原因では，原疾患の治療経過・状況および，身体症状を評価します(表 2-9，図 2-12)[4,5]。それにより，せん妄ハイリスク期間がどのくらい継続するかという予測を立てること，そして対処できる要因を同定します。特に薬剤では，リスク薬を同定し，減量もしくは変更します。

脱水や下痢，発熱などの症状は，高齢者の多くにみられやすい症状ですが，それに伴い電解質異常をきたしやすいので注意が必要です。一方で，特徴的な症状はなく，元気がない，食欲がない，食事摂取量が落ちている，何かイライラしている，何となくいつもと違ってぼんやりしているといった変化として現れることもあります。それは生体内部で何らかの変調をきたしている徴候として捉えることが重要です。例えば，入院前から食事摂取量が落ちていたら，意識してツルゴールの低下や口渇，口唇の乾燥を観察し，脱水の身体所見を確認することや，漠然とした倦怠感や食欲不振，意識障害などは，高カルシウム血症(補正カルシウ

表 2-9 原疾患の治療経過・状況評価

原疾患	感染症(尿路，呼吸器，褥瘡，ルート) 電解質異常(高カルシウム血症，低ナトリウム血症) 脱水症状〔BUN，Cr，Hb，Hct の変化，ツルゴール(皮膚緊張)の低下，口渇や口唇の乾燥〕 代謝性障害(低血糖，肝性脳症) 循環障害(心不全，貧血，低酸素血症)
治療経過	単独疾患か，入院後の治療経過(例えば 1 週間程度利尿薬投与が継続)，今後の治療予定
薬剤	持参薬にせん妄リスク薬があるか〔ベンゾジアゼピン系の睡眠導入薬や抗不安薬，プレドニゾロン(プレドニン®)など〕 二次的に不快症状につながる薬剤があるか(利尿薬など)
絶飲食	有 / 無　期間
安静度	治療に伴う安静の有無

〔小川朝生，ほか(編)：これだけは知っておきたいがん医療における心のケア―精神腫瘍学ポケットガイド．p.69，医療研修推進財団，2010／小川朝生：自信がもてる！　せん妄診療はじめの一歩．羊土社，2014 より一部改変〕

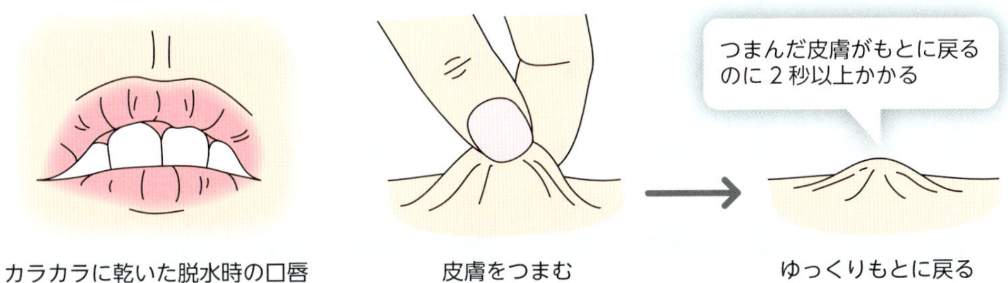

図 2-12 脱水所見の例

ム濃度 12～13 mg/dL)で生じるため，原因の鑑別として高カルシウム血症の有無を評価することは重要です。

このように，身体症状やバイタルサイン，血液所見とともに入院前の生活状況もふまえて直接原因となりうるものを同定し，身体内部の環境をできる限り補正し安定させることがせん妄の重症化予防につながります。

❸ 誘発因子の評価

誘発因子の評価では，身体要因，環境要因，精神的要因に沿ってアセスメントしていきます(表 2-10)。

表 2-10 誘発因子の評価

身体要因	発熱，疼痛(部位と経過，強度，出現パターン，性状) 呼吸困難感，絶食，利尿薬による多尿，口渇，睡眠障害 便秘，排尿障害，感覚障害：聴力障害，視力障害(白内障) 治療に伴う不快感：酸素マスク，挿管チューブ，点滴ライン・尿管カテーテル・ドレーンなどの留置 治療的に必要な安静(不動化)
環境要因	環境変化による戸惑い，室内の明るさ，騒音，身体拘束 夜間の睡眠を妨げる処置やケア(夜間の排尿を促すような 24 時間持続点滴や利尿薬投与，就寝中の処置)
精神的要因	不安感，身体症状に伴う恐怖感など

特に，身体要因における“コントロールされていない身体症状”の有無について丁寧に把握し，緩和に努めます。

疼痛，発熱，呼吸困難感など，原疾患に起因する身体症状は，適切にコントロールされないと睡眠覚醒リズムに悪影響を及ぼしたり，興奮の引き金になったり，低活動を招いたりする要因となります。さらに原疾患の治療に伴い，点滴や医療機器装着に伴う身体的負荷や食事・活動制限，薬剤の影響などが，治療経過に伴って多様に重なります。例えば，肺炎契機の心不全患者の場合は，原疾患に起因する身体症状として発熱や呼吸困難感，胸痛がありますが，それに加えて，持続点滴機器や陽圧換気装置の設置による拘束感・不快・恐怖感，利尿薬投与に伴う尿量増加(膀胱留置カテーテルの不快感)，絶食，治療的安静などの要因が多様に重なります。そのため，原疾患や治療経過に伴って増減する要因を丁寧に同定し，緩和できる対策や工夫を検討することが重要です。

一方で，心不全や重度間質性肺炎などの急性期においては，原疾患そのものが改善しなければ，呼吸困難感などの症状の改善が見込めない場合も少なくありません。その場合は，薬剤療法を適切に実施し，身体の改善を優先させることも必要です。

また，入院により基本的ニーズをいままでの生活習慣どおりに継続できない環境要因が生じると，「不満足感」や「不快感」を募らせることになります。24 時間点滴による束縛感，絶飲食による口渇など，治療による制限が不快になる場合もあります。不快要因を同定し，できるだけ回避できる方法を検討し，快の欲求を満たせるように検討していきます。

精神的要因は，心配や不安感の原因である未達成・未解決の課題や懸念に関連したもの，思うようにいかないというコントロールの喪失感，家族からの別離，入院，部屋移動による不慣れな環境など多岐にわたるため，丁寧に評価します。

表 2-11 せん妄対応

症状緩和	発熱	発熱時の苦痛の緩和
	低酸素	低酸素の評価と酸素投与の検討
	脱水	脱水補正，定期的な飲水励行(1 日の目標値を決める)
	便秘	排便の確認と排便コントロール
	疼痛	疼痛評価と適切な疼痛マネジメント
	睡眠への障害	睡眠時間中のケアや処置を極力避ける，夕方〜夜間の点滴を避ける
環境調整	環境変化への戸惑い	安全な環境づくり(転倒・転落予防，ルート類を整理) 危険物の撤去を検討(手の届く場所に吸引瓶等の設置がないか) 転棟や部屋移動を避ける
	聴力・視力障害	眼鏡や補聴器の使用，耳垢の除去
	低活動	日中の活動を促す，身体拘束を避ける
薬剤	せん妄の原因となる薬	ベンゾジアゼピン系薬剤，オピオイドなどのせん妄リスク薬に対して，中止あるいは減量，もしくは低リスク薬に置換を検討

DELTA プログラムのせん妄アセスメントシート(図 2-1，p.28 参照)より一部改変。

せん妄対応

せん妄ケアのポイントは，発症の直接原因となる身体要因を安定させること(原疾患治療)，症状を緩和したりや環境刺激を低減させて，予備能力の低下している認知機能や身体機能に過度の負担をかけないことが重要となります。

具体的なせん妄の対応は，表 2-11 のとおりです。特にせん妄発症時には，「つらい」「気持ち悪い」「寂しい」など，症状とは直接関連のないことを表現される場合があります。その言葉だけに惑わされず，コントロールされていない身体症状がないかを丁寧に評価し，まず身体症状の緩和を図ることが先決です。

また，患者本人，家族に対し，せん妄のリスクについて事前に説明し，協力を得る準備をしておくこと，せん妄の一般的な経過や対応の方法を伝えておくことは重要です。

(柴田明日香)

外来の場合の対応(化学療法)

せん妄の予防と評価

化学療法の感受性の高い胚細胞腫瘍，乳がん，小細胞肺がんなど腫瘍量の多い固形がん，悪性リンパ腫など造血器がんにおいて腫瘍細胞の崩壊に伴い，細胞内に存在する核酸，カリウム，リン，サイトカインなどの細胞内の代謝産物が血中へ放出される抗がん薬投与によるサイトカインの放出もせん妄の要因の1つです。腫瘍細胞が急速に崩壊した際，尿中排泄能を超えた代謝産物が急激に放出され，高カリウム血症，低カルシウム血症にいたり，せん妄の要因となりえます。腫瘍崩壊症候群では，代謝異常が治療開始の3日～7日前後までに起こるとされており，固形がんであれば治療開始後24時間以内の発症から数日後～数週間後に出現し，化学療法によるサイトカインの放出の影響がせん妄のリスクとなりえます。

外来化学療法で1クール目から行う場合には，特にせん妄の予防と評価をふまえ，患者と家族への薬物有害反応のセルフケアマネジメントを教育します。また，初回は入院で行い，2クール目以降通院で行う場合は，1クール目の初回投与時の経過を把握し，せん妄の評価とその経過をふまえながら，せん妄ケアや患者・家族教育を行います。

化学療法患者のせん妄の原因

化学療法を受ける患者におけるせん妄の原因は，進行/再発期であれば脳転移，髄膜播種などの腫瘍による直接的な要因，肝臓や腎臓，肺の臓器不全による代謝性の影響など，病態を理解しておくことがまず必要です。告知後や化学療法を受けるまでの意思決定の過程において不安や落ち込みを伴ったことによる抗うつ薬や抗不安薬の服用，がん性疼痛に対するオピオイド類の服用による薬剤性のせん妄も複合的に考えられます。

また，高度催吐性レジメンに対しては，「NCCN(National Comprehensive Cancer Network)制吐療法ガイドライン」「制吐薬適正使用ガイドライン」に従い制吐薬が選択され，遅発性悪心・嘔吐に対しデキサメタゾンを使用している場合も薬剤起因性せん妄が起こることがあります。CDDPに起因する抗利尿ホルモン不適合分泌症候群(syndrome of inappropriate secretion of antidiuretic hormone：SIADH)を発症することにより，排泄ナトリウム量の増加に伴い低ナトリウム血症を伴っている場合もあります。CDDP投与時は，制吐薬の進歩により制御可能となったものの，嘔吐に至らないまでも，悪心を伴い遅発性の悪心が持続することにより，水分摂取量の低下による脱水や，手指の振戦や軽度の意識障害など低ナトリウム血症が発現し，せん妄をきたす要因になります。

薬物有害反応とせん妄の起こりやすい時期

抗がん薬の薬物有害反応に焦点を当て，せん妄が起こりやすい時期をみてみると，day 3〜7での食欲不振と脱水による電解質異常，day 15ごろの発熱性好中球減少による発熱や肺炎などの感染症，遅延性に現れる貧血や食欲不振による低タンパク血症などの栄養障害に起因する倦怠感の持続のために生じる血液学的な異常によるせん妄が考えられます。薬物有害反応のせん妄のリスク要因（どのような抗がん薬／レジメンに起こりやすいのか），せん妄予防のために考えられるアセスメントと看護について，表2-12に示します。

下痢・食欲不振・脱水は，抗がん薬の薬物有害反応による影響を総合的に評価します。脱水は，❶細胞内液の減少や発熱による発汗亢進，水分摂取量低下などによる高張性脱水（水欠乏性脱水），❷下痢・嘔吐などが生じ，水分の喪失以上に電解質の喪失が著しい状態になる低張性脱水（ナトリウム欠乏性脱水）による点（血漿中の電解質濃度および血漿浸透圧の低下，循環血液量減少による循環障害も伴うことがある），❸水とナトリウムの両方が欠乏する等張性脱水（混合性脱水）を評価します。頭痛や脱力感，口腔・舌粘膜の乾燥，腫瘍熱や好中球減少時の発熱，不感蒸泄の増加や水分摂取量低下など脱水の徴候は観察ポイントです。外来化学療法中に水分摂取が行えているか，食事摂取量を観察しながら，自宅での水分摂取のタイミングや食事内容，量についても細かく状況を聞き取りながら対話を通じて患者教育を行います。食事摂取量は，普段の食生活の変化を伴わない食欲低下，顕著な体重減少の有無を加味しながら評価します。

図2-13に，せん妄が起こりやすい時期とそのときの評価について，治療の薬物有害反応の流れに沿った考え方を示します（図3-1，3-2，p.173，176も参照）。

化学療法の薬物有害反応の管理と併せたせん妄ケア

周知の事実ではありますが，進行がん患者のせん妄は，化学療法を受ける患者にも起こりうる重大な合併症です。腫瘍そのものの増殖による栄養障害から起こる低アルブミン血症，腫瘍が骨へ浸潤や転移することによる高カルシウム血症などさまざまな要因が多岐にわたるものの，薬剤や感染症や代謝／電解質異常など

表 2-12 化学療法におけるせん妄のリスク要因，アセスメントと看護

せん妄のリスク要因	主要な抗がん薬やレジメン	せん妄予防のために考えられるアセスメントと看護
電解質異常（低ナトリウム血症）睡眠障害（不眠）	CDDP を含むレジメンや PE 療法	輸液負荷による頻尿が生じ，睡眠リズムの影響や不眠によりせん妄をきたす。睡眠覚醒リズムの障害を是正するため，飲水や輸液時間を検討し夜間帯の排尿回数を減らすよう考慮する
悪心/食欲不振による脱水	殺細胞性抗がん薬や FP 療法 CDDP を含むレジメン	悪心が高度に出現し水分摂取のみで食事摂取量の低下が起こる。口渇がせん妄の誘発因子にもなりうる。脱水状態にならないようにイオン飲料などでしっかり水分とミネラルの補給をすすめる
電解質異常（低カリウム血症）	パニツムマブ，テムシロリムス	カリウムの補正を行う
副腎皮質ホルモン（ステロイド）	高度催吐性リスク抗がん薬（HEC），中等度催吐性リスク抗がん薬（MEC）である CDDP を含むレジメンや FOLFOX/FOLFIRI 療法 R-CHOP 療法（腫瘍縮小効果） タキサン系抗がん薬（過敏症予防）	使用されるステロイドの量を把握しておく。パロノセトロン，グラニセトロンなど $5HT_3$ 受容体拮抗薬，アプレピタントの適正使用を再検討する
便秘	タキサン系抗がん薬	水分出納を保持し便秘の予防を行う。宿便がせん妄の誘発因子になりうる。排便コントロールを化学療法開始とともにマネジメントする
下痢	イリノテカン，フルオロウラシル，エトポシド クリゾチニブ	水分出納を保持し脱水の予防を行う。腸運動抑制薬ロペラミドを早めに服用して排便をコントロールする。分子標的薬による下痢は，感染症とは無関係であるため早期からロペラミドを服用する
感染症（発熱性好中球減少症：FN）	ドセタキセル，FEC 療法，アムルビシン	感染予防の教育的介入を行う

要因が明らかになれば治療が可能なせん妄も多く，可逆的です。せん妄を早期に発見し，適切なマネジメントを行うことは患者の QOL を高める重要なポイントとなります。化学療法によって起こるせん妄は，脱水や感染，高カルシウム血症や低ナトリウム血症などが関与し，一過性で回復可能であることが多いことが特徴です。せん妄は，急に発現した器質的病因によって生じる注意力や認知の障害であり，薬物有害反応のセルフケアマネジメントにおいても自己管理が困難になります。したがって，がん化学療法を受ける薬物有害反応のセルフケアマネジメントにおいて，食欲不振や脱水予防，感染予防行動，便秘 / 下痢，貧血などの症

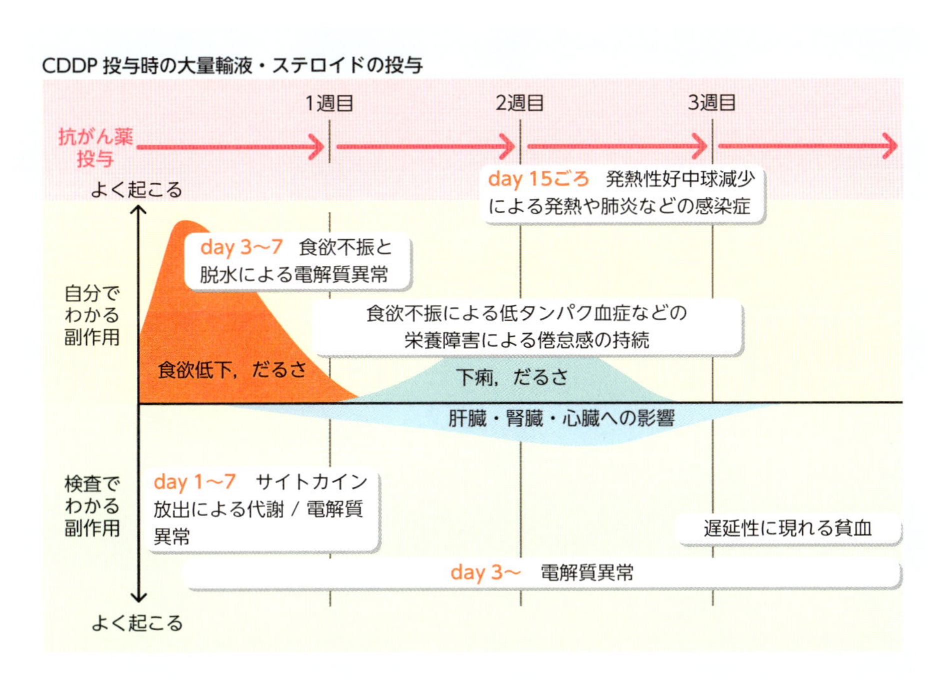

図 2-13 抗がん薬の薬物有害反応に焦点を当てたせん妄の起こりやすい時期と評価
▭：せん妄が起こりやすい時期

状への予防的介入は，せん妄を回避する予防行動にもつながっていくと考えられます。

外来化学療法のスケジュールどおりに進めるために望まれるせん妄ケア

抗がん薬投与中にせん妄が出現した場合は，抗がん薬による血管外漏出を起こすことによって重篤な皮膚統合性障害を引き起こす可能性も大きいと考えられます。そのため，治療スケジュールが遅延したり，場合によっては完遂できなくなり，患者に疼痛や新たな治療を受ける苦痛，精神的，経済的負担の苦痛も生じ，最大限の治療効果を得られなくなる危険性があります。安全性の確保の視点における，化学療法を受ける患者のせん妄ケアでは，点滴ルートや点滴時間を十分に工夫する必要があります。

家族ケアとして，せん妄が一過性の身体要因，薬剤的要因であることを伝え，話を合わせたり話題を変えたり，親しみやすい環境を整えるとともに，家族のつらさを理解し声かけを行いながら，オリエンテーションを繰り返し行う，時間や日付の手がかりなど環境を整える介入のなかで患者にできるケアを一緒に探していくことが重要です。せん妄が生じるとセルフケアが困難になり，家族による支援が重要になるため，せん妄のケアを家族に教育することも求められます。

外来化学療法の場合の注意点

外来化学療法の場合，患者と家族が二人きりで日常生活を送っていたり，独居での場合など家族の介護負担は，外部からのサポートが得られにくいなど直接的なものになりがちで負担も大きくなります。自宅において夜間の不眠は，家族の介護困難を引き起こすため，その評価と予防は重要です。家族のサポート力や介護力も把握しながら，日中家族がそばにいることで安心が得られるため，可能な限り付き添い行動をともにするなどの協力を得られるかどうかを話し合います。

短期入院で化学療法が行われたあと，外来通院に移行する期間にせん妄を生じている場合もあります。治療や入退院による環境の変化によって，高齢者では，認知症の記憶障害や見当識障害などの認知機能障害，焦燥などの精神症状の区別がつきにくいことがあります。せん妄は比較的急激に出現し，日内変動を示す病態であるため，病状の経過について情報収集し，家族など日ごろ患者と接している人々に最近の状況を確認します。

また，家族や訪問看護・介護職への薬物有害事象の説明と共有し，1クール目でせん妄が生じると，ほぼ2クール目は必発になるため，2クール目に備えて事前に，アセスメントと予防的対応について看護師への教育を行います。下痢や食欲不振や脱水，倦怠感の増強などが持続・増強したり突然奇妙なつじつまの合わない言動や暴力的な発言，抑うつ的な言動，無力感などを伴うことがあります．せん妄のリスクが疑われる場合は，病院の相談窓口や緊急受診を判断の基準として対応できるよう患者家族教育も行う必要もあります。

（西村裕美子）

外来の場合の対応（症状緩和）

病院と在宅では，在宅のほうがせん妄の発症が少ないと聞くことがよくありますが，その発症率は入院時とほぼ同程度といわれています。実際に，緊急入院時に在宅での状況を本人や特にご家族から伺うと，「ここ2，3日つじつまの合わないことをよく言っていました」「なんかもうろうとしていることが多くなって，昼はずっと寝ていて夜に起きるような生活をしていました」「もともと穏やかな性格なのに最近急に怒りっぽくなってしまって…」など，せん妄症状と考えられる内容がしばしば聞かれます。

特に治療の主体が症状緩和に移行した患者は，全身状態をみても，病状の進行に伴い身体的負荷が加わることでせん妄を発症するリスクが高く，せん妄の直接原因となる薬剤(オピオイドや睡眠導入薬，抗不安薬など)の使用やせん妄の誘発因子である身体の不快症状(呼吸苦や痛み，便秘など)も複数抱えている場合や，症状コントロールに難渋している場合もあり，せん妄を起こしやすい環境下に常におかれているといえます。そして，せん妄の発症・悪化に伴い，在宅療養が困難になり緊急入院につながります。在宅療養におけるせん妄の発症・重症化は，在宅療養を困難にする主要な要因の１つであり，せん妄を適切にマネジメントし発症予防・重症化予防することは，患者とその家族の「家で家族と過ごしたい」「慣れ親しんだ場所で自分らしく過ごしたい」という希望を支えるとても重要なケアになります。そのためには，せん妄のケアは身体管理そのものであり，また，患者・家族が安楽に過ごせるために必要なケアであり，入院中だけでなく在宅療養中も適切に行われるように病院・在宅の多職種が連携して支援していく必要があります。

「予防」に重点をおいて考えるとき，最も大切なことは，在宅療養している患者のせん妄の準備因子の有無を把握することです。それは，DELTA プログラムのせん妄アセスメントシートでいえば，「STEP 1 せん妄のリスク評価」に該当します。ハイリスクに該当した患者を中心に，せん妄発症予防策を患者・家族にしっかりと教育し，定期受診のなかで，予防策をどれくらいとれているのか，せん妄症状がみられていないかを確認するだけでも，せん妄予防と早期発見に確実につながるはずです。

症状緩和の治療・ケアを受けている患者は，症状マネジメントの一環でオピオイドを使用している場合が少なくありません。症状の増悪などに伴い，オピオイドの増量やオピオイドスイッチングを行います。その過程でオピオイドの増量やオピオイドスイッチングがせん妄の直接原因となることがあります。そのため，オピオイドを使用している場合は，せん妄ハイリスクに該当すると考えたほうがよいでしょう。また，適応障害や強い不安などの精神症状を有する患者，また，身体症状に心理的な要因が大きく関与している患者の場合，症状緩和のために抗不安薬を服用していることがあります。そして，睡眠障害により睡眠導入薬を服用している患者も多くいます。これらの薬剤はベンゾジアゼピン系薬剤に含まれるので，忘れずに確認しましょう。特に高齢者や症状緩和が治療の主体となっている患者の場合には，体調や状態の変化に伴い，ベンゾジアゼピン系薬剤がせん妄の直接原因となってしまうことがあるためです。臨床をみていると，特に，高齢者にはゾルピデムなどが処方されていることが多いため，注意が必要です。熱発や脱水など体調が崩れてきたときには，いつも服用しているベンゾジアゼピン系薬剤がせん妄発症を後押ししてしまうことがあるので，そのときはできる限り服用を避ける必要があります。つまり，準備因子とは，療養場所やがんの病期や治療段階に関係なくその患者がもともと有しているせん妄を発症させやすい因子のことをいいます。在宅療養においても「STEP 1 せん妄のリスク評価」によってその患者がせん妄を起こしやすいのか，脆弱性があるのかを把握し，準備因子を有している場合は，予防ケアと観察をしっかり行い，予防・早期発見・早期対応につなげる意識をもつことが必要です。

せん妄ハイリスクの有無をスクリーニングしたら，外来看護師は，せん妄症状の有無の確認と，本人・家族がせん妄の予防ケアを在宅でしっかり行えるように支援を行います。特に予防ケアで大切なポイントは，❶疼痛コントロール，❷脱水の予防，❸患者・家族への説明・教育です。外来では，予防ケアの教育とせん妄症状のモニタリングを強化することで，せん妄発症の予防と早期発見につながり，在宅療養の継続と，万が一入院するとしても，早く対処できるため，早期の在宅復帰を可能にします。

❶疼痛コントロール

患者の苦痛をコントロールできていないと日中の覚醒や活動レベルが低下するため，疼痛コントロールはとても重要なことです。外来でも，患者がどの程度レスキュー薬を使用し，その効果はどうなのかを確認し，うまくコントロールできていて，その患者らしい時間をもつことができているのかを聞いてみましょう。また，そのときに，これまでより明らかにレスキュー薬の使用回数が増加し，その効果も乏しくなってきたときには疼痛コントロールとせん妄症状のチェックを行います。介護者がいる場合には，本人だけでなく，介護者からみた様子についても把握することが大切であり，❸で述べる家族への説明・教育が重要になります。

❷脱水の予防

症状緩和が治療の主体である患者は，病状の進行に伴い，食事摂取量が低下しやすくなります。また，腹水や胸水，浮腫の増悪に伴い，血管内に水分を保持することができずに血管内脱水が進行する場合もあります。食事内容，量を把握し，また，水分摂取量についても確認しましょう。一般的な水分摂取量は，ペットボトル 500 mL を 2 本/日程度が望まれます。明らかに食事摂取量・水分摂取量が低下している場合には，排尿・排泄状況などを確認し，食事摂取が低下している要因が身体的な部分にあるのか全身状態を見直す必要があります。特に高齢者や認知機能低下・認知症を有する患者では，頻回な排尿や認知機能の低下に伴い，水分摂取を控える場合がよくあるため，注意が必要になります。

❸ 患者・家族への説明・教育

患者と家族にせん妄の何を説明し，教育するかということはとても重要なことです。何も説明を受けずに自宅や施設に行ってからせん妄症状をみた家族は，何が起こったのかわからなくなり，不安と混乱と介護疲労に見舞われることになります。あらかじめ必要な知識と対処法を教育しておくことは，患者・家族の安心につながります。患者・家族への内容としては以下のようなものを盛り込みましょう。

- せん妄症状とは何か，原因は何か
- せん妄症状のポイント
- 家で行うせん妄の予防ケアについて
- 抗精神病薬を使用するタイミングについて

このなかでも，「抗精神病薬を使用するタイミング」については，医療従事者でも判断が難しいことがありますから，家族にとってはさらに判断が難しいです。もし，タイミングを見計らっている間にせん妄症状が悪化すると，対応に難渋することになります。そのため，家族が判断になるべく困らないように具体的な場面をあげてタイミングについて説明しましょう。

【例①】
患者の様子：「そわそわして眠れない」「不安で眠れない」と訴え，落ち着きがない。
対応：このとき，昼に寝ているから夜にわざわざ薬を使って寝かせなくてもよいかと考え，抗精神病薬の使用を控えたり，抗精神病薬ではなく抗不安薬や睡眠導入薬を使用するとせん妄発症・増悪を招くことがあります。この場合には抗精神病薬を使用し「そわそわして落ち着かない」「不安で落ち着かない」状況を緩和させることで，夜に安心して休めるようになります。それが本人のつらさを和らげることにつながります。

【例②】
患者の様子：夕方くらいから「痛い痛い」と痛がることが増える。
対応：この場合，「痛い」と訴えるので痛み止めを使用して，痛みが緩和するのであればその対応でよいですが，いつもは鎮痛効果が得られるのに，効果が得られないというときには，せん妄が痛みを修飾している可能性があると考え，抗精神病薬を使用してみましょう。本人は身のおきどころのなさや不安・焦燥感を「痛い」と表現していることがあるので，その場合は，抗精神病薬を使用することにより「痛い」という訴えが消失し，つらさも和らぎます。

（桑原芳子）

引用文献

1）O'Keeffe ST, et al：Postoperative delirium in the elderly. Br J Anaesth 73(5)：673-687, 1994.
2）長谷川真澄：Q22．ナースコールを何度も押してつじつまが合わない言葉を繰り返しますが，これはせん妄ですか？　酒井郁子，ほか(編)：せん妄のスタンダードケアQ & A100．p.36，南江堂，2014.
3）長谷川真澄：せん妄はどのような経過で治りますか？　亀井智子(編著)：高齢者のせん妄ケアQ & A．中央法規出版，p.15，2013.
4）小川朝生，ほか(編)：これだけは知っておきたいがん医療における心のケア—精神腫瘍学ポケットガイド．pp.69-70，医療研修推進財団，2010.
5）小川朝生：自信がもてる！　せん妄診療はじめの一歩．羊土社，2014.

せん妄の早期発見・早期対応

DELTAプログラムSTEP 2 せん妄症状のチェック

せん妄のリスクを認めた場合には，せん妄になるかもしれないという「アンテナ」を立て，定期的に評価を繰り返すことで早期発見につながります。

せん妄は見逃されやすいといわれています。この背景には，急性発症・症状の変動，症状の評価が難しいというせん妄の特徴があげられます。せん妄は，特徴として「症状の変動」があり，数時間〜数日の単位で症状の動揺があります。そのため，「いつもと様子が違う」と感じても，症状が変動するため，「気のせいだったのかも」と確信がもてず，そのまま経過を観察してしまい，経過を観察しているうちにせん妄の症状が増強してしまうこともよく起こります。

「せん妄が疑われる」というアセスメントにつなげやすくするために，STEP 2では2つの工夫をしています。

1つ目は，看護師が感じた，いつもと違う患者の様子をせん妄というアセスメントにつなげやすくしている点です。症状の評価はCAM（Confusion Assessment Method）を基本にしています。そこで，看護師が「いつもと様子が違う」と感じる違和感と精神症状が結びつけやすいように具体的な症状と確認するポイントをあげています。

2つ目は，「見る」「話す」「聞く」「確認する」という看護師の行動別に整理している点です。看護師がまずベッドサイドに行って観察するときに確認する「見る」，そして，患者との会話によって観察する「話す」，せん妄が疑われると思ったときに意図的に質問する「聞く」，そしてカルテやほかの人の情報をチェックする「確認する」という看護師の行動の流れでポイントを整理しました。

見る

まず，ベッドサイドで患者を観察したときには，「見る」の項目を確認します。視線が定まらない様子などがあれば注意力の欠如を疑います。反応が緩慢である様子が観察されれば，意識レベルの変容を疑います。

看護師が患者の様子を観察して，いつもと様子が違うと感じる場合は，注意力の障害を捉えていることが多いと思います。「視線が合わずにきょろきょろしている」「ルートをさわったり，体を起こしたり，横になったり，同じ動作を繰り返す」など落ち着かない様子がある場合は注意力障害と捉えます。患者によってせん妄症状の出現の仕方は異なるため，このアセスメントシートに記載されている症状とまったく同じ場合にチェックするのではなく，「看護師が感じた違和感がどの症状に近いか」という視点で確認することがポイントになります。

話す

患者と話しながら観察を続けていきます。質問に対する返答に時間がかかったり，逆に焦燥感が強く落ち着かない様子があったり，怒ったと思えばすぐに落ち着いたり，感情が短時間でころころと変わる様子がある場合は，せん妄を疑います。一見会話ができているようにみえても，会話のスピードや話の内容の流れに違和感がないかという点に着目することがポイントです。反応が鈍かったり，話のつじつまが合わない場合は，会話に集中できておらず，注意障害が起こっていると考えます。

聞く

上記の観察や会話からせん妄が疑われる場合は，一歩踏み込んで意識をして患者にせん妄の症状があるかどうか評価を進めていきます。せん妄かどうかを確認するときに住所や名前などを確認する場合がよくあります。しかし，軽度のせん妄の場合は，慣れ親しんだ住所や誕生日や名前は答えられることが多く，看護師が判断に迷うような軽度のせん妄を評価する質問にはなりにくいです。

ここでは，今日の日付や時間，最近あった出来事について質問することで見当識障害や短期記憶の障害の有無を確認します。この際，会話の流れのなかで自然に確認したり，また逆にせん妄についてオリエンテーションを実施して質問する意図を伝えるなど工夫し，患者の自尊心を傷つけないように聞くことが重要です。会話の流れのなかで，何を食べたかなどをできるだけ自然に確認します。また，せん妄の重症度によりますが，混乱が強くなければオリエンテーションすることで患者が安心できることも多くあります。「いつものように考えがまとまらない感じはありますか？」と自覚症状を確認し，せん妄という症状が特別なことではなくよく起こりやすいこと，せん妄の対応を行っていくことを伝え，患者に安心してもらえるようにオリエンテーションを行います。

確認する

最後の「確認する」では，せん妄の特徴である急性発症もしくは症状の変動について確認します。せん妄を評価する際に，目の前の症状がせん妄なのか，もしくは入院前から認知機能障害があったのかと判断に悩むという声を耳にします。せん妄の場合は，日内変動や数日での変化が特徴であり，いつからどのような変化が出現しているか記録をみたり，以前かかわったスタッフに確認し，情報を共有したり，家族に家での様子を確認することで判断しやすくなります。

（佐々木千幸）

重症化させないためのせん妄対応

DELTA プログラム STEP 3　せん妄対応

せん妄の重症化を予防するためには，せん妄を早期に発見し，すぐに対応を始める必要があります。せん妄の対応には誘発因子，直接原因への対応がありますが，ここでは，看護師の実践に即して「体」「環境」「脳」「薬」に整理し直しています。

体

「体」では，せん妄の原因となる身体的な負担をアセスメントし，取り除くためのケアを実施します。炎症があれば感染徴候の検索と対応，熱苦痛を緩和できるように解熱薬などの状況に応じた使用，クーリングを実施します。低酸素であれば，呼吸状態の評価や酸素投与の検討を行います。電解質異常では，特に低ナトリウム，高カルシウムに注意して，採血データの確認と補正を行います。脱水もよくせん妄の要因となります。術後や化学療法実施後の点滴を終了した後に，水分が摂取できていないため脱水になってしまうこともよく起こります。点滴量や飲水量にも注意が必要です。便秘もせん妄の要因となります。せん妄の場合は短期記憶が保たれていないことがあり，排便状況を正しく医療者に報告できていない場合もあります。腹部状態のフィジカルアセスメントを実施したり，客観的な観察を継続し，評価していきます。また，疼痛も，せん妄の要因となります。患者の訴えや苦痛表情など観察していき，疼痛コントロールを図っていきます。患者の身体症状を改善するためのアセスメントとケアを行うことは，患者の苦痛の軽減につながるだけでなく，せん妄症状の改善や重症化予防につながるため非常に大切です。

環境

「環境」では，患者が安全に過ごせるように環境を調整します。環境の要因だけでせん妄になることはありませんが，増悪させる因子となります。低活動にならないように，日中の活動を促したり，混乱が少しでも減るように普段使用している眼鏡や補聴器の使用を促したり，はさみなどの危険物を除去し，患者の活動状況をアセスメントし，ベッドの位置や柵などの工夫をします。

脳

「脳」では，患者にとってせん妄状態はとても苦痛で不安であるため，できるだけ安心して過ごせるように声かけや環境を工夫していきます。カレンダーや時計などを患者からよく見える位置に置くことによって，患者はいまの時間や日付を確認しやすくなり，見当識の補助につながります。患者が安心できる環境をつくることは患者の苦痛を除去につながります。

薬

「薬」については，せん妄の直接原因となる薬剤を中止・減量ができるか検討することと，せん妄の薬物療法を開始することがあげられます。せん妄のリスクがある場合にベンゾジアゼピン系薬剤の使用を避けることが有効です。しかし，せん妄のコントロールが難渋する場合は後で述べる抗精神病薬と併せてベンゾジアゼピン系薬剤を使用することもあります。せん妄を増悪させないためにはベンゾジアゼピン系薬剤の使用はできるだけ避けたほうがよいですが，せん妄の状態によっては必要になる場合もあるため，その際は単独でのベンゾジアゼピン系薬剤の使用を避けるようにします。ステロイドやオピオイドについては治療や症状コントロール上必要となる場合があるので薬剤変更や減量について慎重に検討する必要があります。

せん妄の薬物療法として，抗精神病薬が標準です。ただし，抗精神病薬の使用目的は，患者の鎮静・催眠ではないということを理解しておくことは必要です。定期的な治療効果の評価も重要で，注意力の回復や見当識障害などの改善の具合を評価していき，効果を判定していきます。せん妄が改善されたら維持療法を続けながら，再燃のないことを確認しつつ抗精神病薬の減量や中止を検討していきます。

体（身体症状への対応）

身体症状への気づき

せん妄の原因は心理的ストレスなどの心因的な要因と誤解されることが多くあります。患者にとって不安な環境であればせん妄は増悪することもありますが，せん妄のいちばんの引き金となる要因として身体的な負担や薬剤があげられます。せん妄を早期に発見し，その要因をきちんとアセスメントし，要因となっている負担を取り除くことが基本的な対応となり，重症化予防につながります。せん妄を見逃さずに早期に発見・対応することは，患者の苦痛緩和と改善につながるためとても大切です。

せん妄の身体的な要因として，感染，低酸素，脱水，便秘，疼痛があげられます。せん妄が発症すると，患者は苦痛をうまく訴えられず，対応が遅れがちになることがあります。せん妄が発症し，その後大きな身体的な変化が起こっていたことがわかるということもあります。

原因の検索

せん妄が発症したら，患者の主観的な訴えに加え，客観的で丁寧な評価によって，原因を検索し対応します。安静時やケア・体動時の患者の苦痛表情，体をかばうしぐさはないか，患者の日中の活動状況が低下していないかなど観察を行っていきます。感染や低酸素，電解質異常や脱水，便秘，疼痛，睡眠障害はどうか，患者の苦痛の訴えや表情，動作など客観的な様子も観察します。バイタルサインや採血データ，水分出納の状態を丁寧にアセスメントします。

感染

感染が起こっている場合は，感染徴候への対応を行います。治療や身体状況として可能であれば，解熱薬を使用したり，クーリングで熱苦痛の緩和を行います。

電解質異常や脱水

電解質異常では，補正を行います。脱水の場合は，水分摂取が可能であれば患者が水分をとりやすいようにセッティングしたり，介助を行います。経口で水分摂取が難しい場合は，補液などを検討します。

せん妄になったら要因をアセスメントし，改善できるようにケアを行うことはせん妄の重症化予防でもあり，身体症状を見逃さずに対応することにつながります。

また，せん妄の発症時期にどのような身体的変化が起こっているかという時間軸に沿ったアセスメントも非常に重要です。せん妄が出現したと思われる時期に身体症状の変化があれば，それがせん妄のいちばんの要因であることが多いです。その要因をアセスメントし，対応をすぐに行うことがせん妄の重症化予防になります。

看護師に求められる身体的なアセスメント

身体的なせん妄の要因への対応は，医学的なケアが中心となり，看護師として対応できることが少なく感じられる人もいるようです。しかし，看護師が身体的な要因についてアセスメントし，患者・家族の思いを大事にしたケアを実施することは非常に重要です。

せん妄の要因を知ることで，せん妄が改善するか遷延する可能性が高いか見通しをもち，せん妄の要因を取り除くための看護ケアに活かしていくことができます。例えば，炎症が落ち着けばせん妄が改善する可能性が高いため，炎症の要因となっているものを改善できる治療を行いながら，バイタルサインや採血データを注意して観察し，患者の熱苦痛の緩和を図るといったケースです。通常行っているケアですが，せん妄のアセスメントと関連づけて考えると，せん妄も見通しをもってケアを行うことができ，後手後手の対応にならずにすみます。

そして，何よりその人らしい生活を一緒に考える看護ケアにつながると考えられます。患者や家族がどのような思いや希望をもっているか聞き，医療者として身体面やせん妄の見通しを併せてどのような支援ができるのか考えることができます。

（佐々木千幸）

疼痛ケア

痛みとは

痛みとは「実際に何らかの組織損傷が起こったとき，あるいは組織損傷が起こりそうなとき，あるいはそのような損傷の際に言葉として表現される，不快な感覚かつ感情体験」と定義されています[1)]。また，痛みはせん妄の誘発因子となるため，言葉で表現できなくてもその人が「痛み」による苦痛を感じていると思われる場合は疼痛ケアが必要です。

せん妄状態にある患者の痛み

重症患者の疼痛は，ストレスの大きな誘因となり，せん妄を悪化させる可能性があります。そして，せん妄状態にある患者の多くは，痛みを的確に自己申告することが難しいことから，痛みが放置され，さらなるせん妄の悪化を招くこともあるため，せん妄予防には積極的な疼痛緩和が必要です。

2013年の国民生活基礎調査[2)]では，75歳以上の高齢者の約50%が，腰痛・肩

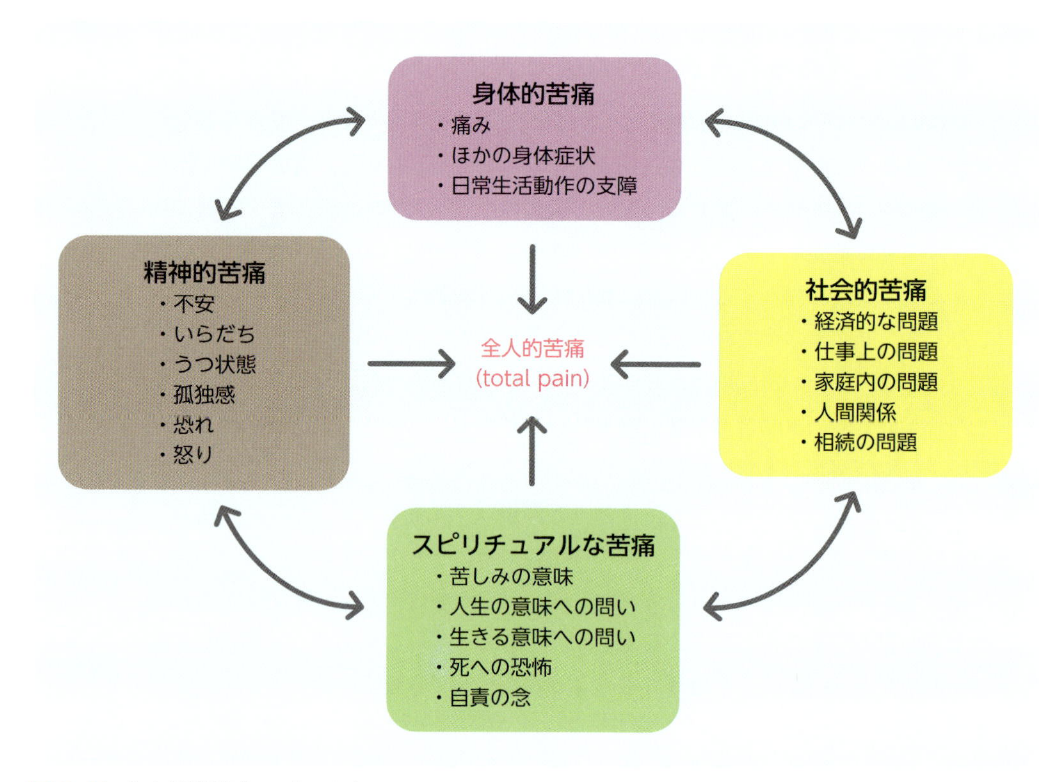

図 2-14 全人的苦痛(total pain)
〔淀川キリスト教病院ホスピス(編)：緩和ケアマニュアル(第5版). p.39, 最新医学社, 2007 より一部改変〕

こり・手足の関節痛などの慢性の痛みを抱えていることを指摘しています。もともとある慢性の痛みに，脱水や低栄養・感染などが加わるとせん妄が惹起され，うまく自己表現できず「どうにかしてほしい」という思いから，徘徊や粗暴さなどの行動・心理症状(behavioral and psychological symptoms of dementia：BPSD)に発展する場合があります。よって，認知症のある患者のBPSDは「第2の言語」ともいわれ[3]，行動の背景にある痛みなどのメッセージを読み解き，ケアにつなげることが大切です。

痛みの軽快要因と増強要因

痛みは身体的な苦痛の背景に精神的なつらさや社会的・現実的な問題などが複雑に絡み合っていることがあるため，全人的苦痛(total pain)[4]の観点からアセスメントすることがかかわり方のヒントにつながることもあります(図 2-14)。

痛みの軽快要因では，身体的苦痛には身体の治療・安静・冷温罨法・マッサージなど本人が心地よいと思えるケアが，精神的・社会的・スピリチュアルな苦痛には十分な睡眠や人と触れ合い，現実的な困りごとを共有するなどの工夫ができると痛みが軽減される可能性がありせん妄の予防にもつながります。

一方，痛みの増強要因としては，不安・いらだちなどの精神的苦痛が痛みを助長させるため，心身相関の視点からケアをすることが大切です。また，社会的苦痛を抱えている場合，痛みが修飾されることもあるため，具体的な困りごとを理解し，適材適所につなげ支援することが大切です。そして，痛みが持続すると，「このままつらい日々が続くのか」と感じる時間的苦痛が生じ，また痛みに対する不安がせん妄をさらに悪化させ，思考の混乱を招き医療事故や自虐的行為へと発展する恐れもあります。

以上から，疼痛ケアはせん妄予防には不可欠であり，痛みの緩和を図ることは非常に重要といえます。

せん妄状態にある患者の痛みのアセスメントおよびケア

痛みは主観的なものですが，せん妄状態にある患者は自己評価が難しい場合も多いため，まずは痛みのアセスメントの基本的項目について本人に確認し，医療者の客観的評価を加え，ケアにつなげることが必要です。

痛みの部位・性質

せん妄状態で混乱していても，まずは痛い部分を本人に聞きます。本人の了解が得られるのであれば愛護的に直接触れながら確認してみます。また痛みをうまく訴えられない場合でも，痛い部分をかばおうとする，イライラするなどがみられる場合は，直接的に尋ねると答えられる場合もあります。

また，痛みの性質について「ずきずき，じんじん」するのか，「ぎゅっとつかまれるような痛み」があるのかなど，具体的な表現で確認できると答えやすく，アセスメントの一助となります。

痛みのパターンおよび経過

痛みのパターンには，持続痛と突出痛があり，痛みの経過については，痛みがいつからあり，どのように変化しているのかを確認できるとよいですが，せん妄状態にある患者は時間経過に沿って本人の体験を正確に語ることが難しい場合もあります。よって本人の痛みについて，医療者が客観的に評価し，その変化を経時的にアセスメントします。

痛みの強さ

痛みの強さの評価には，自己評価法と医療者が客観的に評価する方法があります。

【本人による痛みの評価(図 2-15)】

- Numerical Rating Scale (NRS)

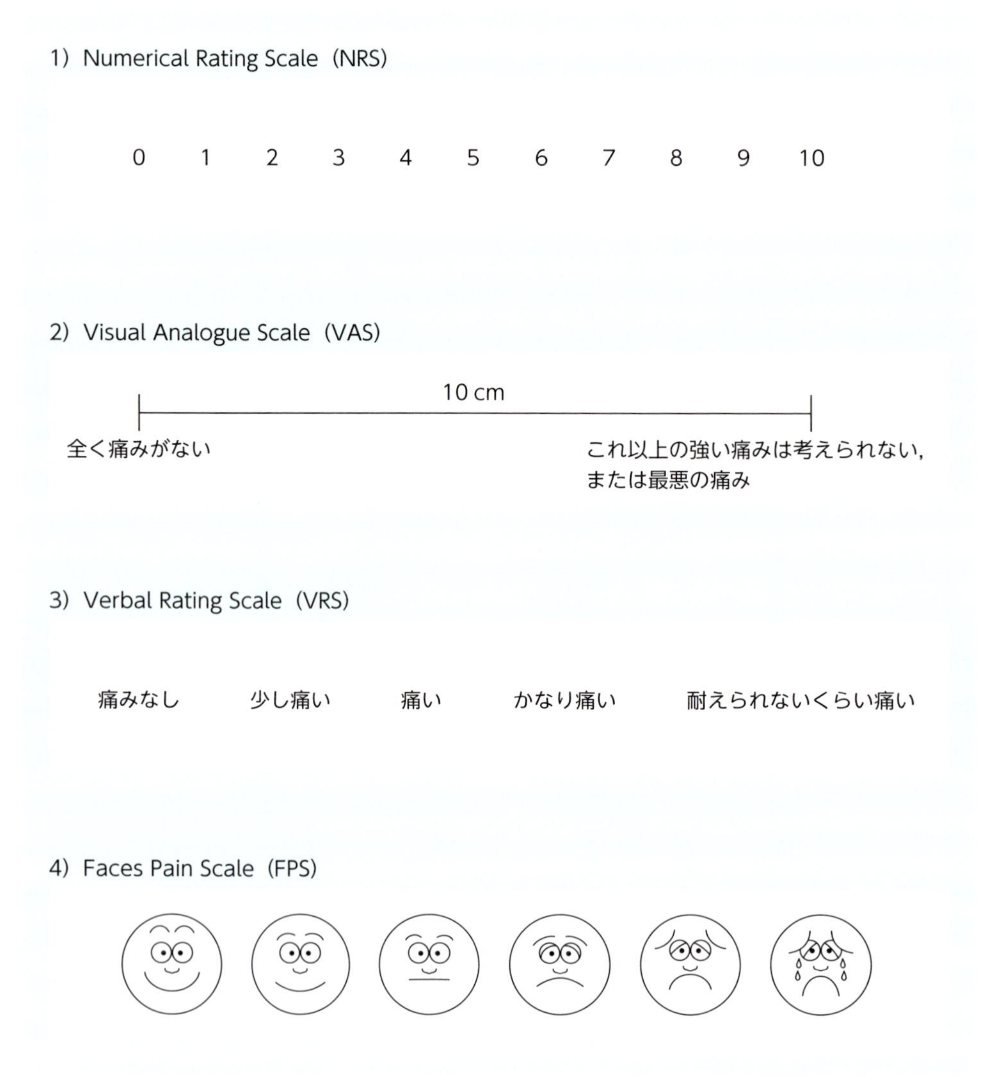

図 2-15　痛みの評価スケール
〔4)FPS は Whaley LF, et al：Nursing Care of Infants and Children, 3rd ed, Mosby, 1987 より〕

いちばん痛いときを 10 点，痛みがまったくないときを 0 点として「いまはどの程度」なのかを評価してもらいます

- Visual Analogue Scale（VAS）

10 cm の線の左端を「全く痛みなし」，右端を「最悪の痛み」とした場合，本人の痛みの程度を表すところに印を付けてもらいます

- Verbal Rating Scale（VRS）

痛みなし・少し痛い・痛い・かなり痛い・耐えられないくらい痛いとしたら，

「いまはどのくらいか」を言葉で評価してもらいます

• Faces Pain Scale（FPS）[5]

6段階の表情のうち，いまの痛みがどの程度か選択してもらう方法です。せん妄のある患者で本人が痛みを訴えられない場合は，表情を観察して痛みの程度を推察するツールとしても活用できます

日本緩和医療学会『がん疼痛の薬物療法に関するガイドライン（2014年版）』[6]では，NRS，VAS，VRSはいずれもMini-Mental State Examination（MMSE）が18点以上の軽度の認知機能低下患者において使用することが可能であると示されています。NRSとVRSは，さらに10～17点の中等度の認知機能低下患者においても使用が可能であることから，認知機能が低下している患者においてはNRSまたはVRSを用いるのがよいとされています。

また，日本集中治療医学会『日本版・集中治療室における成人重症患者に対する痛み・不穏・せん妄管理のための臨床ガイドライン』[7]では，NRSは簡便でより患者の理解が得られやすいという利点があり，ICU患者にはこちらが適しているとしています。

【医療者による痛みの客観的評価】

医療者による評価指標には，慢性疼痛の評価ツールであるAbbey pain scale，DOLOPLUS-2があり日本語版が開発されていますが，急性疼痛の評価ツールはまだ日本語版の開発が進んでいないため，開発が期待されています。

• Abbey pain scale（日本語版 アビー痛みスケール）[8]

これは認知症高齢者の移動場面を観察し，「声をあげる」「表情」「ボディーランゲージの変化」「行動の変化」「生理学的変化」「身体的変化」の6項目を，「痛みなし：0」から「重度：3」までの4段階で評価するツールです。合計点は最高18点，最低0点で，3点以上が痛みありと評価されます

• DOLOPLUS-2（日本語版 ドロプラス-2）[9]

これは，他者に痛みを訴えられない慢性痛をもつ高齢者のために開発された尺度です。このスケールは，3領域（身体反応・精神運動反応・社会心理反応）10項目の痛み行動から構成されています。各項目0～3点の4段階で評価し，最大点数30点で，5点がカットオフポイントとされ，痛みが存在すると判断でき，痛みのマネジメントの対象となります。しかし，このツールは慢性痛評価のために作成されたものであり，急性期病院で使用する際には家族など在宅での様子を知る人からいつもの患者の様子を確認し，活用することが必要です

身体および日常生活への影響

痛みがあると，血圧の上昇や頻脈，頻呼吸など身体へも影響するため，日常生

活にどの程度支障をきたしているのかを確認することが大切です。

具体的には「痛みで困っていることはないですか？」と直接聞き，具体的な本人の困りごとを丁寧に聞くことが大切です。そして，バイタルサインと臨床症状をあわせて，その症状が患者にとって許容できるものなのか，それとも対応したほうがよいかがアセスメントできるとケアの糸口となり，せん妄の予防にもつながります。

また，薬剤によっては，鎮痛薬の効果の切れどきにせん妄が悪化することもあるため，最高血中濃度や半減期などの薬物動態を考慮した薬物調整も，せん妄予防には大切です。

（木野美和子）

環境

見当識をつけやすい環境

高齢者にせん妄が発症する原因の多くは，身体状態の不調や環境変化の影響によるものです。何より大切なことは，身体的・心理的・社会的な面においてアセスメントし，そのかた自身がいままでどのような環境で過ごし，どのような人生を歩んできたかの情報を得て，その人に合った環境を整えることです。そのためには，入院前と比べて生じる問題を予測し，住環境はどうか，生活パターンはどうか，入院の理由となった疾患が治癒したら，その後はどのような療養の場に生活を戻そうと考えているのかなどを確認し，高齢者およびその家族とともに入院環境を整えていきます。

環境調整

入院生活では，慣れない環境，安静や点滴，身体拘束などにより BPSD が重症化し，せん妄の発症につながることがあります。また，刺激を与えたほうがよいと思いテレビをつけたままにしておくことにより，テレビの何気ない音が自分を攻撃する音に聞こえたり，さらにテレビは次から次へと場面が変わるため，混乱からパニック症状を引き起こす場合もあります。認知症がある患者のなかには，何でもない場所にいても空間認識ができないことから圧迫感を感じ，壁を押し返そうとする行動などがみられる患者もいます。このような症状のある人には，早い動きは恐怖となるため，ケアの提供時にも，ゆっくりした動きで近づく必要があります。

認知症の人がよりよい生活を送るために，環境は重要であり，特に入院環境のように普段と異なる環境においては不安が生じやすいため，認知症のある患者の環境に関して次にあげるポイントについて情報収集し，安心する環境であるかアセスメントして調整していくことをおすすめします。

入院する病室の環境をどのように感じているか

入院する前の環境と病室の違いを把握します。部屋の広さ・壁の色・天井の高さ・トイレへの移動経路などの違いを確認し，認知症の人が環境の変化になじめるように説明を加えたり，目印をつけたり配慮します。家族から，なじみの物(枕やパジャマ，お箸や湯のみ，写真など)の持参が可能か確認し，可能な範囲で協力していただき環境を整えます。

病室での季節や日付，時間を認識しやすいか

入院すると，生活のリズムも変化しやすく日付や時間の感覚がわからなくなり，認知症の患者は「今日はいつだろう」「いまは何時ごろになるのだろう」とわからないことによる不安が増強しやすくなります。その患者が活用できるカレンダーや時計を用意します。また，置く場所は活用しやすい適切な位置を選択します。

集中できる環境か

認知症の人のなかには注意障害があり，何かしているときにほかの刺激が入ることによって，行動が中断されることがあります。例えば，食事中に，看護師が隣の難聴がある患者に大きな声で話しかけると，認知症の人は何が起きたのかわからず驚いて食事を中断してしまいます。その人が，どのような環境であれば食事を続けられるのか把握し調整します。

安全で安心できる環境か

疾患を治療するために入院すると，医療処置が必要になります。そのため，点滴をはじめとし，心電図モニター，膀胱内留置カテーテルなど医療機器が使用されますが，認知症の人はそれらをなじみのない不要なものと感じています。これらをどのように受け止めているのか，安心するためにはどのような工夫が必要か，本人の表情や言動，行動から確認し，その都度丁寧に説明し，なじみのあるタオルやパジャマなどで保護するなど工夫します。

見当識を捉えるかかわり

認知症の人によくみられる初期症状の1つに見当識障害があります。見当識とは，自分が置かれている状況を認識する能力です。入院すると，生活のリズムが変化し見当識に障害が起こりやすくなり，「今日は何月何日か？」「いまは何時ごろなのか？」「いま自分がいるのはどこなのか？」「話をしているのは誰か？」など現状について認識できなくなります。

認知症の人が入院してくると，医療者は見当識を確認するために「今日は，何月何日ですか？」「ここは，どこですか？」「お名前はなんですか？」「何歳ですか？」など質問をします。これらの質問を複数の医療者それぞれから聞かれ，1日に5回も6回も同じ質問をされていることがあります。医療者にしてみれば見当識を確認しているだけですが，自分が質問される側にいたならば，どのように感じるでしょうか？「わからない」「答えられなくて恥ずかしい」「また，同じことを聞かれた」「わからないと思われているのかな」「試されているみたい」，ときには「馬鹿にされている」と感じることもあるかもしれません。1度だけなら，質問を受ける側もストレスにならないかもしれません。しかし，何度も同じ質問をされたり，試されているように感じる話し方であったり，聞かれるタイミングなどによって，質問を受ける側にとっては，ストレスを感じ，ときには傷ついてしまっている可能性があります。そのようなことにならないために，認知症の人が安心して生活でき，見当識を捉えるかかわり方について説明します。

話しかける際は次の8つのポイントを心がけます。

❶訪室する際は，視線を合わせてから挨拶をし，自己紹介する
❷自尊心に配慮した言葉づかい
❸話しやすい雰囲気をつくり，ゆっくりと傾聴する
❹患者と接するときは受容的な態度で接する
❺記憶障害や過ちに対し，追及しない
❻話しかける際には，聞き取りやすいようにはっきりとした口調で話す
❼積極的に記憶のある過去の話をする
❽現在の能力を把握し，過剰な介助による能力低下を予防する

❶～❽を心がけながら，会話のなかに，現実認識を補う言葉をさりげなく加えて話しかけます。

【話しかける言葉の例】

- 入院してから○日経ちましたが，環境にはなれましたか？
- 病院にいると，時間の感覚がわからなくなりやすいですよね。もうすぐ，お昼ご飯の時間ですよ。
- ご自宅と違い，ここの布団の硬さはどうですか？　よく眠れましたか？
  (病院と認識できない場合は，あえて病院と強調せず，自宅ではないところにいることが伝わるような言葉かけを探す)

また，認知症の人は，話しかけられた言葉を受け取るために時間を要すること

があるため，話しかけた際は，数秒の「間」をあけ，相手が何らかの反応を示してから次の言葉をかけるようにします。

身体拘束をしないケア

高齢者が入院した際，行動が落ち着かなくなる原因は，身体に何らかの不調があることや環境の変化が影響しています。医療者が，「徘徊」といっている行動であっても，認知症の人にとっては何らかの理由があります。そのため，理由も確認せずに静止しようとすると，自己防衛するために，行動が落ち着かなくなったり，周囲を攻撃するような行動がみられるようになったりします。そのことを念頭におくことにより，ケアする側のかかわり方が変わります。

まずは，身体の状態を整えることに努め，次に前述した環境調整に心がけ，身体拘束などの廃止に向けた取り組みを行います(表 2-13)[10]。

次に，やむをえず身体拘束をした場合の弊害について考えます。

身体的な弊害として，身体拘束により自由に身体を動かせない時間が生じ，関節の拘縮，筋力低下，褥瘡の発生などが起こります。精神的な弊害として，不本意に身体拘束をされ，自尊感情が低下し，不安や怒り，屈辱，認知症がさらに悪化することにつながります。これらによる影響として，社会的には介護量が増加し，自宅退院が困難となってしまうことがあります。ほかにも，周囲への影響として，家族の QOL 低下や看護師が罪悪感をもつことを理解し，身体拘束以外で対応する方法を検討します。

効果的な治療を提供するために，身体拘束をしなければならないと判断されることがありますが，もう一度医療チームでその治療は必要か否か，治療内容や方法の代替案の有無について，治療期間は適切であるか，回復の見込みはどの程度の期間必要かなど治療方針を話し合います。

ほかにも，転倒の可能性がある際にも身体拘束をしなければならないと判断されることがありますが，もともとの行動パターンや生活リズムはどうであったの

表 2-13 身体拘束をせずに行うケアの三原則

• 身体拘束を誘発する原因を探り除去する
• 5 つの基本的ケアを徹底する ① 起きる，② 食べる，③ 排せつする，④ 清潔にする，⑤ 活動する(アクティビティ)
• 身体拘束廃止をきっかけに「より良いケア」の実現を

〔厚生労働省「身体拘束ゼロ作戦推進会議」：身体拘束ゼロへの手引き．厚生労働省，2001 より〕

表 2-14 身体拘束の三原則

• 切迫性：利用者本人又は他の利用者等の生命または身体が危険にさらされる可能性が著しく高いこと(意識障害，説明理解力低下，精神症状に伴う不穏，興奮)
• 非代替性：身体拘束その他の行動制限を行う以外に代替する介護方法がないこと(薬剤の使用，病室内環境の工夫では対処不能，継続的な見守りが困難など)
• 一時性：身体拘束その他の行動制限が一時的なものであること

〔厚生労働省「身体拘束ゼロ作戦推進会議」：身体拘束ゼロへの手引き．厚生労働省，2001 より〕

か，視力・聴力・筋力・判断力などに問題はないか，あるとしたならばどのように対応するとよいのかを検討します。

身体拘束の要件

上述の対応を行っても“緊急でやむをえない場合”に身体拘束を行う際は「切迫性」「非代替性」「一時性」の３つの要件を満たしていることが求められます(表 2-14)[10)]。

患者本人および家族への説明

やむをえず身体行動の制限を行う場合，医師または看護師は，身体拘束の目的・理由・内容・拘束の時間・期間などをできる限り詳細に患者本人，家族に説明し同意を得たうえで抑制同意書に記載してもらいます。定期的にカンファレンスを行い，できるだけ早期に身体拘束をしないケアへ移行するように努めます。

(田中久美)

脳

患者が安心できる接し方

せん妄を生じている患者は，程度に差はあれ，自分のおかれた状況がわからなくなり，一様に不安に陥り，混乱しています。近年，患者はその後もせん妄を苦痛を伴った出来事として記憶していることが明らかにされています[11)]。特に，

ICU 領域では，その後の認知機能や PTSD（posttraumatic stress disorder）の発症にも影響することがわかってきました[12,13]。医療者には，患者に対してせん妄を発症しているときだけではなく，その後の QOL も見据えて，せん妄発症前からその後まで継続的なケアを行うことが求められます。

せん妄を発症すると，意識障害や注意の障害，知覚障害や思考障害などによって，さまざまな症状が繰り返し現れます。しかし，これらは医療者からみたせん妄状態であり，患者にとっては，不安と混乱の真っただ中にある極度な苦痛としての体験です。患者が安心できる対応とは，これらの苦痛を軽減するケアにほかなりません。まず，医療者の視点を診断基準の枠から離し，患者の体験している苦痛へとシフトさせる必要があります。

せん妄を生じた患者をみるときの視座によって，患者の見え方が変わってきます[14]。医療者目線から患者目線に移すことによって，対応の仕方も変わります。安全に配慮しながら，患者からみえる私たちのあり方を十分に意識してかかわることが，安全と安寧を両立できるケアになります。

患者が体験するせん妄の世界

ICU 入室患者のせん妄の体験とその後の心理への影響

心臓外科手術後に ICU に在室した患者にインタビュー調査した研究では，その時期の記憶の程度には差があること，記憶のない患者でも当時の恐怖感は覚えていることがあり，情動レベルの記憶が認知レベルの記憶よりも長く残存することを論じています[15]。また，当時の記憶のある患者の語りから，せん妄患者の体験の根底には，根強い恐怖感とそこからの脱出の希求が存在すると述べています。

しかしこれらは，研究者が調査を目的として，意図的に患者の語りを引き出した結果，ようやく明らかになった内容ともいえます。ICU 入室中にせん妄を発症した患者が自分の異変に気づいた際，それを異常と認識し，家族など一部の人にしか話さなかったという報告もあります[16]。そのくらいにせん妄は，患者にとって打ち明けにくい孤独な体験であることがわかります。その間に抱き続ける恐怖，不安の大きさは計り知れません。

さらに，せん妄の最中の出来事が ICU 入室後にもゆがんだ記憶として残り続け，心理的影響をもたらしていることも明らかにされています[17]。患者は，せん妄の最中のやりとりをきっかけに，気づいたときには家族との関係を修復できない状態となっていたり，看護師にいじめを受けたという誤解から疑問をそのまま残しているなど，深刻な傷を負っていました[17]。

せん妄患者の体験の系統的レビュー

患者のせん妄体験に関する文献レビューでは，患者の体験についてさらに系統的にまとめ，複数の文献にある患者の語りから抽出された意味を質的に分析しています[18]。そのなかで，患者は時間，場所，人物が混在したストーリーを体験しており，周囲に対して意のままにならない不自由さ，過敏さ，他者とのコミュニケーションの困難さを体験し，そこに不安や恐怖，逃避したいという願望を抱いていることが述べられています[18]。また，せん妄から回復した後には，それを生じた恥ずかしさや自責の念をもつこと，体験の内容を理解して位置づける試みがなされる一方で，再びせん妄を体験するかもしれない恐怖感ももっていること，体験を話したことによる解放感も抱いていることがわかりました[18]。

終末期せん妄における患者の体験

術後や回復可能な疾患に伴う可逆的なせん妄では，回復過程や回復後に患者からその体験を聞くことができますが，終末期せん妄では，それが難しくなります。しかし，そのような状況で，患者と看護師との間の会話の記録から，患者の体験世界を明らかにした報告があります[19]。ここでは，誰もまともに取り合ってくれない孤独さ，なぜかわからないまま注意されたり抑止されたりする恐ろしさなどの体験，実存的身体の苦しみについて詳細に記述されています[19]。

また，遺族へのインタビュー調査から，家族からみた患者の終末期せん妄の体験を示した報告では，過去の出来事を話す，生理的欲求を訴えるなど，いくつかの体験が示されています（表2-15）[20]。同じく終末期せん妄の状態の患者の幻覚の体験に迫り，その意味を捉えようと試みた報告もあります[21]。そこでは，幻覚というラベルを貼って異常なものとしてみなすよりも，何か意味あるものとして患者の話すことに耳を傾け，患者の体験に重ねて想像するほうが，家族にも受け入れやすいと説いています[21]。これは，患者の安寧にも配慮したケアといえます。

これらの報告から，せん妄は患者にとって，コントロール不能な不快な体験，誰にもわかってもらえない孤独な体験，時間や空間，人物が無秩序に交錯した困惑する体験，幻覚を基礎とした能動的あるいは受動的な欲望の体験，恐怖や苦しさから脱したい欲求としての体験であることがわかります。そして，医療者が患者に安心感をもたらす接し方について考える際の重要な示唆を与えています。

患者が安心できる対応

前述した報告では，これらの体験に基づく看護のあり方についても述べられています。患者は，医療者から自分の存在を認められ，尊重された対応がなされて

表 2-15 家族からみえる患者のせん妄の体験

	例
1. 幻覚・妄想・錯覚がある	亡くなった家族が現れる。虫が見える
2. 夢をみたという	怖い夢，救われる夢など内容はさまざま
3. 過去に実際にあったことや，していたことをいう(する)	過去にしていた仕事をいましているかのようにふるまう
4. 排泄・口渇などの生理的欲求を訴える	トイレに行きたい，喉が渇いたと訴える
5. 感情が変化する	さっきまで穏やかであったのに急に怒り出す
6. わかる場合がある	周囲が話していることをわかっている
7. ぼんやりとしている	声をかけても気づかない
8. おかしなことをいっていることに患者自身も気づく	患者自身が自分の言動がおかしいと感じ，何も言わなくなる
9. 気がかりや希望をいう	家族やお金のことなど気になっていることを言い続ける
10. 不適切な / 望ましくない行動をとる	突然大声をあげる
11. コミュニケーションがうまくとれない	言うことがちぐはぐになってきた

例の一部は筆者が追加。
〔難波美貴，ほか：終末期せん妄のケア―遺族へのインタビュー調査より得られたケアのあり方．緩和ケア 16(2)：108-113，2006 より一部改変〕

いる実感をもったとき，はじめて安心感を得ます。医療者が目の前の患者の体験をありのままに理解し，ここにある苦しさをどのように緩和するかという視点をもつことが，患者への接し方に具現化されます。

せん妄を発症する前からの対応

患者を尊重した対応は，その場でできるものではなく，普段からのかかわりの延長線上に成り立つものです。患者からみた医療者のありようが，せん妄を発症した後の患者の恐怖感や脅威にも影響することをふまえ，日常ケアを通して関係を構築しておくことは重要です。また，患者，家族に対して，せん妄の異変の感覚について医療者に話すことが回復にもよいことを保証しておくと安心にもつながります。

せん妄を発症したときの対応

医療者は，患者の行動が目立ったときに，それを抑止する方法でエネルギーを使いがちです。そうではなく，いま患者が何に苦痛を感じているかという面に目を向け，それを取り除き，緩和できるように対応します。

日中，少し落ち着いているようにみえるときにも，患者は状況がわからなくなっていたり，うまく行動できずに困っていたりします。医療者には覚醒を促すための車椅子移乗であっても，患者にとっては疲労や苦痛な体験になっていることがあります。これではせん妄をかえって悪化させてしまいます。医療者が行う処置やケアを患者がどのように感じているのかを意識し，患者の声や様子をよく観察して緩和します。その１つひとつのかかわりが，尊重されているという患者の安心感につながります。

また，患者が大声を出したり，点滴ラインを抜いてしまうなどの行動が出たとき，とっさに出る医療者の声やふるまいがかえって患者をおびやかすことがあります。患者からみれば，せん妄は“恐怖や苦痛から脱したい欲求”であると同時に“誰からもわかってもらえない孤独感・疎外感を増幅させる”体験です。このようなとき，大勢でいっせいに近づいたり，声を大きくすれば，患者をますます怖がらせてしまいます。ここでとるべき対応は，何を訴えているのか，点滴ラインをなぜ抜くのかを探り，患者をおびやかさない位置，目線，声のトーン，テンポに配慮してかかわることです。

この際，患者に一度に多くの質問をすると，混乱をますます強めます。患者が言いたいことを聞くという姿勢が原則です。支持的に聞くことで患者は“わかってもらえた”と感じ，落ち着き，安心していきます。また，家族の協力も重要です。ケアの意義を伝え，家族の健康状態にも配慮しながら一緒に参加してもらうことは，家族の安心にもなり，それが患者の安心感につながります。

せん妄の回復後のケア

後々にせん妄の体験を語り，患者自身が現実と非現実の区別をつけ，確かめることによって記憶のゆがみを修正して安心し，解放感を得ていくことが知られています[17,18]。画一的に行う必要はありませんが，患者が語りたいタイミングに合わせて，それができるようなケア体制をつくっておくことは重要です。

（山内典子）

薬①(抗精神病薬・副作用)

せん妄は身体疾患や治療薬の影響によって急性に意識変容をきたした状態です。せん妄が発症した場合には原因を探り，その原因に対する治療や対応を行うことが原則ですが，症状マネジメントとしては抗精神病薬を用いることが一般的です。

本項ではせん妄に対する薬物療法の基本的な考え方について，抗精神病薬を中心に述べます。また，抗精神病薬が使用しにくい場合に代替的に使用される抗精神病薬以外の候補薬についても述べます。

想定されているせん妄の発症機序

せん妄の具体的な病態生理や発症機序はいまだにはっきりとはわかっていません。現在のところさまざまな要因によって脳内神経伝達物質のバランスが崩れ，正常の神経ネットワーク機能が一時的に障害される状態が考えられています。神経伝達物質では，ドパミン，アセチルコリン，γ-アミノ酪酸(GABA)，ノルアドレナリンなどの関与が考えられていますが，特にドパミン神経系とアセチルコリン神経系の障害が想定されています(表2-16)[22]。これら神経伝達物質の変化はせん妄のサブタイプによって異なる可能性も考えられています。また，せん妄では睡眠覚醒リズムの障害が高頻度で認められますが，この調節に関与するメラトニンの欠乏が関与している可能性も考えられています(図2-16)[23]。これらの発症機序を想定して抗精神病薬やその他の候補薬が用いられます。

表2-16 せん妄の病態仮説

神経伝達物質	過活動型せん妄	低活動型せん妄
アセチルコリン	コリン系活動の抑制	コリン系活動の増強
ドパミン	ドパミン系活動の亢進	ドパミン系活動の低下
セロトニン	セロトニン活動の亢進	セロトニン系活動の低下
ヒスタミン	ヒスタミン 1 受容体活動	ヒスタミン 3 受容体活動
GABA	GABA 系活動の低下	GABA 系活動の亢進
ノルアドレナリン	ノルアドレナリン系活動の増強	?

〔Stagno D, et al：The delirium subtypes：a review of prevalence, phenomenology, pathophysiology, and treatment response. Palliat Support Care 2(2)：171-179, 2004〕

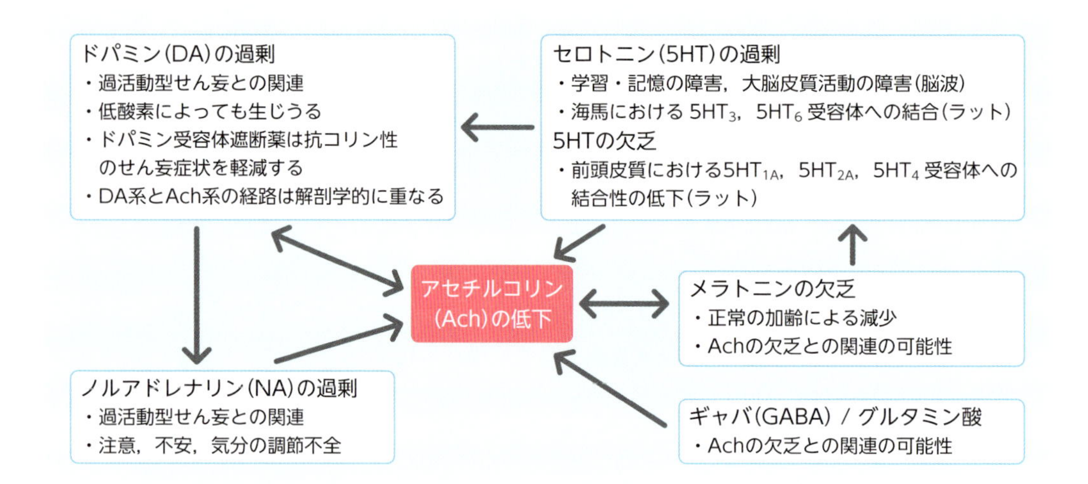

図 2-16 神経伝達物質との関連からみたせん妄の病態仮説

セロトニン(5HT)受容体の機能はいまだはっきりしていないものも多いが，$5HT_{1A}$は不安，抑うつ，$5HT_4$，$5HT_6$は認知機能に関連するといわれている。

〔Hshieh TT, et al：Cholinergic deficiency hypothesis in delirium：a synthesis of current evidence. J Gerontol A Biol Sci Med Sci 63(7)：764-772, 2008 より一部改変〕

なぜ，せん妄に抗精神病薬が使用されるようになったのか？

1996年にBreitbartによって1つの臨床研究が発表されました[24)]。この研究は，入院中にせん妄を発症したAIDS患者を対象として，ベンゾジアゼピン系抗不安薬であるロラゼパム，抗精神病薬であるハロペリドール，クロルプロマジンを用いたランダム化比較試験(randomized controlled trial：RCT)でしたが，ハロペリドール，クロルプロマジンではせん妄の改善が認められたのに対して，ロラゼパムでは有効性が認められず，逆に有害事象がみられたために試験が中止となってしまいました。この研究結果を1つの拠り所として，せん妄の薬物療法(マネジメント)に対してベンゾジアゼピン系薬剤ではなく抗精神病薬が主として使用されるようになりました。

どのように考えて抗精神病薬を用いればよいか？

国内で使用できる抗精神病薬は，定型抗精神病薬と非定型抗精神病薬に大きく分けられますが，一部の定型抗精神病薬を除き，近年では非定型抗精神病薬が主に用いられています。非定型抗精神病薬は，最近使用可能になったアセナピン(シクレスト®)を含めると6剤，さらに汎用される定型抗精神病薬(ハロペリドール，クロルプロマジン，チアプリドなど)を合わせると10種類近くの抗精神病薬が使用されています。

では，これらの抗精神病薬のなかから，どのような点に考慮して薬剤選択を行っていけばよいのでしょうか？ ここではそのポイントについて話を進めます。せん妄では，注意・集中困難，失見当識，混乱，幻覚，妄想，不穏・興奮，睡眠覚醒リズムの障害などのさまざまな症状が認められます。繰り返しになりますが，抗精神病薬を中心とした向精神薬によるせん妄症状のマネジメントはあくまで対症療法ですので(原因にアプローチしているのではない)，せん妄の原因を探索し，その治療を行うことが原則です。そのうえで，せん妄の症状が臨床場面で身体治療やケアをどの程度妨げているかを評価して，緩和すべき症状をターゲットに薬剤を用います。問題となりやすい症状の例としては，不穏・興奮，幻覚，妄想，夜間の不眠，意欲低下などがあげられます。現在までのところ効果面から考えた抗精神病薬の明確な選択基準はありませんが，一般的には，不穏・興奮が強いケース，幻覚・妄想が目立ち不穏は目立たないケース，夜間の不眠が中心にみられるケース，活動性が乏しいケース(低活動型せん妄)などのタイプによって，選択する薬剤を変えることがあります。

また抗精神病薬による副作用にも注意を払う必要があります。抗精神病薬は共通してドパミンD2受容体の拮抗作用を有しているので，どの薬剤を選択しても錐体外路症状の出現には注意する必要があります。錐体外路症状とは，前傾小刻み歩行，動作緩慢，流涎，筋強剛，振戦，アカシジア(下肢がむずむずしてじっとしていられなくなる状態。単に精神的にイライラしているのが目立つ場合もある)，ジストニア(筋緊張が異常に亢進し，舌や頸部，身体全体が捻転したり，異常な姿勢になるなど)，ジスキネジア(口を絶えずもぐもぐ動かすなど)などです。また，薬剤によっては，ノルアドレナリン$\alpha 1$受容体拮抗作用による起立性低血圧，ふらつきや鎮静効果が強く出現し，転倒に関連することもありますし，アセチルコリン受容体拮抗作用による便秘，尿閉，口渇などがみられることもあります。また，まれではありますが，抗精神病薬全般として悪性症候群〔筋強剛，高熱，自律神経症状(高血圧，頻脈)〕という重篤な症状がみられることもあるため，疑わしい所見がみられた場合は，精神科医などの専門家に相談するか薬剤を中止する対応が必要です。

これまで述べたことの理解を助けるために，抗精神病薬が作用する受容体とその効果および副作用について表2-17に示します。例えば，幻覚・妄想が目立ち，不穏は目立たないケースでは，D_2遮断作用の強い抗精神病薬が，不穏，興奮が強いケースでは，α_1遮断作用が強い薬剤の選択が考慮されます。

薬剤選択にあたり，このほかに以下のような考慮すべきポイントがいくつかあ

表 2-17 受容体への作用と主な臨床効果・副作用

受容体	作用	臨床効果	副作用
D_2	遮断	抗精神病作用(抗幻覚・妄想)	錐体外路症状誘発,(抑うつ)
$5HT_{2A}$	遮断	抗精神病作用(抗幻覚・妄想),錐体外路症状軽減	—
$5HT_{2C}$	遮断	—	肥満,食欲亢進
$5HT_{1A}$	部分作動	抗不安作用,錐体外路症状軽減,認知機能障害改善	—
α_1	遮断	適度な鎮静	過度な鎮静,起立性低血圧
α_2	遮断	抗うつ効果,認知機能障害改善	—
H_1	遮断	適度な鎮静	過度な鎮静,肥満,食欲亢進,認知機能障害など
M_1	遮断	錐体外路症状軽減	便秘,口渇,尿閉,認知機能障害など

D_2:ドパミン D2 受容体
$5HT_{2A}$:セロトニン 2A 受容体,$5HT_{2C}$:セロトニン 2C 受容体,$5HT_{1A}$:セロトニン 1A 受容体
α_1:ノルアドレナリン α1 受容体,α_2:ノルアドレナリン α2 受容体
H_1:ヒスタミン 1 受容体
M_1:ムスカリン性アセチルコリン受容体 1

げられます。

血中消失半減期($T_{1/2}$)

抗精神病薬は程度の差はありますが,すべて鎮静効果があると考えておくべきです。身体状況にもよりますが,特に重篤な状態や代謝排泄機能が低下している場合,高齢者の場合などは,特別な理由がなければ半減期の短い抗精神病薬を選択したほうがよいと考えられます。半減期の長い抗精神病薬を使用する場合には,効果の遷延による睡眠覚醒リズムの乱れの助長やふらつき,転倒にいっそう注意していく必要があります。

最高血中濃度到達時間(T_{max})

T_{max} は効果発現の目安となります。頓服薬として使用する場合には,すみやかな効果が求められるため T_{max} の短い薬剤を選択します。

薬物代謝や排泄経路

病態によっては,肝機能障害や腎機能障害によって投与した抗精神病薬の効果

が予想以上に遷延し，過鎮静やふらつき，転倒などを引き起こし，ADLに影響を及ぼします。

使用禁忌

一部の薬剤では，糖尿病患者（あるいは耐糖能異常のある患者）には使用禁忌となっています。

薬物相互作用

身体治療を受ける患者は多くの治療薬をすでに内服している場合がほとんどです。せん妄のマネジメントに用いる薬剤がそれらの薬剤の血中濃度に影響を与えたり，逆に使用する抗精神病薬の血中濃度が上昇し，過鎮静や効果が遷延することもあります。

剤形

経口内服が困難な場合には，注射薬などの方法で投薬を行わなければならないため選択肢が限られます。

せん妄の診断から介入までのフローチャート

これまで述べたことをふまえたうえで，せん妄の診療をどのような流れで進めればよいでしょうか？　以下に基本的な流れを示します。

❶ せん妄を診断する
❷ 原因を探索し，その原因への治療を可能な限り行う（可逆性・不可逆性の評価も同時に行う）
❸ せん妄の症状が治療やケアにどのような影響を及ぼしているかを評価し，薬物（主として抗精神病薬）による症状マネジメントが必要かどうかを，支障の程度や全身状態などから総合的に評価する
❹ 薬物療法が必要と判断された場合，主としてどの症状をターゲットとして薬物を使用するかを検討する
❺ 薬物による介入が必要と判断した場合，以下を評価，検討し薬剤を選択する
　1）投与経路の確認と禁忌薬剤の除外
　2）代謝排泄機能およびその他の身体機能の評価
　3）血中消失半減期
　4）薬物相互作用
　5）最高血中濃度到達時間

❻ 投与量を設定する
❼ 薬効と副作用の評価を継時的に行う
❽ せん妄が落ち着いたら抗精神病薬は漸減中止する

抗精神病薬以外に使用されている候補薬

さまざまな理由により抗精神病薬が使用しにくいケースでは，漢方薬や抗うつ薬などが使用されることがあります。漢方薬である抑肝散は，近年，認知症のBPSDによく用いられるようになっていますが，せん妄に伴う不穏などにも用いられることがあります。また，夜間の不眠や睡眠覚醒リズム障害には，抗うつ薬であるトラゾドン(デジレル®，レスリン®)，ミアンセリン(テトラミド®)，睡眠薬ではラメルテオン(ロゼレム®)やスボレキサント(ベルソムラ®)などが用いられることがあります。ラメルテオンはメラトニン受容体作動薬であり，スボレキサントはオレキシン受容体拮抗薬ですが，せん妄発症予防効果については国内から報告されています[25,26]。

(谷向　仁)

薬②(抗精神病薬の使い分け)

個々の抗精神病薬の使い方について

せん妄の原因の除去そのものがせん妄治療ですが，睡眠覚醒リズム障害の改善，安全なケアの提供を目的に抗精神病薬が使用されることは，まれではありません。

エビデンスがあり，せん妄の改善により寄与する薬剤のうち代表的なものを下記にあげました。せん妄に対する抗精神病薬の使用については，緩和ケアの領域においてハロペリドールとリスペリドンの投与がいずれもプラセボに比してせん妄の改善率が乏しく，また死亡率が高かったという研究結果[27]もあり，安易に抗精神病薬が選択されるべきではないことを繰り返し強調しておきたいと思います。

筆者の経験にもとづく評価ですが，表2-18に代表的な薬剤の投与経路と1日投与量を，表2-19(p.102参照)には副作用プロフィールの特徴と薬剤の個別の特徴を記載しました。

表 2-18 投与量と投与経路

薬剤名	投与経路	初期1日投与量	許容1日投与量
ハロペリドール（セレネース® など）	経口，静脈，皮下，筋肉	0.5〜1 mg（非経口の場合	0.5〜2.0 mg 2.5〜5.0 mg）
クロルプロマジン（コントミン® など）	経口，静脈，筋肉	12.5〜25 mg	12.5〜50 mg
リスペリドン（リスパダール® など）	経口	0.25〜1 mg	0.25〜2 mg
クエチアピン（セロクエル®）	経口	25〜50 mg	25〜200 mg
ペロスピロン（ルーラン®）	経口	2〜4 mg	2〜12 mg
オランザピン（ジプレキサ®）	経口	2.5〜5 mg	2.5〜10 mg
アリピプラゾール（エビリファイ®）	経口	3〜12 mg	3〜18 mg
トラゾドン（レスリン® など）	経口	12.5〜25 mg	12.5〜200 mg
ミアンセリン（テトラミド® など）	経口	10〜20 mg	10〜30 mg

抗精神病薬を避ける場面

せん妄に使用される薬剤選択については，1996 年に最初の RCT にて抗精神病薬の有効性が実証されて以降，抗精神病薬についてのみが質の高いエビデンスがあるため，抗精神病薬を投与する妥当性は立証されています。しかし，心室頻拍が出現しやすい患者などには，抗精神病薬を投与しにくいです。その際に，エビデンスの側面からは治療について前向き観察研究があるミアンセリン[28]や，予防について RCT での効果検証が進められているガバペンチン[29]やラメルテオン[30]が候補になります。

また，終末期の不可逆なせん妄に対しては，治療のゴールがせん妄の回復ではなく苦痛の緩和となるためベンゾジアゼピン系薬剤を併用することが推奨されます。

表 2-19 副作用プロフィールの特徴

薬剤名	鎮静	錐体外路症状	起立性低血圧	その他
ハロペリドール（セレネース® など）	＋	＋＋＋	＋	ほかの投与経路に比べて経静脈投与のほうがパーキンソニズムが少ない
クロルプロマジン（コントミン® など）	＋＋	＋	＋＋	過鎮静，抗コリン作用
リスペリドン（リスパダール® など）	＋＋	＋＋	＋＋	高プロラクチン血症，体重増加，活性代謝物（腎排泄）
クエチアピン（セロクエル®）	＋＋	－/＋	＋＋	糖脂質代謝異常，糖尿病禁忌
ペロスピロン（ルーラン®）	＋	＋/＋＋	－/＋	高用量で EPS，短時間作用
オランザピン（ジプレキサ®）	＋	＋	＋	糖脂質代謝異常，糖尿病禁忌，アカシジア
アリピプラゾール（エビリファイ®）	－/＋	＋	－/＋	不眠や食欲低下，使用は低活動型に限定される
トラゾドン（レスリン® など）	＋	－	＋	穏やかな作用，短時間
ミアンセリン（テトラミド® など）	＋/＋＋	－	＋	長時間作用，抗アカシジア作用

＋＋＋：非常に強く作用する，＋＋：強く作用する，＋：弱い作用のみ，－：ほとんど作用しない。

ハロペリドール

経静脈的投与が可能なことと，エビデンスが最も多いことから頻用される薬剤です[31-33]。誤解されがちですが，鎮静はそれほど強くありません。内服や筋肉注射に比べて経静脈的投与はパーキンソニズムの副作用が軽減されるというものの，この薬剤のパーキンソニズムの副作用はほかの薬剤と比べてきわめて高く，QT 延長を伴う心室性不整脈のリスクもきわめて高いため，突然死につながることもあるだけに十分に注意しなくてはなりません。

内服では 1～2 mg/日，筋肉・静脈投与では 2.5～5.0 mg/日までを許容範囲とするのが妥当であると思われます。

クロルプロマジン，レボメプロマジン

ハロペリドール同様に高いエビデンスがあります[24]。筋肉注射が可能なことから，興奮・焦燥の強い症例について選択されることがあります。強い交感神経遮

断作用を有するため，血圧低下に留意する必要があります。

リスペリドン

ハロペリドールに劣らないというエビデンスが存在します[34)]。パーキンソニズムの頻度もハロペリドールと同様に高いため，十分に注意する必要があります。少量でパーキンソニズムを避けて使用することができれば有効な選択肢と考えられます。

クエチアピン

プラセボを対象とした2つの臨床試験でせん妄に対する有用性が示されています[35,36)]。また日本総合病院精神医学会の専門医などによるエキスパートコンセンサスでは，最も高い割合で推奨される薬剤に選ばれています[37)]。パーキンソニズムの頻度がきわめて低く，過度な鎮静や血圧の低下に留意することで，夜間のほどよい鎮静とせん妄の改善に寄与する薬剤であると考えられます。糖尿病患者には投与できません。

ペロスピロン

わが国における使用に限定されている薬剤のため，前向き観察研究が一報[38)]あるのみというエビデンスですが，半減期が短く，パーキンソニズムは少量であれば回避できるため，臨床的に有用である可能性は高い薬剤です。耐糖能，過鎮静，心循環器系への影響も少なく高齢者に選択されやすい薬剤といえます。

オランザピン

RCT が2報存在します[39,40)]。抗ヒスタミン作用をもち，鎮静作用を有するため，興奮・焦燥が強い症例においても有用であることが期待されますが，抗コリン作用を同時に有するためせん妄を増悪するという症例があります[41,42)]。糖尿病患者には投与できません。

アリピプラゾール

がん患者を対象とした前向き観察研究において低活動型せん妄に対して高い有効率を示したという結果があります[43)]。鎮静が弱く，パーキンソニズムの頻度は低いとされているものの，アカシジアの頻度はけっして低くないため注意が必要です。低活動型せん妄に限っては選択肢として残されているようです。

トラゾドン，ミアンセリン

トラゾドン[44]，ミアンセリン[45]にもそれぞれ国内での症例報告が存在します。抗精神病薬の使用をどうしても避けなければならない症例で使われます。この2剤は抗うつ薬に分類され，ドパミン遮断作用は一切ないため，適度な $5HT_{2A}$遮断作用により睡眠深度を改善し，せん妄に対して適した薬剤であると推測されます。

アセナピン

アセナピンはせん妄に利用される抗精神病薬のなかで，唯一の舌下錠です。口腔内崩壊錠や液剤の内服が困難な場合に利用されることがあります。嚥下障害があるがん患者などに対しての有用性が報告されています[46]。内服については舌下での5分の保持，その後絶飲食の指示があるものの臨床でのせん妄の有用性が少しずつ報告されており，今後注目されます。

抗精神病薬の中止基準について[47]

入院環境におけるケアに影響を与えるようなせん妄の中心的症状，特に睡眠覚醒リズム障害が改善されてまで抗精神病薬を長期に継続する意義ははなはだ乏しいと思われます。これまで述べたように，せん妄に対する抗精神病薬のエビデンスは限定的で，わが国においてほとんどすべての抗精神病薬が保険診療適用外であり，どの薬剤にも複数の重篤な副作用が指摘されています。

よって，せん妄に使用した抗精神病薬は，せん妄の主要因である身体症状が改善し，せん妄の主症状である睡眠覚醒リズム障害が改善した場合，2〜3日ですみやかに漸減中止されるべきあると考えます。ただし，トラゾドン，ミアンセリンなどの抗うつ薬が使用されている場合は4〜5日経過後など，もう少し緩徐な中止スケジュールが許容される可能性があります。

（上村恵一）

引用文献

1）日本ペインクリニック学会用語委員会（編）：ペインクリニック用語集（改訂第3版）．真興交易医書出版部，2010.
2）厚生労働省：平成25年国民生活基礎調査　Ⅲ世帯員の健康状況.
http://www.mhlw.go.jp/toukei/saikin/hw/k-tyosa/k-tyosa13/dl/04.pdf（2019年6月閲覧）
3）国立長寿医療研究センター看護部高齢者看護開発チーム（編）：認知症患者の看護マニュアル（2009年改訂版）．p.14，国立長寿医療研究センター，2009.
4）淀川キリスト教病院ホスピス（編）：緩和ケアマニュアル（第5版）．p.39，最新医学社，2007.
5）Whaley LF, et al：Nursing Care of Infants and Children, 3rd ed, Mosby, 1987.
6）日本緩和医療学会緩和医療ガイドライン作成委員会（編）：がん疼痛の薬物療法に関するガイドラ

イン(2014 年版). 金原出版, 2014.
7) 日本集中治療医学会 J-PAD ガイドライン作成委員会(編):日本版・集中治療室における成人重症患者に対する痛み・不穏・せん妄管理のための臨床ガイドライン. 日本集中治療学会誌 21(5):539-579, 2014.
8) 鈴木みずえ(編):パーソン・センタードな視点から進める 急性期病院で治療を受ける認知症高齢者のケア―入院から退院後の地域連携まで. pp.78-79, 日本看護協会出版会, 2013.
9) 安藤千晶, ほか:疼痛行動評価尺度日本語版 DOLOPLUS-2 妥当性の検討. 老年精神医学雑誌 22(増刊Ⅲ):203, 2011.
10) 厚生労働省「身体拘束ゼロ作戦推進会議」:身体拘束ゼロへの手引き. 厚生労働省, 2001.
11) Gibson C, et al:The delirium experience:delirium recall and delirium-related distress in hospitalized patients with cancer, their spouses/caregivers, and their nurses. Psychosomatics 43(3):183-194, 2002.
12) Pandharipande PP, et al:Long-term cognitive impairment after critical illness. N Engl J Med. 369(14):1306-1316, 2013.
13) Weinert CR, et al:Health-related quality of life after acute lung injury. Am J Respir Crit Care Med 156(4 Pt 1):1120-1128, 1997.
14) 山内典子:せん妄を生じた患者, その家族, ケアを行う看護師の経験に関する文献検討. 日本精神保健看護学会誌 27:75-81, 2018.
15) 藤崎 郁:不穏患者の体験世界と介入の方向性. 看護技術 44(11):39-45, 1998.
16) 齋藤静代, ほか:ICU 体験内容の分析から ICU 看護を考える―入室経験患者のインタビューから. 看護技術 51(1):62-66, 2005.
17) 木下佳子, ほか:集中治療室入室体験が退院後の生活にもたらす影響と看護支援に関する研究―ICU サバイバーの体験とその影響. 日本クリティカルケア看護学会誌 2(2):35-44, 2006.
18) 中村孝子, ほか:せん妄を発症した患者に対する理解と回復へのケア―患者の記憶に基づいた体験内容とその影響に関する文献レビュー(1996〜2007 年). 国立病院看護研究学会誌 7(1):2-12, 2011.
19) 村田久行, ほか:シリーズ現象学看護 1 せん妄. pp.120-136, 日本評論社, 2014.
20) 難波美貴, ほか:終末期せん妄のケア―遺族へのインタビュー調査より得られたケアのあり方. 緩和ケア 16(2):108-113, 2006.
21) 森田達也, ほか:終末期せん妄にみられる幻覚の意味―緩和ケアの視点からみた 1 考察. 臨床精神医学 25(11):1361-1368, 1996.
22) Stagno D, et al:The delirium subtypes:a review of prevalence, phenomenology, pathophysiology, and treatment response. Palliat Support Care 2(2):171-179, 2004.
23) Hshieh TT, et al:Cholinergic deficiency hypothesis in delirium:a synthesis of current evidence. J Gerontol A Biol Sci Med Sci 63(7):764-772, 2008.
24) Breitbart W, et al:A double-blind trial of haloperidol, chlorpromazine, and lorazepam in the treatment of delirium in hospitalized AIDS patients. Am J Psychiatry 153(2):231-237, 1996.
25) Hatta K, et al:Preventive effects of ramelteon on delirium:a randomized placebo-controlled trial. JAMA Psychiatry 71(4):397-403, 2014.
26) Hatta K, et al:Preventive effects of suvorexant on delirium:a randomized placebo-controlled trial. J Clin Psychiatry 78(8):e970-e979, 2017.
27) Agar MR, et al:Efficacy of oral risperidone, haloperidol, or placebo for symptoms of delirium among patients in palliative care:a randomized clinical trial. JAMA Inter Med 177(1):34-42, 2017.
28) Uchiyama M, et al:Efficacy of mianserin on symptoms of delirium in the aged:an open trial study. Prog Neuropsychopharmacol Biol Psychiatry 20(4):651-656, 1996.
29) Leung JM, et al:Pilot clinical trial of gabapentin to decrease postoperative delirium in older patients. Neurology 67(7):1251-1253, 2006.
30) Hatta K, et al:Ramelteon for delirium in hospitalized patients. JAMA 314(10):1071-1072, 2015.
31) American Psychiatric Association:Practice guidelines for the treatment of patients with delirium. Am J Psychiatry(May suppl)156:S1-S20, 1999.
32) Seitz DP, et al:Antipsychotics in the treatment of delirium:a systematic review. J Clin Psychiatry

68(1):11-21, 2007.
33) Lonergan E, et al:Antipsychotics for delirium. Cochrane Database Syst Rev 18;(2):CD005594, 2007.
34) Han C, et al:A double-blind trial of risperidone and haloperidol for the treatment of delirium. Psychosomatics 45(4):297-301, 2004.
35) Devlin JW, et al:Efficacy and safety of quetiapine in critically ill patients with delirium:a prospective, multicenter, randomized, double-blind, placebo-controlled pilot study. Crit Care Med 38(2):419-427, 2010.
36) Tahir TA, et al:A randomized controlled trial of quetiapine versus placebo in the treatment of delirium. J Psychosom Res 69(5):485-490, 2010.
37) 八田耕太郎:D. 治療. 日本総合病院精神医学会せん妄指針改訂班(編):せん妄の臨床指針(せん妄の治療指針第2版)日本総合病院精神医学会治療指針 1. pp.98-99, 星和書店, 2015.
38) Takeuchi T, et al:Perospirone in the treatment of patients with delirium. Psychiatry Clin Neurosci 61(1):67-70, 2007.
39) Kim S, et al:Risperidone versus olanzapine for the treatment of delirium. Hum Psychopharmacol 25(4):298-302, 2010.
40) Skrobik YK, et al:Olanzapine vs haloperidol:treating delirium in a critical care setting. Intensive Care Med 30(3):444-449, 2004.
41) Breitbart W, et al:An open trial of olanzapine for the treatment of delirium in hospitalized cancer patients. Psychosomatics 43(3):175-182, 2002.
42) Sipahimalani A, et al:Olanzapine in the treatment of delirium. Psychosomatics 39(5):422-430, 1998.
43) Boettger S, et al:An open trial of aripiprazole for the treatment of delirium in hospitalized cancer patients. Palliat Support Care 9(4):351-357, 2011.
44) Okamoto Y, et al:Trazodone in the treatment of delirium. J Clin Psychopharmacol 19(3):280-282, 1999.
45) Nakamura J, et al:Does plasma free-3-methoxy-4-hydroxyphenyl(ethylene)glycol increase in the delirious state? A comparison of the effects of mianserin and haloperidol on delirium. Int Clin Psychopharmacol 12(3):147-152, 1997.
46) Osawa K, et al:A case report of the efficacy and usefulness of asenapine in the treatment of a cancer patient with delirium and aphagia. Palliat Support Care:1-4, 2018.
47) 上村恵一:いつまで治療を続けるか—抗精神病薬の中止基準. 精神科 27(1):880-891, 2015.

せん妄に関する大事な要因

意思決定支援

臨床において，私たち医療者は身体的に重篤な状態の結果としてのせん妄を非常に多く経験します。そのようなときには，患者やその家族は重大かつ選択に戸惑う意思決定（抗がん治療のような複雑な治療の選択，移植の選択，心肺蘇生を行うかどうか，治療や療養先をどこにするか，財産・遺産の分与の選択など）を迫られる状況でもあります。私たち医療者は，患者の意思決定の能力を評価し，かつ，その能力を最大限に発揮し，意思を選択に反映できるように支援する必要があります。

基本的考え方

わが国でも，パターナリズムよりも患者の自己決定権が優先されるようになり，インフォームド・コンセントの理念が発展するにつれて患者が自己決定するにあたって以下の３つの要素が要求されるようになりました。それは，❶必要な医学・医療情報の開示（disclosure of information）とその理解，❷患者の治療同意能力（competency），❸自発性（voluntariness）の３点です。この３要素のうちいずれか１つが欠けても，患者の与える同意は倫理的にも法的にも有効ではないとされています[1)]。

しかし，実際の臨床では医師が説明した内容をどれだけ理解しているか評価しているインフォームド・コンセントはきわめてまれであり[2)]，一般に，患者が医師のすすめる医療行為を拒否した場合において，患者の意思決定能力があるかないかに関心が向くことが多いようです[3,4)]。仮に，医師がすすめる治療法に同意したからといっても，それが断りづらい状況での決断（自発性の欠如）であったり，意思決定能力が低下している状態での同意であれば，それは倫理的にも法的にも真の同意とは言いがたいものとなります。また，このことはせん妄患者では往々にして起こりうることです。

一般的に competency とは法的対応能力を指し，capacity が医療現場における意思決定能力（治療同意能力）を指すことが多いですが，ここでは誤解を生まない限りにおいて混乱を避けるために，両者を統一して「意思決定能力 competency（＝治療同意能力）」として使用します。

表 2-20 意思決定能力(治療同意能力)

選択を表明する能力 express a choice	治療を受けるか拒否する(辞退する)かの希望を明確に伝える能力
治療に関連する情報を理解できる能力 understand	提案された治療の効果，副作用，合併症などの情報を理解，記憶，再認できる能力
情報の重要性を認識する能力 appreciate	自分自身の状況，とくに，自分の病気と，その治療を選択した場合に起こりうる結果を認識できる能力
論理的(合理的)に考える能力 reason	関係するさまざまな情報をもとに，論理的なプロセスで治療を受けるか拒否する(辞退する)かどうかの選択ができる能力であり，複数の治療選択を比較考察する能力を含む

〔Grisso T, et al：The MacArthur Treatment Competence Study. Ⅲ：abilities of patients to consent to psychiatric and medical treatments. Law and Hum Behav 19(2)：149-174, 1995/Grisso T, et al(著)，北村總子，ほか(訳)：治療に同意する能力を測定する―医療・看護・介護・福祉のためのガイドライン．日本評論社，2000〕

意思決定能力の評価

では，実際の臨床において，私たちはどのように意思決定能力を評価すればよいのでしょうか。

臨床における意思決定能力の評価法としてこれまで最も受け入れられているものは，Appelbaum と Grisso らによる 4 つの能力モデルに基づく評価法です(表 2-20)[5,6]。

表 2-20 の 4 つのすべての能力が備わっていれば，意思決定能力(治療同意能力)は「あり」とされます。また，これらの 4 つの能力がすべて欠けていたら意思決定能力(治療同意能力)は「なし」とされます。また，表の下の項目ほど，高い認知機能が求められるとされています。評価の実際は 表 2-21 を参考にしてください[7]。また，これらに基づいて Grisso らにより開発された意思決定能力を評価するための半構造化面接法(MacArthur Competence Assessment Tool for Treatment)[6] も存在し，それを利用することも 1 つの方法です。

支援の実際

せん妄では認知機能障害が起こるため，意思決定能力にも影響することは自明ですが，「せん妄＝意思決定能力“なし”」というわけではありません。これは，認知症や小児，うつ病や統合失調症などの「精神疾患＝意思決定能力“なし”」とはならないことと同様です(誰かに操られているという妄想がある患者であっても，虫垂炎手術の必要性について理解し，意思決定をすることが可能な場合はよくあ

表 2-21 意思決定能力の評価法

能力	患者の仕事	評価方法	具体的な質問内容
選択の表明	よいと思った治療選択肢をはっきり示す	患者に治療の選択を示すように促す	「医師の勧める治療を受けるかどうか決めましたか？」 「その決定は何かを教えてください」
理解	医師と会話した情報の根本的な意味を理解する	告知された医学的状態と治療に関する情報を言い換える(説明する)よう促す	「医師が(問題となっている病気，推奨される治療とそれに伴う危険性と利益，代替治療とそれに伴う危険性と利益，治療を受けなかった場合の危険性と利益について)あなたに説明したことをあなた自身の言葉で説明してください」
認識	医学的状態と治療選択について起こりそうな結果を認識する	医学的状態と提案された治療とその結果起こりそうなことについて述べるように求める	「現在のあなたの病気は何だと思いますか？」 「何らかの治療が必要だと思いますか？」 「治療によってあなたにどんなことが起こりそうですか？」 「治療を受けなかった場合どんなことが起こりそうですか？」 「医師がなぜこの治療をすすめたと思いますか？」
論理的(合理的)選択	与えられた情報を，治療の選択肢を比較検討するプロセスで使うことができる	治療の選択肢と結果を比較し，選択した理由について述べるよう求める 患者は「不合理な」選択をする権利があるため，選択結果ではなく，プロセスに焦点を当てる	「推奨された治療を受けるか，受けないかどうやって決めたのですか？」 「Aという選択がBよりよいのはどうしてですか？」

上記の項目について，本人から理解をたずねる。
〔Appelbaum PS : Clinical practice. Assessment of patients' competence to treatment. N Engl J Med 357(18) : 1834-1840, 2007 より一部改変〕

る)。昏迷や昏睡に近いせん妄もあれば，軽度の意識障害に近いせん妄もあり，認知機能障害の程度もさまざまです。何よりもまず私たち医療者は，せん妄を見落とさないこと(これはDELTAプログラム開発の主旨でもある)と同時に，せん妄を改善するよう最大限努めること，また，これはせん妄患者だけに限ったことではありませんが，すべての患者に対して意思決定能力の程度を評価すること，その能力の程度に合わせた適切なやり方で必要な情報提供をすることが求められます。表 2-22 にあげたように患者の意思決定にはさまざまな要因がかかわります

表 2-22 意思決定に関連する要因

患者側	医療者側
・意思決定能力（治療同意能力） ・年齢 ・性別 ・学業，家庭，就労などの社会的状況 ・知的能力 ・教育歴 ・身体的状態 ・精神疾患 ・心理的状態 ・使用薬剤 ・得られた情報 ・治療選択の困難さ ・病期，進行度 ・経済的状況 ・患者-医療者間の関係性 ・信条，人生観，価値観，文化規範，宗教 ・家族の意思 ・周囲の支援状況 など	・年齢 ・性別 ・情報提供の能力 ・専門性，知識量 ・施設のサービス提供能力 ・役職 ・意思決定能力（治療同意能力）の評価能力 ・意思決定を支援する能力 ・教育歴 ・身体的状態 ・精神疾患 ・心理的状態 ・患者-医療者間の関係性 ・信条，人生観，価値観，文化規範，宗教 ・周囲の支援状況 など

ので，意思決定能力を基礎として，その他のさまざまな要因についての評価と配慮も必要になります。インフォームド・コンセントや意思決定は患者側の要因だけではなく，私たち医療者側の要因もおおいにありますので，私たち医療者側の要因についても同時に十分検討されるべきです。

次に意思決定を行っていく手順は，図 2-17 のようなフローチャートのように整理できます。しかし，実際には意思決定は「あり」/「なし」とクリアカットできるものではなく，「部分的にあり」/「部分的になし」となることがほとんどです。したがって私たちは，患者の意思決定能力についてどの部分が低下しており，どの部分が保たれているかを評価し，低下している部分を最大限改善するよう努め，また補助するよう工夫することが必要です。例えば，記憶力が低下している場合には書面や図など後で読み返すことができる資料を用いたり，数回に分けて繰り返し説明や確認を行うことで意思決定支援を行うことができるかもしれません。また，病期や進行度によっても求められる意思決定能力と医療者側の説明能力の程度が変わってきます。例えば，湿疹に対するステロイド軟膏使用について求められる意思決定能力は，中等度のせん妄患者でも保たれている可能性は高いですが，進行がんの 3rd ラインの治療選択に求められる意思決定能力は中等度のせん妄患者では保たれていない可能性が高くなります。同時に，私たち医療者側に求められる説明能力も病態によって変化していきます。

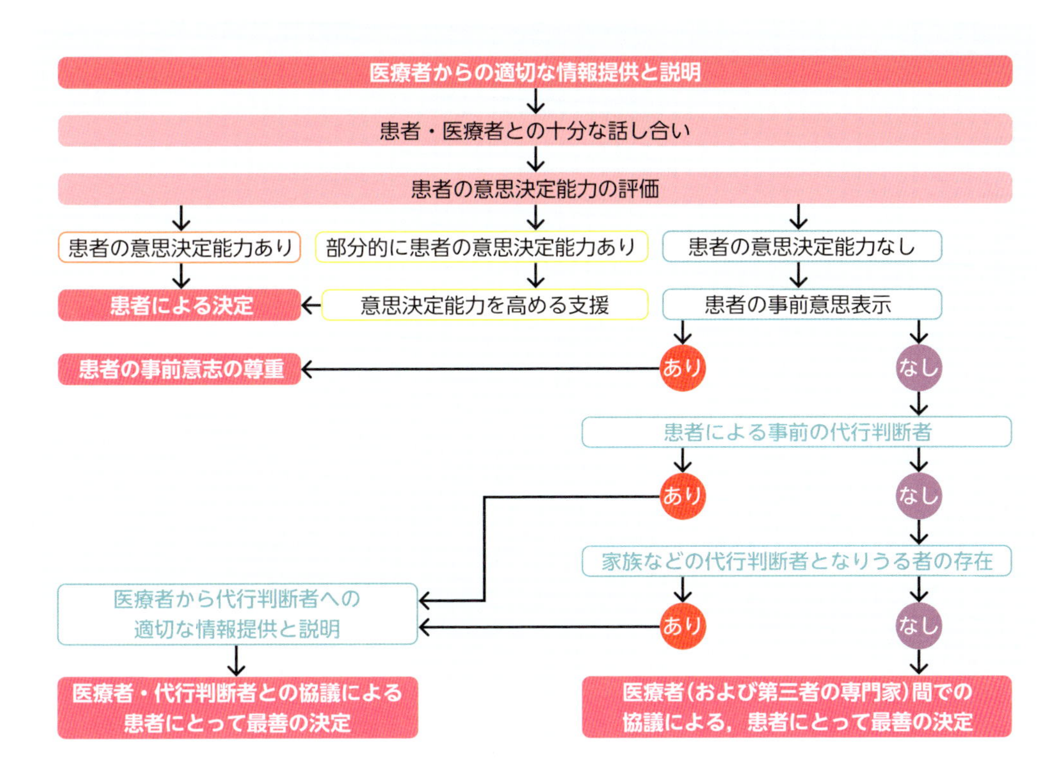

図 2-17　意思決定の手順

たとえ，せん妄を改善することが困難であっても，一般にせん妄は夕方から明け方に悪化する傾向にあるため，それらの時間帯を避けて重要な情報提供をする工夫ができ，適切な薬物療法を行うことで認知機能を改善させることも可能かもしれません。十分な観察によってその患者のせん妄の特徴を知り，個別的でかつ想像力を働かせた工夫をしていくことも必要です。

それでももし患者の意思決定能力が著しく低下しており，意思決定能力「なし」といえる状況においては，患者の事前意思(リビング・ウィルともいわれる)による決定や代行判断者(患者の信条，人生観，価値観などを十分理解し，もし患者に意思決定能力があった場合に，患者はどのような選択をするかを判断し，代行しうる人間を指す)による意思決定[7]が優先されます。したがって，患者がせん妄になる前に，機会が与えられるのであれば(DELTA プログラムに沿って行うのであれば，事前にせん妄の情報提供を行った後にするとよい)，「万が一，このようなせん妄が起こり，一時的に判断能力が落ちてしまったときには，あなたの生き方や考え方を最も理解してくださって，あなたならこう決断するだろうと代わりに判断してくださりそうなかたはどなたですか？　または，どなたにあなたの大切な治療の決断をお願いしたいですか？」といったかたちで事前に代行判断者を患者自身に選んでもらったり，「もし今回の治療中にAという事項が起こった場合にさらに，せん妄が起こって判断能力が低下してしまったときには，Bという方法を選びたいですか？　それともCでしょうか？」といった事前の判断をあらかじめ確認しておくことは役に立つでしょう。また，その際には書面やカルテに同席者の名前も含め記録に残しておくことも重要です。しかし残念ながら事前の意思や代行判断者の希望も確認できておらず患者の意思決定能力がない場合には，現在の日本において，患者本人が意思決定能力を失った際の意思決定や，代行判断者の認定に関しても法整備はなされていません。また，現行の成年後見制度では医療上の判断権限はないとされています。そのような場合には一般的に配偶者，次に成人した子ども，両親，同胞，その他の親戚といった順で代行判断者（よくキーパーソンといわれる）として選ばれることが多い[7]ですが，長らく家庭内別居状態の夫婦もいれば，ずっと仲が悪くお金を無心し続けている息子もいるはずです。そのため，医療者は代行判断者として誰が適切であるのかを，少なくとも治療にかかわるチームのカンファレンスや場合によっては施設内の倫理委員会などの複数の人間によって慎重に選定すべきですし，その根拠も記録に残しておくべきでしょう。

◆ ◆ ◆ ◆ ◆

インフォームド・コンセントの目的は本来，治療に関する意思決定への患者の意味ある参加を促すことであるため，患者の意思決定を構築していくための信頼関係やコミュニケーションを構築していく大切な手段でもあります。また，その過程で意思決定能力を評価し，代行判断者を選定していくことにもなります。

せん妄が意思決定能力に影響を及ぼすことは明らかですので，せん妄を予防したり早期に改善するよう努力すること，もし，せん妄が起こっても薬物療法やケアを通して少しでも軽症化していくこと，その患者のせん妄の特徴を知り，その特徴に合わせた適切な手段で情報提供や意思決定の支援を行っていくことが大切です。

また，せん妄は多くの場合改善可能であり，変動しやすい特徴があります。ある時点での意思決定がその後も永続的な最終決定ではないため，回数を重ねて，意思決定を確認していくことも重要です。

（武井宣之）

終末期のせん妄ケア

終末期せん妄とは

「終末期せん妄」は，終末期に体験する「回復できない/改善の見込みのない」せん妄を指す用語です。がん患者の70%以上が終末期せん妄を体験するといわれ，このように非常に多くの人が体験することから，通常の死の過程の一部であるという考え方もあります。

一般的に，原因が複数ある，肝機能障害がある，肺転移による低酸素血症があると，難治性のせん妄と呼ばれます。終末期がんの場合には，原因が複数あるだけでなく，原因が特定できないことも少なくありません。しかし，終末期に体験するせん妄がすべて「回復できない/改善の見込みのない」せん妄とは限りません。終末期がん患者が体験するせん妄の原因は，国内の先行研究では表2-23のように報告されています[8)]。これらのうち，せん妄の原因が薬物単独の場合は37%，高カルシウム血症単独の場合は38%の患者が，治療によりせん妄から回復したそうです。このことから，改善可能な要素はないか検討するためにも，せん妄の原因を探索することは重要です。

終末期せん妄による苦痛

「せん妄による苦痛」とは何でしょうか。「せん妄による苦痛」を大きく2つに分

表2-23 終末期がん患者が体験するせん妄の原因

N=153

	n(%)
肝不全	45 (29)
薬物	38 (25)
低酸素	24 (16)
感染	17 (11)
高カルシウム血症	13 (8.5)
身体症状	10 (6.5)
腎不全	5 (3.3)
低ナトリウム血症	5 (3.3)
不明	11 (7.2)

〔Morita T, et al：Underlying pathologies and their associations with clinical features in terminal delirium of cancer patients. J Pain Symptom Manage 22(6)：997-1006, 2001 より一部改変〕

類すると，❶せん妄自体によって体験するつらさと，❷患者の思い／目標がせん妄によって達成を妨げられるつらさになります。それでは，終末期せん妄を体験している患者は，せん妄自体によって体験するつらさをどのように捉えているのでしょうか。Breitbartらは，せん妄から回復し，せん妄のときのことを覚えていた患者54人(全体の53.5%)とその家族を対象に，せん妄のときのつらさをたずねる質問紙調査を行いました[9]。その結果，80%の患者と76%の家族が「ひどくつらかった」と回答しました。また，患者については，妄想のような症状のあった場合では，なかった場合と比較してつらさが高く，家族については，患者のKarnofsky Performance Status(以下，KPS；全身状態をスコア化した指標で，スコアが低いほど全身状態が悪いことを示す)が，30未満の場合(KPS＝20；非常に重症，入院が必要で精力的な治療が必要)，30以上の場合(KPS＝30；まったく動けず，入院が必要だが死は差し迫っていない)と比較してつらさが高い傾向にありました。また，Moritaらが遺族を対象に行った調査においても，終末期せん妄を体験した家族の苦痛として，「身のおきどころのなさ」「コミュニケーション障害」「見当識障害」「幻覚」などが非常に強い苦痛であったと報告されています[10]。終末期せん妄による症状は，体験すること自体が患者にとって苦痛であること，そして，患者をサポートする家族も同じくつらい体験をしていることを念頭に，患者と家族が必要としている支援は何かを考えることが重要です。

終末期せん妄の患者が必要としている支援

終末期せん妄は，事前の介入によっても発症率に差がないという報告があります[11]。そのため，終末期せん妄は，「発症するもの」という見通しをもって対応することが重要だと考えられます。手術後や化学療法中の患者が体験するせん妄では，せん妄症状の予防や改善，意識障害からの回復がゴール設定となります。しかし，終末期せん妄は，その発症の予防が困難であり，また，「回復できない／改善の見込みのない」症状であるために，各患者に応じた，個別的なゴール設定が必要となります。例えば，患者がなるべく苦痛なく過ごせることを目指したり，家族の面会時になるべくコミュニケーションがとれることを目指したり，患者に応じてさまざまな目標が立てられます。

個別的なゴール設定とともに，すべての患者に共通して，せん妄をなるべく悪化させない支援は重要です。終末期せん妄の悪化を予防するために必要な支援は，手術後や化学療法中の患者が体験するせん妄のときと同様で，苦痛症状の緩和と環境整備が重要になります。特に，終末期せん妄では，発熱や尿閉，便秘(オピオイド使用による便秘には注意！)によって悪化することが知られています。

表 2-24 患者ケアについて家族が医療者に期待する支援

N=242

	n(%)
せん妄になる前と同じような対応をしてほしい	227(94)
患者が何を伝えようとしているのか理解しようとしてほしい	214(88)
つじつまの合わない話でも否定したり正そうとしたりしないでほしい	202(83)
話がしづらくなる前に患者の希望を聞いてほしい	131(54)

〔Morita T, et al：Terminal delirium：recommendations from bereaved families' experiences. J Pain Symptom Manage 34(6)：579-589, 2007 より一部改変〕

環境整備では，点滴のラインや，尿道カテーテルなどの管理が重要となります。点滴では，ラインが患者の身体に触れて不快にならないような工夫や，点滴の投与時間(日中のみにするなど)を検討すること，尿道カテーテルでは，患者の手がカテーテルに触れないよう工夫することが重要です。また，見当識が保たれるよう，時計やカレンダーを置いたり，家族の写真や慣れ親しんだものを飾ったりすることも大切な支援の1つです。

一方，家族は患者がどのような支援を受けられることを，医療者に期待しているのでしょうか。Morita らが遺族を対象に行った調査結果を一部抜粋して掲載します(表 2-24)[12]。この結果から，家族は医療者に，患者がせん妄症状を体験していたとしても，一人の人として尊重された支援が受けられることを希望しているのがわかります。

終末期せん妄の患者の家族が必要としている支援

先行研究では，患者がせん妄を体験することによって，家族は患者や看護師以上に強い苦痛を体験しているという報告があります[9]。家族は，せん妄体験について，反応が乏しくなった，コミュニケーションが困難となった，つじつまの合わない行動をしていた，妄想などの症状がみられた，落ち着かない感じであったといった医療者がよく目撃するような場面を体験するほか，過去に体験した出来事を話していた，達成したかった人生の目標について話していたなど，家族にしかわからない体験や記憶を話す場面を体験するときもあるようです[13]。

それでは，家族はどのような支援を受けられることを医療者に期待しているのでしょうか。Morita らが遺族を対象に行った調査結果を一部抜粋して掲載します(表 2-25)[12]。このほかにも，家族のなかには，「苦痛緩和のためであれば眠ってしまっても仕方ないと思う反面，起きて話をしたい」「長く生きてほしいと思う反面，苦しまずに最期を迎えてほしい」といった相反する感情を抱いている場合

表 2-25 家族ケアについて家族が医療者に期待する支援

N=242

	n(%)
家族が休めるよう配慮してほしい	208(86)
日々の変化や予測される経過について説明してほしい	207(86)
どのように対応するのか一緒に話し合ってほしい	181(75)
せん妄の原因を説明してほしい	175(72)
そばに居てほしい	173(71)
会話が困難になる前にもっと話をするよう促してほしい	164(68)
一般的なせん妄について教えてほしい	159(66)

〔Morita T, et al：Terminal delirium：recommendations from bereaved families' experiences. J Pain Symptom Manage 34(6)：579-589, 2007 より一部改変〕

もあります。これらの結果から医療者は，いまの状態から今後の見通しについて説明し目標設定について相談することや，家族が精神的な負担を軽減できるような支援を受けられるよう配慮することが重要だといえます。

（角甲　純）

家族へのケア

せん妄ケアにおいて家族は重要な役割を果たします。例えば，普段の患者の状態を把握している家族は患者の些細な変化に気づきやすく，軽微なせん妄症状を見つけ出すことができるかもしれません。また，家族の存在が見当識を取り戻すきっかけとして機能したり，特に不穏や攻撃的な言動がみられる場合には，家族がそばにいることで落ち着きを取り戻す場合があります。

しかしながら，せん妄をはじめて経験する家族は「頭がおかしくなってしまった」と不安を感じたり，いつもと異なる様子に恐怖感や戸惑いを感じたり，「周りに迷惑をかけてしまって申し訳ない」などさまざまな心境におかれます。そのために，いつもと違う患者の様子に気づきながらも誰にも相談できない，患者のつじつまの合わない言動を非難してしまい患者の混乱や興奮を強めてしまうなど，せん妄をケアするうえで逆効果になることがあります。

せん妄ケアを効果的に進めるためには，家族へのせん妄教育が必要不可欠です。家族へのせん妄教育の目的は，家族が正しい知識を得ることで，せん妄を疑ったときに医療者に報告できる，せん妄の対応を医療者と協力しながら実践できることです。そのためには，一方的な情報提供にならないよう患者・家族–医療者間の協働関係を築くためのコミュニケーションに重点をおいて進めていく必要があります。

せん妄を解説したパンフレットやリーフレット，動画などの視覚教材を活用すると効果的な教育が期待できます。これらの資材活用は，理解を促進するだけでなく，患者が後で振り返るときや直接説明を受けていないほかの家族と情報を共有する際にも役立つという利点があります。医療者側にも，統一した説明や対応が可能になるというメリットがあります。

次に，パンフレットやリーフレットを用いて医療者が行う家族教育に焦点を当てて解説します。

せん妄についての知識を共有

せん妄は，うつ病や認知症，あるいはストレスによる精神的な負担と誤解されることがあり，そのために適切な治療やケアにつながらないことがあります。このような誤解を防ぐために，以下の点に留意してせん妄を解説します。

せん妄は身体要因や薬剤によって生じた脳の機能不全（意識障害）である

誤解が生じないように次の点を強調して説明します。

- 「せん妄は体の調子を崩したときにみられる，脳の働きが上手くいかなくなった状態です」
- 「せん妄は熱が出たり，体の水分が足りない状態をきっかけに，ぼんやりして昼もうつらうつらで，夜は混乱して落ち着かなくなったりします」

また，医療者が患者に対して睡眠や注意力，見当識，記銘力に関する質問をする意図を理解してもらうことも必要です。

- 「せん妄を早期に発見するために，せん妄を起こしていないいまの状態を把握しておくことが大切です。いまから，日付や場所，記憶に関する質問をさせていただけますか」
- 「手術の後に，時間の感覚や場所をたずねたり，集中力を確認するための質問をさせていただきます」
- 「せん妄になると，普段はあたりまえにできていたことをできなくなることがあります。私たちが，せん妄かもしれないと感じたときには，日付や場所を確認するといった一見あたりまえに思えるような質問をさせていただくことがあるかもしれません。ご協力をお願いいたします」

せん妄は誰にでも起こりうる可能性がある

身体疾患をかかえ治療を受けていると，誰にでもせん妄を起こす可能性があることを強調し，性格や気持ちの問題から生じるものではないことを説明します。

- 「体の治療のために入院されている患者さんの場合，2〜3割くらいのかたがせん妄になるといわれています。そのため，私たちも事前にせん妄について患者さんとご家族に説明させていただいているのです」
- 「ご家族にとっては急に患者さんの様子が変わるため驚かれると思います。しかし実際は入院患者さんの2〜3割の人にみられる症状で，けっしてまれなものではありません。患者さんに特別なことが起こったわけではありませんよ」

高齢，脳器質障害，認知症，アルコール多飲，せん妄の既往といったリスク因子が患者に該当するかを確認しながら，該当項目がある場合にはせん妄を起こす可能性が高いことを解説します。せん妄を経験したことのない家族はせん妄に対する関心が低く，説明が医療者からの一方的な話になりやすいので，注意が必要です。家族の動機づけを高めるためには，リスク因子に関する質問を意識的に投げかけながら，双方向のコミュニケーションのきっかけをもつようにします。

- 「普段はお酒を飲まれますか？　どんな種類のお酒をどのくらい飲まれますか？」
- 「物忘れが心配になることはありましたか？」「物忘れは毎日のようにありますか？」
- 「普段，他人の話声やテレビの音が聞こえなくて困ることはありますか？」「補聴器は使用されていますか？」
- 「これまでに，特に手術を受けた後に，いつもと違う言動があったことはありますか？」
- 「睡眠薬を飲んだ後に，寝ぼけたような言動があったことはありますか？」

せん妄は改善が可能(可逆性)である

家族は「このままの状態がずっと続くのではないか」と心配することがあるため，可逆性が期待できる場合にはその旨を正確に伝えることで安心感を得てもらう必要があります。ただし，原疾患の進行により，せん妄の原因が完全に除去することが難しい不可逆性の場合には，せん妄が原疾患の病状進行の前兆であることを伝え，家族が先の見通しをもてるように説明します。

- 「せん妄は体に負担がかかって出てきた症状なので，体の治療が進むことで改善が期待できます」
- 「せん妄が長引く場合には，せん妄の原因を見直したり，体の治療がどのように進んでいくのか見通しを確認していきます」

身体治療の必要性と同時に，向精神薬による薬物療法にも触れておきます。向精神薬は，寝る前に使用することが多いため，「眠剤／睡眠薬」と誤解されやすく，眠れているから使用しないでよいとされてしまうと，治療コンプライアンスが不良となることがあります。医療者は向精神薬を使う目的を明確にし，「せん妄の予防薬／治療薬」であることを強調します。また，向精神薬の依存性や副作用を懸念する家族には，家族の懸念を医療者が把握できる関係を構築することも必要です。

- 「せん妄の予防や治療で使うお薬は，いわゆる睡眠薬とは異なります。副作用として眠気が強く出ることがあるので寝る前に使用しますが，睡眠リズムを整えたり，混乱を和らげたり，頭の働きのバランスを整えるためのお薬です」
- 「お薬の量が増えていくと依存になるのではないかと心配されるご家族が多くいらっしゃいます。お薬の種類や量が増えたときには，なぜそうなったのか説明させていただきますが，ご心配があったらいつでも声をかけてくださいね」
- 「私たちも副作用が出ることを心配しています。少量から使いはじめて副作用が出ていないかもしっかり診ていきます。副作用が出ている場合には，すぐにお薬を減らしたり，別の薬に変更することもします」
- 「昼間も眠っているとお薬が強いのではないかと心配されるかたがいらっしゃいます。せん妄は，それ自体でも昼間うとうとと眠ってしまう症状があり，一概にお薬で眠っているとはいえないことがあります。お薬が効きすぎているのか心配になったときは，遠慮なくご相談ください」

せん妄は予防可能である

せん妄の予防的対応では，病院と自宅での連続性が重視されます。入院環境では，医療者が主導して予防的対応を実践しますが，自宅では家族が医療者に代わってその役割を担うことになります。その実践のためには，家族ができることを具体的に提示すること，医療的処置が必要な場合に，適切なタイミングで家族が医療者へ連絡できるように観察のポイントを共有しておくことが重要です。

痛みのコントロール

家族による痛みの観察が大切です。以下のような痛みのサインがみられる場合には鎮痛薬を使用する，あるいは使用しても変化がみられない場合には医療者へ連絡することを強調しておきます。

【痛みの徴候の具体例】

- しかめっ面や眉間にしわを寄せるなどの苦悶様の表情
- 動こうとしない
- 痛みをかばうような動き方をする
- 息切れや呼吸が荒い

脱水の予防

患者が「飲まない・食べない」でいると，家族は飲食物の準備を控える傾向にあります。また，「飲みなさい・食べなさい」と言うことに疲れている家族も少なくありません。脱水予防の観点からは，言葉で促すことよりも，飲みたいとき，食べたいときにいつでも飲食物に手が届く環境が重要です。飲水励行の工夫を具体的に示したり，脱水の徴候を明確に提示しタイミングを逃さずにその徴候を医療者へ連絡できるように促します。

【飲水行動を促す工夫の提案例】

- ペットボトルや飲み物が入ったコップを患者の目に入るところに置いておく
- 寝たままでも飲める形態の飲み物を用意する
- 食事以外のときにも飲み物をすすめてみる（例えば，おやつ，お風呂上がり）

【医療者への連絡の目安の具体例】

- 飲水量の目安（例えば，1日○Lなど）に到達しない
- 皮膚が乾燥している
- トイレの回数が減った（尿が出ない）
- ぐったりしている

活動を促す

一般的に「活動」と聞くと，ランニングや筋力トレーニングのような強度の高い運動を想像し，「できない」と考えてしまう家族がいます。せん妄予防における活動とは，昼夜のリズムを整えることを目的にしたものであることを強調します。以下のような日課となりうるような活動を設定したり，リハビリテーション介入がある場合には，家族に見学してもらい家族ができるリハビリテーションの指導を行います。

【活動量を促す工夫の提案例】

- 「活動というとランニングなどトレーニングをイメージされる人もいらっしゃるのですが，テレビは椅子に腰掛けて見るとか，食事のときは食卓に移動するとか，普段何気なくやっていることの延長と考えてくださいね」
- 「入院すると，自宅であたりまえにしていた活動がおっくうに感じるものです。入院してもできるだけ自宅での普段の生活を心がけてください。例えば，ベッドに横にならず腰掛けてテレビや新聞を見るとか，自宅で朝に散歩されていた人は病棟や院内を散歩するとか売店まで新聞を買いに行くなど。普段のことをいつもどおりするだけでもせん妄を予防することにつながります」

ベンゾジアゼピン系薬剤の使用を避ける

しばしば薬剤管理を家族が担っている場合があるので，家族とベンゾジアゼピン薬剤のリスクと対応を共有しておくことは重要です。ベンゾジアゼピン系薬剤

を中止する場合には，患者への配慮と同様に，その薬剤や処方医の批判にならないように伝えます。

- 「よく使われるお薬ですが，体の治療を受けている間は使用を控え，別のお薬で対応していきます」
- 「普段は○○さんに適している薬だったのでしょうね。しかし，手術の後はせん妄を悪化させてしまうこともあるので別のお薬に変えておきませんか。手術の後，体調が回復したら，もとのお薬に戻していくことも相談していきましょう」

せん妄への対応を医療者と一緒に話し合い，取り組む

せん妄の予防をどんなに講じたとしても，せん妄の原因となる身体要因が加わると，せん妄は起こってしまいます。そのため，せん妄の早期発見・対応によって重症化を予防する取り組みが重要であることを強調します。家族がせん妄の患者と安心して過ごせるように，家族が必要な知識を得ることだけではなく，実際に行動・対応できるようにサポートしていく点に重点をおいて説明します。

いつもと違う様子(せん妄)に気づいたら報告する

患者の自覚的な症状だけでなく，家族からみえるせん妄の症状を示していくことで家族の気づきを高めます(表 2-26)。しかし，実際に気づいていても医療者に相談することへ抵抗を感じる家族は少なくありません。家族が医療者に報告できるようになるために，「家族だからこそ気づくことができる些細な変化がある」ということや「医療者は家族からの情報を参考に治療やケアを検討していきたいと考えている」ということを強調しながら医療者への報告を促すように動機づけていきます。医療者からも積極的にせん妄症状を確認したり，せん妄についての懸

表 2-26 家族からみたせん妄の症状

患者自身が感じる症状	家族からみえる症状
・ぼんやりして，集中できない ・いつものように考えがまとまらない ・夢か現実かわからない ・昼夜が逆転する ・睡眠のリズムが崩れる ・時間や場所がわからない ・おかしなものが見える （虫，小さな動物など）	・ぼんやりしている ・話のつじつまが合わない ・場所や時間がわからない ・怒りっぽくなる，興奮したりする ・見えないものを見えると言ったり，ありえないことを言ったりする ・以前と性格が大きく変わったように感じる

上記のような症状や家族からみて「いつもと様子が違う」ことがあった場合は担当医や看護師に伝えてもらう。
〔国立がん研究センター東病院看護部：「せん妄を予防するために」パンフレット．2015 より一部改変〕

念事項がないかをたずねることで家族が医療者に相談しやすい環境をつくっていくことも大切です。

患者が安心・安全に過ごせる環境をつくる

まずは，家族に安心感を得てもらうために，患者がせん妄になったからといって特別なことに取り組み始める必要はなく，「普段どおりの生活を心がけ，いつもどおりの接し方でよい」ということを保証します。

- 「普段使用している補聴器や眼鏡があったら持って来ていただけますか」
- 「いつも見ていらっしゃる決まったテレビ番組（ラジオ番組）があれば，その番組をつけておくだけでも時間や曜日の感覚を取り戻すことにつながるかもしれません」
- 「普段日課にされていることはありますか。例えば，朝に新聞を読むなど。自宅でのリズムをできる限り病院でも取り入れていきたいと思います」
- 「お好きな音楽やいつも聞いていらっしゃる音楽はありますか。いつも聞いているお好きな音楽が流れていると落ち着かれるかたがいらっしゃいます」

また，入院環境では，時計やカレンダーを見やすい場所に置いておくことで時間の感覚を取り戻すきっかけになることを共有し，準備してもらうように依頼します。

「何もしてあげられない」と不全感に陥った家族には，家族だからこそできる対応があることを伝え，自信を回復させる声かけを行います。

- 「ご家族がそばにいることが患者さんの安心につながります」
- 「家族だからこそわかるコミュニケーションや会話の内容もあると思います。私たちもご家族からのお話を参考にケアを考えたいと思っていますので，教えていただけますか」

次に，家族が心がけるべき対応は「患者と家族の安全の確保」であること伝えます。せん妄のときは，「いつもと違う言動をとってしまうことがあり，患者自らが危険を判断することが難しいので，患者に代わって家族に安全への配慮をお願いしたい」と伝えます。具体的には以下のことを依頼します。

- 「刃物，はさみ，ライター，ポットなど危険物は身の回りに置かないようにお願いします。もし入院の荷物に用意されていたらお持ち帰りいただけますか。必要なときにはこちらからお貸ししますね」
- 「ご家族が付き添っていて，目が離せなくて困るとか，どうしたらよいか不安に感じたら，ほかの家族や医療者にご相談くださいね」
- 「ときに暴言や暴力がある場合もあります。家族だけで対応しようとせずに家族自身の身を守る行動をとり，すぐに医療者に連絡してくださいね」

患者が安心できるコミュニケーションスキルを身につける

家族がもっとも困惑するのは，幻視にもとづく言動やつじつまの合わない言動にどのように対応をしたらよいかということです。患者のそのような言動には「無理に正す必要はなく，状況に応じて合わせたり，話題を変えたりして対応する」ということを強調します。また，せん妄の患者と大切な話題を共有したいと考える家族も少なくはないため，その場合には，以下のようなコミュニケーション方法で工夫ができることを提示します。

せん妄患者とのコミュニケーションの工夫

【大切な話題は，静かで落ち着いた環境で行う】

- 大部屋ではなく個室を用意してもらう
- テレビやラジオは消しておく
- 混乱が強い時間帯を避け，午前中など比較的落ち着いている時間に話す

【クローズドな質問でたずねる】

- 「調子はどう？」→「痛いところある？」「肩が痛い？」と具体的に聞く
- 「どうしたい？」→「AとBのどちらがいい？」と選択肢を提示する

【会話はシンプルかつ手短にまとめる】

- 「落ち着いて」→「ここに座りましょう」といまとるべき行動を具体的に示す
- 「ご飯よ。ご飯を食べないと体力がつかないからしっかり…」→「ご飯が来たよ。食べましょう」とわかってほしい内容だけを言葉にする
- 「さっそくですが本題に入ります」と前置きは省く

このようなコミュニケーション方法を知っておくことは，「どう接したらよいのだろう」という不安の軽減に役立つでしょう。しかし，実際にせん妄の患者を前にすると，「どうやって声をかけたらいいか」「この方法は正しいのか」と心配になることがあります。家族がそのような戸惑いを感じている様子であれば，医療者がロールモデルとなり具体例を示したり，不適切な接し方の場合には適切な方向へ導くように家族に声をかけながら，家族が自信をもって患者と接することができるようにサポートすることも忘れてはなりません。

（上田淳子）

認知症のある患者のせん妄対応

せん妄と認知症の違い

せん妄は，記憶障害・見当識障害・視空間能力の低下があり，認知症とよく似た症状であるため，鑑別が難しい場合もあります。

図 2-18 に認知症とせん妄の違いを「大地に生えた木」に例えて説明します[14)]。この図は根っこを「身体」，木の幹を「意識」，葉を感情や記憶などの「自我意識」とみなします。認知症の場合は，身体的不調はないため＜根っこ＞がしっかりしておりその上の＜木の幹＞である意識も保たれていますが，その上の＜葉＞である記憶障害などの中核症状がある状態です。

一方，せん妄は，発熱などで「身体」である＜根っこ＞が障害されているため，その上の＜幹＞である「意識」や＜葉＞である「感情」や「記憶」などの自我意識も障害され，＜木＞全体が不安定な状態であるといえます。

よって，＜根っこ＞である身体的原因を除去することがせん妄対策には重要です。また，せん妄は身体的不調に伴って短期間で急に発症することが特徴で，身体の状態が改善するとすみやかにもとに戻る「可逆性」です。そして，1 日のなかでも変動し，特に認知症高齢者は夕暮れ症候群も重なり，夕方から夜間にかけて悪化することもあります。

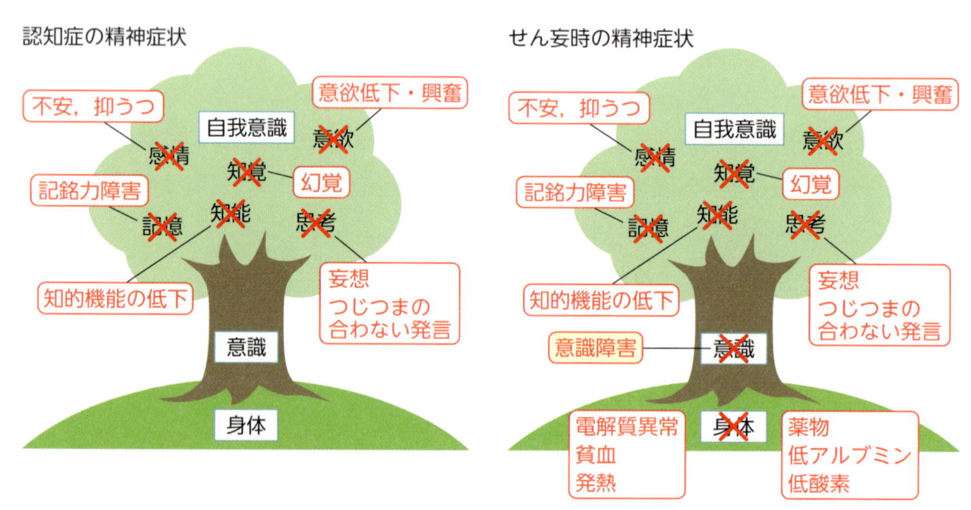

図 2-18 認知症とせん妄の違い

〔日本サイコオンコロジー学会(監)，小川朝生，ほか(編)：ポケット精神腫瘍学　医療者が知っておきたいがん患者さんの心のケア．p.54，創造出版，2014 より一部改変〕

認知症のある患者のせん妄の誘発因子

Lipowski はせん妄発症のリスクを準備因子，身体因子，促進因子に分類しています[15)]。また，井上はせん妄を「たき火」のモデルで説明し（図 2-19）[16)]，＜薪＞という「準備因子」を下地とし，そこに＜ライター＞という「直接原因」により着火され，＜油＞と称する「誘発因子」で，燃え広がったり，炎を強めたりすると仮定します。

準備因子＜薪＞

認知症のある患者は，認知機能の低下やコミュニケーション能力の低下から身体的な不調をうまく表現できず見逃されやすく，認知症自体がせん妄の準備因子である＜薪＞をもっていると考えられます。

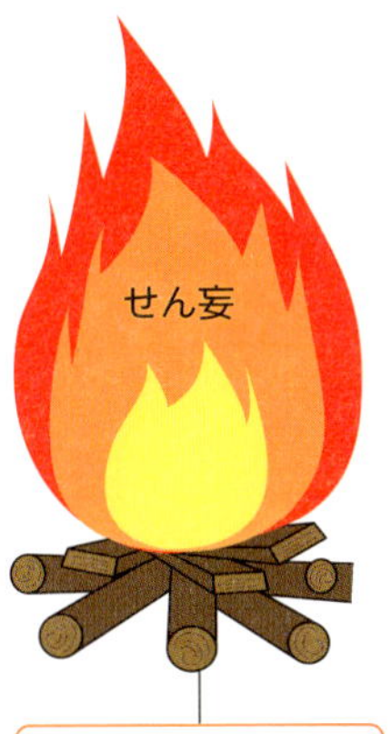

準備因子：薪
1. 高齢
2. 認知機能障害
3. 重篤な身体疾患
4. 頭部疾患の既往
5. せん妄の既往
6. アルコール多飲
7. 侵襲度の高い手術の前

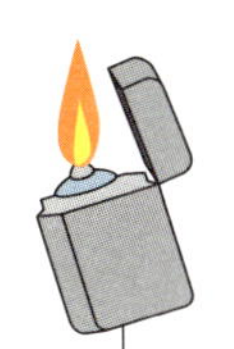

誘発因子：油
1. 環境の変化（入院，ICU入院，明るさ，騒音，感覚遮断）
2. 身体的苦痛（疼痛，便秘，尿閉，不動化，ドレーン類，身体拘束，視力低下，聴力低下）
3. 精神的要因（不安・恐怖・抑うつ）
4. 睡眠（不眠）

直接原因：ライター
1. 薬物（睡眠薬，抗コリン薬，オピオイド，ステロイド，H_2ブロッカー，抗パーキンソン薬など）
2. 脱水
3. 低酸素
4. 感染症
5. 血液学的異常（貧血，DIC）
6. 代謝性異常（肝腎不全，高カルシウム血症，高/低血糖など）
7. 中枢神経の病変（脳転移，がん性髄膜炎など）
8. 手術侵襲

図 2-19　せん妄の発症モデル（たき火とせん妄の 3 因子）
〔井上真一郎：せん妄の 3 因子とアプローチ．レジデントノート 20(15)：2571，2019 より一部改変〕

また，高血圧・糖尿病・脂質異常などから心不全や脳血管系の慢性病の既往歴をもつ脆弱な高齢者も多く，予備能力の低下からせん妄を発症しやすい＜薪＞をもった状態ともいえます。

直接原因＜ライター＞

認知症のある準備因子＜薪＞をもった患者に，さまざまな身体疾患が発症すると，それが直接原因＜ライター＞となり，＜薪に着火＞し，せん妄が発症します。

高齢者では，嚥下機能の低下から誤嚥性肺炎も多く，感染症を発症し発熱・低酸素・脱水などから電解質の異常などが直接原因となり，せん妄が惹起されることにつながります。

また，せん妄の誘発や悪化をもたらす薬剤も多くあります。認知症高齢者のなかには，不眠に対しベンゾジアゼピン系睡眠薬を常用しているケースもありますが，身体疾患発症時に使用するとせん妄を引き起こす可能性もあるため，注意が必要です。

誘発因子＜油＞

誘発因子としては，環境の変化やストレスがあげられます。入院などの環境の変化に伴う不安や痛み・呼吸苦などの身体的苦痛が誘発因子＜火に油を注ぐ＞となり，せん妄が悪化することもまれではありません。

また，緊急入院などで眼鏡や補聴器を忘れ，感覚遮断されたことが誘発因子となることや，本人にとって予期せぬ身体拘束は恐怖体験として記憶され，その後の行動・心理症状（BPSD）を助長することにつながりかねません。

以上から，認知症という準備因子＜薪＞を持ち合わせている患者には，直接原因＜ライター＞に対する治療やケアを積極的に行い，誘発因子＜油＞を調整できるようなケアが提供できることが重要です。

認知症のある患者へのせん妄ケア

観察のポイント

身体的苦痛がベースにあることが多いため，さまざまな誘発因子により不穏状態となって感情が不安定になったり，不安や恐怖から興奮状態に陥ることも少なくありません。よって，状況を観察しアセスメントできると，ケアの糸口がみえてくることもあります。

- どのような状況で興奮しているのか

- きっかけと思われる事柄はあるか
- 日中の活動状況はどうか。疲れ具合はどうか
- 睡眠状況を確認し，不眠ではないか
- 脱水はないか
- 身体的な不調はないか(発熱・痛み・悪心・便秘・下痢・尿閉・頻尿・口渇など)
- 血圧の変動(特に低血圧)
- 明るさや暗さに対する抵抗感
- 薬の影響はないか

ケアのポイント

せん妄状態にある患者は，身体的不調により意識障害が遷延しているため，「飲酒してお化け屋敷に入る」ような，過敏性が亢進している状態です。かかわり方のポイントとしては，「脅威を与えない」「苦痛を緩和し身体機能を整える」「睡眠・覚醒など1日のリズムが整うような支援」が大切です。

【脅威を与えない】

- いきなり接近せず，まず声をかけ，医療者に注意が向いてから接近する
- 挨拶と自己紹介を行い，脅威を与える存在ではないことが伝わるよう接する
- 視線を同じ高さにし，話を聞くときは視線を合わせる
- 温かみのある態度で，積極的傾聴を心がける
- ゆっくり，はっきり，短く，具体的に話しかける
- 患者が心地よく感じるようなポジティブな声かけを意識する
- 入院生活，治療などに関するわかりやすいオリエンテーションをする
- これから行うことを伝え，ケアの最中は，行っているケアを具体的に伝えながら「実況中継」するよう心がける
- もとの性格，社会的地位や役割，家族との関係，心配事や不安に感じている事柄などを確認し支援が必要かアセスメントする
- 自尊感情を大切にする
- 子ども扱いしない
- 間違いや失敗を責めずにさりげなく支援する：トイレの失敗はすみやかに除去・怒らない，説教しない

【苦痛を緩和し身体機能を整える】

- 全身状態の管理を行い，変化を捉えて早期に対応する
- 病態や治療に伴う苦痛(疼痛・呼吸困難感・悪心・倦怠感・口渇など)の緩和
- 病態の把握と対応：バイタルサイン，水分出納，尿量，排液量，検査データ，

行われている治療の期待される効果と副作用の観察・対応など
- 治療に関する介入：薬物の投与，輸液ポンプや人工呼吸器などの医療機器の管理，ドレーンやカテーテルの管理など
- 苦痛を本人に確認する
- 痛みやしびれなどの苦痛がある場合，その部位に触れてもよいか確認し，優しく愛護的に触れる
- 本人と相談し，身体をさする・軽くたたく・揉むなどスキンシップが落ち着きをもたらすこともあるため，本人が心地よいケアを一緒に探る
- 緊張が緩和できるよう思いや感情の表出の促しと傾聴・支持的なかかわり

【睡眠・覚醒など1日のリズムが整うような支援】
- 入院前の患者の生活やADLを確認し，できるだけ維持するよう支援する
- 夜間の睡眠をできるだけ阻害しないよう，音や光を減らす工夫をする
- 家族やペットの写真を飾るなど，なじみやすい環境を提供できるよう工夫する
- 見当識がつけられるよう，カレンダー，時計などを視界に入る場所に設置する
- 社会性を維持できるような声かけを心がける：リアリティー・オリエンテーションの実施
- 感覚遮断を減らす工夫：補聴器の使用(耳垢の除去)，眼鏡の使用，入れ歯の使用と口腔ケアなどを行う
- 好みの音楽やテレビ鑑賞などを促す
- 活動と休息のバランスがとれるよう生活リズムを整える
- 日中は回復過程に合わせて適度な運動・活動を促す

医療者が気をつけること

ときおり，興奮している認知症のあるせん妄状態の患者に理屈で説得しようと試みている場面がありますが，意識障害をきたしている状態であるため，かえって興奮を助長します。よって理屈で説得するのではなく，まず何に困っているのか，なぜ興奮しているのか丁寧に聞き，その気持ちをくみ取り，ケアにつなげることができるとよいでしょう。

また，刺激を避けるために距離をとることがありますが，無視・否定・拒否することとは違います。刺激を避けることが患者の安寧のためならば，ほどよい距離を保ちながら温かみのある態度で見守る姿勢を示すことがとても大切です。

(木野美和子)

医療安全からみたせん妄対策

せん妄は患者・家族に苦痛体験として残り，発症すると原疾患の治療に支障をきたす危険性もあります。せん妄がもたらす問題は，危険行動による事故・自殺，家族とのコミュニケーションの妨げ，意思決定困難，医療者の疲弊，入院期間の長期化などです[17]。医療安全と密接な関係のあるせん妄の対策として，医療安全との連携，多職種による予防的なケア，情報の集約化などについて述べます。

医療安全との連携

転倒・転落のリスクに関しては種々の報告があり，筋力低下，バランス障害，歩行障害，視力障害，認知障害，身体機能低下，起立性低血圧などの身体要因が影響を及ぼしており，せん妄や認知症による認知障害と筋力の低下や歩行障害の組み合わせといったリスク要因が高いとされます。また，転倒を起こしやすい薬剤としては，抗不安薬，睡眠薬，抗うつ薬など，ふらつきや筋力低下を起こす薬剤があり[18]，せん妄による不穏や不眠に対して誤った薬剤の使用も関連すると考えられます。

医療安全管理委員会でせん妄が取り上げられ，予防的な介入や環境整備など医療安全管理者がリーダーシップをとってせん妄予防プログラムを推進している施設もあります。国立がん研究センター東病院(以下，当院)では2013年，せん妄予防的ケア介入プログラムを導入するにあたり，精神腫瘍科と精神看護専門看護師，看護部が中心となり，医療安全管理者，緩和ケアリンクナースを巻き込み，医療安全講習会で全職種に講義，せん妄への気づきと対応を促進する予防的ケア介入プログラムに関する教育を院内の全看護師に対して行いました。このことがきっかけとなり，術前看護外来でのせん妄アセスメント，薬剤師による持参薬チェック，医師への不眠時・不穏時の指示の統一などのシステムの構築につながりました。

せん妄が原因となる身体拘束の問題と鎮静の判断

拘束，抑制の問題

Flahertyらは，せん妄症状のみられる患者に集中的に対応する24時間看護ケア，非薬物療法または最小限の薬物療法，身体拘束をしないせん妄管理室(delirium room：DR)を提唱し，効果があったことを報告しています[19]。慣れない環境(入院・転棟・部屋の明るさ・騒音・身体拘束・ドレーン類による違和感，感覚遮断)はせん妄の誘発因子となります。吉田[20]らの研究によると，せん妄ケアに関して看護師が最も困惑していたことが医療安全に関する問題であり，多くの看護師がせん妄患者の対応に困難を感じ，約半数が身体拘束を実施していたと報告されています。安全確保のための身体抑制を持続的に行うことは，せん妄のリスク因子となり，退院の障壁となる独立因子[21]であり，身体抑制を回避するような対応が求められています[22]。患者の身体の安全を確保するうえで，あらゆる手段をとったにもかかわらず，対応が困難でやむを得ないと複数の目で確認された場合に限り，家族の同意を得たうえで，❶切迫性(患者の生命または身体が危険にさらされる可能性が著しく高いこと)，❷非代替性(身体拘束その他の行動制限を行う以外に代替する方法がないこと)，❸一時性(身体拘束その他の行動制限が一時的なものであること)のすべてを満たす状態にある場合は，必要最低限の身体的拘束を行うことがあります。

鎮静の判断

せん妄がある患者の意思確認は難しく，現状では抗精神病薬だけでは症状のコントロールがつかない場合，睡眠を目的とした抗不安薬を併用し浅く間欠的な方法から，深く持続的な鎮静へと移行していく傾向にあります。せん妄は緩和的鎮静に適用されており，鎮静を行うことで生存期間の短縮にはつながらないというエビデンスも示されており[9]，終末期の難治性で不可逆的なせん妄の場合は，緩和的鎮静の賢明な使用が必要とされています[23]。患者の苦痛症状が強く家族も希望する場合，症状のコントロールが難しい場合，緩和ケアチームのコンサルトを受ける，あるいは多職種カンファレンスで，ほかの方法で緩和できないか，目標とする様式や水準を明確にする，開始前に再び患者・家族の希望を確認することと同時に，医療チームにおける合意と意思決定支援が必要になります。持続する場合には目標と照らし合わせ，苦痛となるせん妄の状況，家族の反応など日々評価しながら進めていきます。大事なのは鎮静をかけた理由をみなが共通認識をもって評価していくことです。

早期からの情報共有と対策

転倒予防の取り組み

高齢者は加齢に伴う運動機能および感覚機能の低下により，転倒が起こりやすくなります。特にせん妄患者では，慣れない環境や倦怠感，見当識障害から生じる不安，注意障害，幻視，ナースコールが押せないことなどにより，いっそう転倒が発生しやすい状況となっています。転倒は骨折などの重大な外傷を招きやすく，入院期間の延長やADLの低下などさまざまな問題を引き起こすため，入院時から転倒予防に向けた看護を提供していく必要があります。当院では入院準備センターですべての入院患者に転倒・転落予防のパンフレットの配布と説明，また，せん妄についてもパンフレットで説明しています。今後，入院患者のベッドサイドでも注意喚起できるようDVDも作成しています。なお，転倒・転落とせん妄については全入院患者の初期アセスメントを入院準備センターで行って記録し，入院受け持ち看護師が再度アセスメントし，個別的な計画を立案します。

特にせん妄患者では，入院となった疾患により身体状態に変調が起きているため，認知機能にも影響が及んで生活行動に支障が出るというように悪循環に陥りやすいといえます。このような悪循環を防ぐため，原疾患と慢性的に身体に影響を及ぼしている疾患による身体状態を査定し，安定化を図る必要があり[24)]，医師と原因について話し合い，薬剤師と薬剤のアセスメントをする，リハビリテーションのセラピストとADLを低下させない工夫をするなど，協力することも求められます。治療によるさまざまな影響を受けやすく，治療後にADLが低下しやすいということ[25)]を念頭にいれ，他職種と評価していくことが必要です。

医療者の姿勢

せん妄の際にみられる行動障害および認知や知覚の障害は，ベッドからの転落や衝動的な自傷行為につながることもあります。入院時から患者や家族に説明し，危険物の除去，家族の付き添いなど，安全性を確保することも必要です。

医療事故を回避するために，せん妄の予防と重症化させないためのかかわり，環境整備と多職種での情報共有と介入が必要です。しかし，医療者の行為が患者の自尊心を傷つけること，意思決定を妨げること，せん妄を悪化させる要因になることもあります。誰のためのケアなのかを振り返り，患者の体験を想像し，苦痛を理解することが必要です。

（關本翌子）

医療者への支援

必要な人に必要な支援を

せん妄は，患者本人だけでなく，家族や医療者にも心理的負担をきたします[9)]。そのため，患者を取り巻くさまざまな人たち（家族，各医療者）のそれぞれのニーズと，それぞれの間で起きている現象（相手への期待，ギャップなど）を意識し，「いまこの現場では誰が何を必要としているか」に思いをめぐらすことが大切です（図 2-20）。

例えば，「不眠」「点滴の自己抜針」をきっかけにせん妄が明らかになった患者がいたとします。看護チームは，せん妄に伴う患者のケアや患者からの暴言に日々苦労しています。主治医に伝えても苦労を汲んでもらえず，不全感はつのるばかりで，患者の家族は，「主治医からせん妄の説明をしてもらいたい」などと思っているかもしれません。同じ職種（例えば看護チーム）のなかでも，ベテランの医療者と経験の浅い医療者が経験する困難は異なり，意見の相違が生まれることもあります。例えば，患者の行動制限をめぐって，患者の意思や自律を尊重する考えと，医療安全上の配慮が対立しがちです。

特に，患者が重篤で，問題が複雑な場合には，解決案が明確ではないことが多く，かかわる医療者の間に困惑，意見の対立，コミュニケーション・ギャップが生じやすいのです。

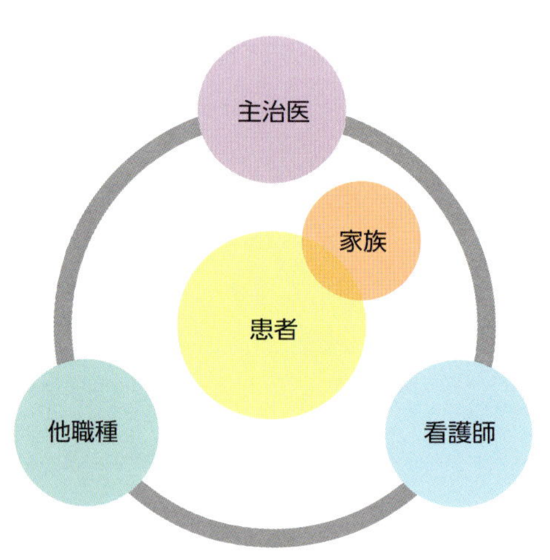

図 2-20 必要な人に必要な支援を
個別のニーズと相互作用を評価する。

診断をめぐる認識のズレ

せん妄をめぐって医療者間で問題になりやすい2つの事象を例に対応のヒントについて述べます。

せん妄 vs うつ病

低活動型せん妄では，表情が乏しくなり，行動が不活発となり，食事や離床やリハビリテーションが進まない様子から，うつ症状(うつ病)と誤認されることがめずらしくありません。

精神症状の評価は，「意識障害 → 認知機能障害 → 気分の障害 → 思考の障害 → 発達の障害」という順に優先されます[26)]。上位の問題(例：意識障害)があると，それによって下位の症状がマスクされてしまうので，正確な評価ができないのです。例えば，「元気がない」患者を評価する場合は，「病名告知による落ち込み」の前に，意識障害(低活動型せん妄など)や器質性精神障害(脳内病変に伴うアパシーなど)の可能性などを検討しないといけません。せん妄(意識障害)の患者が，抑うつ症状を訴えた場合，せん妄(上位の問題)とうつ病(下位の問題)が併存している可能性はありますが，うつ病の確定診断は意識障害が消失するまでできません。治療や対応も，上位の問題を優先的に進めることになります。つまり，うつ病の治療よりもせん妄の治療を優先するわけです。

ただし，厳密な診断にこだわりすぎず，両方を見据えて対応することも臨床では大切です。「せん妄もあるけど，うつ病もあるかもしれない」という場合は，せん妄を増悪させない配慮をしながらうつ病のケアを始める必要があるかもしれません。例えば，日中の離床を促し昼夜リズムをつけることは，せん妄にもうつ病にも好ましい対応です。

医療者の訪室や家族の面会を増やして，患者の対話の機会を増やすこともよいでしょう。「うつ病の治療は休養」「うつ病の人を励ましてはいけない」という古典的な教育(実は明確な根拠はない)が，医療者の言動を縛っているようにみえることもあります。これらの言葉の意味は，「うつ病の人に過度の負担やプレッシャーをかけないように」ということであり，実際には，ストレス直後などの超急性期以外は，むしろ活動を徐々に増やしていくことが抑うつの改善に有効であることがわかっています(行動活性化と呼ばれる)。したがって，うつ病の患者にも，無理をさせすぎなければ，リハビリテーションや活動をすすめたほうがよいのです。

薬物療法では，せん妄を悪化させる可能性のある薬剤(例えば，ベンゾジアゼピン系睡眠薬や抗不安薬，抗コリン作用の強い抗うつ薬)は控えるべきですが，そのようなリスクの低い抗うつ薬(例えば，ミルタザピンやミアンセリン)は検討の余地があるでしょう。

せん妄 vs 錐体外路障害(アカシジア，ジストニアなど)

アカシジア(静坐不能症)とは，むずむずそわそわとじっとしていられない身体感覚が生じるドパミン拮抗薬の副作用です。せん妄に伴う焦燥を抑えるために使用した抗精神病薬(ハロペリドールやリスペリドンなど)によってさらに焦燥が悪化したなどという場合にアカシジアが疑われます。嘔気止め(メトクロプラミドなど)や，麻酔処置(ドロペリドール)でも生じることがあります。

ジストニアも，アカシジアより頻度は少ないですが，ドパミン拮抗薬で生じうる副作用の1つで，筋肉の不随意な収縮で体の一部がねじれたり硬直したりする現象です。四肢や体幹に生じると不自然な姿勢に見えますし，眼球筋に生じると「目が寄ってしまう」「目が勝手に上を向いてしまう」などという訴えが出ます。ジストニアという現象を知らない医療者には「奇妙な言動」と認識されて，抗精神病薬が追加投与され，さらに症状が悪化するという悪循環をきたしかねません。ジストニアは喉頭筋にも生じると窒息につながる危険性もあります。

アカシジアもジストニアも医療者への教育が重要です。

行動制限・身体抑制

行動制限や身体抑制は，倫理的観点からも，また，せん妄を増悪させる可能性があるという点からもできるだけ避けたい事柄です。しかし，医療安全上のリスク(ルート類の自己抜去，転倒，粗暴行為)から実施せざるをえないこともあるでしょう。このような葛藤状況では，患者のQOLを最優先して拘束を避けたいという現場の医療者と，医療安全や管理面を優先して拘束に相対的に積極的なベテランの医療者との意見の対立が生じるなどということもあるでしょう。自分の臨床価値観を外れたケアをせざるをえないという医療者の心理的苦痛にもつながります。

さまざまな考え方の医療者がいること，臨床における絶対的な正解はないことなどを念頭において，個々の医療者の意見や感情に耳を傾け，カンファレンスの開催などによってチームがうまく機能できるよう配慮することが大切です。

暴力・暴言

せん妄患者のケアのなかで，患者から乱暴な言葉を浴びせられたり，引っ掻かれたりなどという体験をする医療者は少なくありません。そういった体験には次のような意見や反応などがあるでしょう。

- 引っ掻かれるくらいは医療や看護であたりまえ。特別に取り沙汰するべきものではない
- せん妄状態で起こした行為で患者に非はない。むしろ患者は被害者
- 医療者の対応のつたなさが誘因であり，対応した医療者に(も)責任がある
- 暴力・暴言として対処すべきだ。暴力・暴言はどのような理由でも許されるものではない
- そのような患者は統制下におかれなくてはいけないし，できるだけすぐ退院させるべきだ
- 患者にも責任はある。せん妄の患者がすべて暴言・暴力を起こすわけではないし，そもそも，せん妄をきたす前からそれに近い傾向があった
- 医療者は完全な被害者

これらの意見はどれも100%真実というわけではなく，通常は複数の因子が関係していることが多い，どの意見も一部の真実を含んでいると考えられます。せん妄などの認知障害がある患者に対して，上手な声かけやケアの工夫があります[27)]。しかし，最も大切なのは，

- 暴力・暴言を受けた医療者のケア
- 反復の防止
- 患者に非合理な不利益が生じないようにすること

であり，多面的な考慮を行う必要があります。チームが画一的な意見になった際にはむしろ要注意です。

経験の浅い医療者の場合は，自分が受けた行為が「暴言」や「暴力」に該当するという認識も十分ではないかもしれません。むしろ，「自分の行動が未熟であったから仕方がない」「恥ずべきは自分だ」と自責的になってしまったり，その体験をほかの医療者と共有しなかったりすることがあります。もちろん，医療者が内省することは重要ですが，

- 「自身が不快感や恐怖感を感じた」ということが重要で，ケアされるべき事項であること
- どんなに高い技術でケアを提供していても，暴言・暴力を受けることはあること
- 再発防止や，ほかの医療者の安全のために情報共有が大切であること
- 医療者自身が安心してケアに臨めるようにすることが，患者の安全とQOLのためにも重要であること

などという認識が共有される必要があります。

具体的なコンサルテーションの方法やカンファレンスの要点については，事例(p.192 参照)を参考にしてください。

(藤澤大介，木村範子，河野佐代子)

せん妄の評価ツール

せん妄症状の正確な評価のために

せん妄は，身体疾患の経過全体を通して，どのような疾患でも，治療のどの段階でも生じうる合併症であり，また，薬物療法や手術などの治療が原因で発症することもあります。したがって，せん妄の発症と重症化を予防するうえで，せん妄症状を正確に評価することは重要です[28]。

せん妄の予防や治療戦略のアルゴリズムでは，まず，せん妄のリスクとなる要因をアセスメントし，次に，せん妄のスクリーニングツールを用いてせん妄の発症の有無や重症度を評価し，適切な治療やケアを選択していきます。せん妄の診断は，DSM-5[29]や International Statistical Classification of Diseases and Related Health Problems, 10th revision(ICD-10)[30]に基づく医師の診断がゴールデン・スタンダードとされており(表 2-27)，より簡便に評価できるツールが開発されています(表 2-28，p.138 参照)[31-33]。

本項では，せん妄の評価ツールとして，せん妄の特徴的な症状を評価するスクリーニングツールとせん妄の重症度を評価するツールについて，代表的なものをあげながら説明していきます〔せん妄の評価ツールの具体的な使い方については，「重症化させないためのせん妄対応」(重症度評価，p.78)を参照〕。

せん妄の特徴的な症状を評価するスクリーニングツール

Confusion Assessment Method(CAM)[34]

CAM は，❶急性発症で変化する経過，❷注意力散漫，❸支離滅裂な思考，❹意識レベルの変化の4項目で構成されています(ほかに5項目がある。p.140参照)。❶と❷の両方が該当し，かつ，❸または❹のいずれかが該当した場合，せん妄と評価しますが，認知機能評価(MMSE)と併せて判断する必要があります。妥当性と信頼性が高く，5分程度で評価することが可能です[32]。CAM は，海外で広く

表 2-27 せん妄の診断基準(DSM-5 と ICD-10)

DSM-5	ICD-10
A) 注意の障害(すなわち，注意の方向づけ，集中，維持，転換する能力の低下)および意識の障害(環境に対する見当識の低下)。 B) その障害は短期間のうちに出現し(通常数時間〜数日)，もととなる注意および意識水準からの変化を示し，さらに1日の経過中で重症度が変動する傾向がある。 C) さらに認知の障害を伴う(例：記憶欠損，失見当識，言語，視空間認知，知覚)。 D) 基準AおよびCに示す障害は，ほかの既存の，確定した，または進行中の神経認知障害ではうまく説明されないし，昏睡のような覚醒水準の著しい低下という状況下で起こるものではない。 E) 病歴，身体診察，臨床検査所見から，その障害が他の医学的疾患，物質中毒または離脱(すなわち乱用薬物や医療品によるもの)，または毒物への曝露，または複数の病因による直接的な生理学的結果により引き起こされたという証拠がある。	(a) 意識と注意の障害(意識は混濁から昏睡まで連続性があり，注意を方向づけ，集中し，維持し，そして転導する能力が減弱している)。 (b) 認知の全体的な障害(知覚のゆがみ，視覚的なものが最も多い錯覚および幻覚。一過性の妄想を伴うことも伴わないこともあるが，抽象的な思考と理解の障害で，典型的にはある程度の思考散乱を認める。即時記憶および短期記憶の障害を伴うが，長期記憶は比較的保たれている。時間に関する失見当識，ならびに重症例では場所と人物に関する失見当識を示す)。 (c) 精神運動性障害(寡動あるいは多動と一方から他方へと予測不能な変化。反応時間延長。発語の増加あるいは減少。驚愕反応の増大)。 (d) 睡眠-覚醒周期の障害(不眠，あるいは重症例では全睡眠の喪失あるいは睡眠-覚醒周期の逆転。昼間の眠気。症状の夜間増悪。覚醒後も幻覚として続くような睡眠を妨げる夢または悪夢)。 (e) 感情障害，たとえば抑うつ，不安あるいは恐怖，焦燥，多幸，無感情あるいは困惑。

〔日本精神神経学会(日本語版用語監修)，髙橋三郎・大野　裕(監訳)：DSM-5 精神疾患の診断・統計マニュアル．p.588，医学書院，2014／World Health Organization：The ICD-10 Classification of Mental and Behavioural Disorders. World Health Organization, 1992(融　道男，中根允文，小見山実[監訳])：ICD-10 精神および行動の障害，臨床記述と診断ガイドライン，新訂版．pp.69-70，医学書院，2015〕

翻訳されており，短縮版(3D-CAM)[35]や ICU 版[36]，在宅版(FAM-CAM)[37]など，さまざまな場面に合わせて開発されています。

Nursing Delirium Screening Scale(Nu-DESC)[38]

Nu-DESC は，看護師が臨床実践のなかで観察する項目に基づき，❶見当識障害，❷不適切な行動，❸不適切なコミュニケーション，❹錯覚・幻覚，❺精神運動遅延の5項目で構成されています。Nu-DESC は，「0：症状なし」「1：一度でも症状があったが軽度だった」「2：一度でもはっきりした症状があった」の3段階で症状を評価し，合計得点が1点以上(10点満点)でせん妄と評価します(カットオフ値が2点以上の研究[39]もある)。Nu-DESC は，1分程度で評価することが可能です。

Intensive Care Delirium Screening Checklist(ICDSC)[40]

ICDSC は，❶意識レベルの変化，❷注意力欠如，❸失見当識，❹幻覚，妄

表 2-28 せん妄の症状・重症度評価ツールの特徴

ツール	評価内容	項目数	セッティング	時間(分)	感度/特異度	評価者間信頼性	訓練の必要性	日本語版
CAM	せん妄のスクリーニング	4	病院	5〜15	○	○	○	○
3D-CAM	CAM のアルゴリズムに基づくせん妄のスクリーニング	20	病院	3	○	○	○	—
Nu-DESC	看護師の観察項目に基づくせん妄のスクリーニング	5	病院	1	○	○	○	開発中
NEECHAM	せん妄のスクリーニング	3	病院	8〜10	○	○	○	○
DST	せん妄のスクリーニング	11	病院	<5	○	—	○	○
4AT	せん妄のスクリーニングと認知機能の評価	6	病院	2	○	○	—	開発中
I-AGeD	介護者によるせん妄のスクリーニング	10	病院	—	○	○	—	—
ICDSC	せん妄のスクリーニング	8	ICU	8	○	○	○	○
CAM-ICU	せん妄のスクリーニング	RASS と組み合わせ	ICU	1〜2	○	○	○	○
MDAS	せん妄の重症度の評価	10	病院	10	○	○	○	○
DRS-R-98	せん妄の診断と重症度の評価	16	病院	—	○	○	○	○
FAM-CAM	介護者によるせん妄のスクリーニング	11	在宅	—	○	○	—	—

○は検証済み・開発あり，—は検証なし・開発なし。

CAM：Confusion Assessment Method，3D-CAM：3-Minute Diagnostic Assessment-CAM，Nu-DESC：Nursing Delirium Screening Scale，NEECHAM：NEECHAM Confusion Scale，DST：Delirium Screening Tool，4AT：4 A's Test，I-AGeD：Informant Assessment of Geriatric Delirium scale，ICDSC：Intensive Care Delirium Screening Checklist，CAM-ICU：CAM-Intensive Care Unit，MDAS：Memorial Delirium Assessment Scale，DRS-R-98：Delirium Rating Scale-Revised-98，FAM-CAM：Family-CAM，RASS：Richmond agitation-sedation scale.

〔Oh ES, et al：Delirium in older persons：advances in diagnosis and Treatment. JAMA 318(12)：1161-1174, 2017/van Velthuijsen EL, et al：Psychometric properties and feasibility of instruments for the detection of delirium in older hospitalized patients：a systematic review. Int J Geriatr Psychiatry 31(9)：974-989. 2016/De J, et al：Delirium screening：a systematic review of delirium screening tools in hospitalized patients. Gerontologist 55(6)：1079-1099, 2015〕

想，精神障害，❺精神運動的な異常あるいは遅滞，❻不適切な会話あるいは情緒，❼睡眠・覚醒サイクルの障害，❽症状の変動の 8 項目で構成されています。ICDSC は，「0：徴候なし / アセスメント不能」「1：徴候あり」の 2 段階で症状を評価し，合計得点が 3 点以上(8 点満点)[41]でせん妄と評価します。ICDSC は，8 分程度で評価することが可能です[42]。

Digit Span Test[43)]

約1秒間隔でランダムに数字を示し，その数列を覚えて復唱する方法で，少なくとも5つの数字を復唱することが難しい場合，注意障害を疑います。せん妄のスクリーニングツールとしては感度が低いため[28,43)]，注意障害を評価するための補助ツールとして活用できるでしょう。

せん妄の重症度を評価するツール

Memorial Delirium Assessment Scale (MDAS)[44)]

MDASは，❶意識障害，❷見当識障害，❸短期記憶障害，❹復唱，逆唱の障害，❺注意の集中と注意の転換の障害，❻思考障害，❼知覚障害，❽妄想，❾精神運動抑制もしくは精神運動興奮，❿睡眠覚醒リズムの障害の10項目で構成されています。MDASは，「0：なし」「1：軽度」「2：中等度」「3：重度」の4段階で重症度を評価し，合計得点が10点以上（30点満点）でせん妄の発症の有無をスクリーニングすることも可能です[45)]。MDASは，10分程度で評価することが可能です。

Delirium Rating Scale-Revised-98 (DRS-R-98)[46)]

DRS-R-98は，DRS[47)]を研究や臨床場面でより有効に使用できるように改訂されたツールです。DRS-R-98は，せん妄の重症度を評価するセクションと診断するセクションに大別され構成されています。重症度セクションは，❶睡眠覚醒リズムの異常，❷知覚異常ならびに幻覚，❸妄想，❹情動の変容，❺言語，❻思考過程の異常，❼運動性焦燥，❽運動抑制，❾見当識，❿注意，⓫短期記憶，⓬長期記憶，⓭視空間能力の13項目，診断セクションは，⓮症状発症のタイミング，⓯症状の重症度の変動，⓰身体の障害の3項目で，合計16項目で構成されています。DRS-R-98は，重症度セクションでは，すべての項目で0～3点の4段階で重症度を評価し，診断セクションでは，0～2点の3段階で評価する項目が2項目（⓯，⓰），0～3点の4段階で評価する項目が1項目（⓮）あります。セクションが分かれているため，評価する目的によって使い分けが可能です。

◆ ◆ ◆ ◆ ◆

近年，せん妄の評価ツールは，CAMをベースに，診断精度が高く，簡略化されたツールが数多く開発されていますが[31-33)]，臨床ですぐに応用できるものばかりではありません。せん妄の知識を正しく身につけるための教育と，そのツールを使えるようになるための訓練が必要となります。本書でせん妄について学びながら，臨床現場に合った評価ツールを見つけ，医療者間で試行しながら導入していくことをおすすめします。

特徴的な症状と重症度評価

せん妄の発症と重症化を予防するためには，早期に発見し，適切な対応を講じることが重要です。「せん妄の評価ツール」(表 2-28，p.138 参照)で，せん妄の症状や重症度を評価する主なツールを取り上げましたが，近年，せん妄の診断精度の高い評価ツールが開発されており[31]，皆さんの臨床現場に即した評価ツールを選択し，せん妄への適切な対応を心がける必要があります。本項では，せん妄の評価ツールのうち，CAM 日本語版，日本語版 DRS-R-98 について，使い方や注意点を説明していきます。

Confusion Assessment Method(CAM)日本語版[*1]

内容

Inouye らにより開発された CAM は，せん妄に特徴的な症状として，❶急性発症で変化する経過，❷注意力散漫，❸支離滅裂な思考，❹意識レベルの変化，❺見当識障害，❻記銘力障害，❼知覚障害，❽異常な精神運動活動，❾睡眠リズム障害の9項目で構成されており，そのうちの❶～❹の項目を用いたアルゴリズムも開発されています[34]。わが国においては，渡邉らが開発者の許可を得て，back translational(順翻訳，逆翻訳)の過程を経て，日本語版を開発しています[48]。国立がん研究センター東病院精神腫瘍科グループ(以下，当院)でも，同様のプロセスを経て，CAM 日本語版(短縮版，図 2-21)[34] とトレーニングマニュアルを開発しています。

＊1　使用上の注意
本項で掲載した CAM 日本語版を使用する際は，下記にご連絡ください。
連絡先：国立がん研究センター先端医療開発センター精神腫瘍学開発部
住　所：千葉県柏市柏の葉 6-5-1
Tel：04-7134-7013
FAX：04-7134-7026
Email：podadmin@east.ncc.go.jp
また，研究で発表される際は，下記の論文を明示する必要があります。
Inouye SK, et al：Clarifying confusion：The confusion assessment method. A new method for detection of delirium. Ann Intern Med 113(12)：941-948, 1990. Confusion Assessment Method：Training Manual and Coding Guide. Copyright 2003, Sharon K. Inouye, MD, MPH.

＿＿年＿＿月＿＿日

評価者 ＿＿＿＿＿＿＿＿

せん妄評価法(CAM)短縮版ワークシート

Ⅰ．急性発症で変化する経過　　　　ボックス1

a) 患者の基本的な日常生活の様子から精神状態が急激に変化する徴候が認められたか？　いいえ＿＿＿　はい＿＿＿

b) 当該(異常)行動は，生じたり消えたり，また重症度が軽くなったり，ひどくなるなど，症状のレベルに変化があったか？　いいえ＿＿＿　はい＿＿＿

Ⅱ．注意力散漫

すぐにほかのことに気をとられる，会話中，話の内容を覚えていられないなど，患者は意識を集中させることに困難を感じていたか？　いいえ＿＿＿　はい＿＿＿

Ⅲ．支離滅裂な思考　　　　ボックス2

的外れまたはとりとめのない会話，不明瞭または非論理的な思考，突飛な話題の転換のように，患者の思考が支離滅裂であったり，一貫していなかったりしたか？　いいえ＿＿＿　はい＿＿＿

Ⅳ．意識レベルの変化

以上を総合して，この患者の意識レベレをどのように評価するか？

－覚醒(通常状態)

－緊張(過覚醒)
－傾眠(眠気，易興奮性)
－昏迷(難興奮性)
－昏睡(不覚醒)

上記の四角内のいずれかにチェックが付いたか？　いいえ＿＿＿　はい＿＿＿

ボックス1について，すべて「はい」にチェックが付いたうえで，ボックス2の「はい」に少なくとも1つチェックが付いた場合，せん妄と診断することを推奨する。

図2-21　せん妄評価法(CAM)短縮版ワークシート

〔Inouye SK, et al：Clarifying confusion：the confusion assessment method. A new method for detection of delirium. Ann Intern Med 113(12)：941-948, 1990〕

使い方

せん妄評価法(CAM)短縮版ワークシートの使い方は，せん妄の症状に対し，「はい」「いいえ」で解答します。Ⅰ．急性発症で変化する経過，Ⅱ．注意力散漫のすべてに，「はい」にチェックが付き，かつ，Ⅲ．支離滅裂な思考，Ⅳ．意識レベルの変化のいずれか1つに，「はい」にチェックが付いた場合，せん妄と判断します。

信頼性と妥当性

大腿頸部骨折患者を対象にCAM日本語版の信頼性と妥当性を検証した結果，せん妄の診断精度は高く，看護師と精神科医による評価の一致率も高いことが示されています[48)]。これは，海外での検証結果と類似の値を示しており，CAM日本語版は信頼性と妥当性が十分担保されたスクリーニングツールといえます[32)]。

日本語版 Delirium Rating Scale-Revised-98(DRS-R-98)

内容

DRS-R-98は，せん妄の重症度を評価するセクションと診断するセクションに大別され構成されています。重症度セクションは，❶睡眠覚醒リズムの異常，❷知覚異常ならびに幻覚，❸妄想，❹情動の変容，❺言語，❻思考過程の異常，❼運動性焦燥，❽運動抑制，❾見当識，❿注意，⓫短期記憶，⓬長期記憶，⓭視空間能力の13項目，診断セクションは，⓮症状発症のタイミング，⓯症状の重症度の変動，⓰身体の障害の3項目で，合計16項目で構成されています[46)]。わが国においては，開発者(Trzepacz PT)の許可を得て，back translationalの過程を経て，日本語版を開発しています(図2-22)[49)]。

使い方[49)]

日本語版DRS-R-98は，重症度セクションでは，すべての項目で0〜3点の4段階で重症度を評価します。診断セクションでは，0〜2点の3段階で評価する項目が2項目(⓯，⓰)，0〜3点の4段階で評価する項目が1項目(⓮)あります。重症度は，13項目の合計得点で評価し，診断セクションでは，重症度の合計得点にさらに点数を加算し総合得点とします。

評価を行う際の注意点として，❶いつ評価するか，❷どのように評価するかを検討する必要があります。❶いつ評価するかについては，4〜12時間ごとを目安に評価することが望ましいのですが，2時間以内の間隔で評価する場合，幻聴や睡眠覚醒障害などの項目については適切に評価することができない恐れがありま

重症度セクション	得点	その他の情報
睡眠覚醒サイクルの異常	0 1 2 3	□ 昼寝　□ 夜間の障害のみ　□ 昼夜逆転
知覚異常ならびに幻覚	0 1 2 3	錯覚，幻覚のタイプ □ 聴覚　□ 視覚　□ 臭覚　□ 触覚 錯覚，幻覚の体裁 □ 単純　□ 複雑
妄想	0 1 2 3	妄想のタイプ □ 被害型　□ 誇大型　□ 身体型 性質 □ 系統だっていない　□ 体系づいている
情動の変容	0 1 2 3	タイプ：□ 怒り　□ 不安　□ 不機嫌　□ 高揚　□ いらだち
言語	0 1 2 3	挿管，無言などの場合ここにチェック　□
思考過程の異常	0 1 2 3	挿管，無言などの場合ここにチェック　□
運動性焦燥	0 1 2 3	身体拘束されている場合ここにチェック　□ 身体拘束の方法：
運動抑制	0 1 2 3	身体拘束されている場合ここにチェック　□ 身体拘束の方法：
見当識	0 1 2 3	日付： 場所： 人物：
注意	0 1 2 3	
短期記憶	0 1 2 3	項目を記銘するまでの試行回数： □ カテゴリーのヒントを与えた場合チェック
長期記憶	0 1 2 3	□ カテゴリーのヒントを与えた場合チェック
視空間能力	0 1 2 3	□ 手指が使えない場合ここにチェック
診断セクション	**得点**	**その他の情報**
症状発症のタイミング	0 1 2 3	□ 症状がその他の精神症状に重畳している場合チェック
症状の重症度の変動	0 1 2	□ 夜間のみに症状が出現している場合チェック
身体の障害	0 1 2	関係している障害：

図 2-22 **DRS-R-98 日本語版**

〔Trzepacz PT，岸 泰宏ほか：日本語版せん妄評価尺度 98 年改訂版．精神医学 43(12)：1365-1371，2001/Trzepacz PT, et al：Validation of the Delirium Rating Scale-revised-98：comparison with the delirium rating scale and the cognitive test for delirium. J Neuropsychiatry Clin Neurosci 13(2)：229-242, 2001〕

す。❷どのように評価するかについては，臨床で実施可能な評価方法や手順において，注意を評価するのに数唱してもらったり，視空間機能を評価するために時計に時間を描いたりパズルを使用することも有用です。

信頼性と妥当性

大学病院の精神科コンサルテーションの依頼があった患者を対象に日本語版DRS-R-98の信頼性と妥当性を検証した結果，せん妄の診断（合計得点）と重症度評価の精度は高く，内的整合性と評価者間信頼性が高いことも示されています[50)]。したがって，日本語版DRS-R-98は，信頼性と妥当性が十分担保されたスクリーニングツールといえます*2。

◆ ◆ ◆ ◆ ◆

今回，せん妄のスクリーニングツールと重症度評価において，代表的なツールを紹介しました。研究では，両方のツールを使用し発症と重症度評価を行うことがありますが（図2-23）[51)]，どちらの評価ツールを用いるにせよ，教育と訓練が必要です。臨床現場の負担を鑑みながら，最適で実施可能なせん妄評価ツールを選択されることをおすすめします。

（菅野雄介）

＊2　使用上の注意
日本語版DRS-R-98の使用にあたり，開発者（Trzepacz PT）の許可を得る必要があります。
Email：trzepacz_paula_t@lilly.com

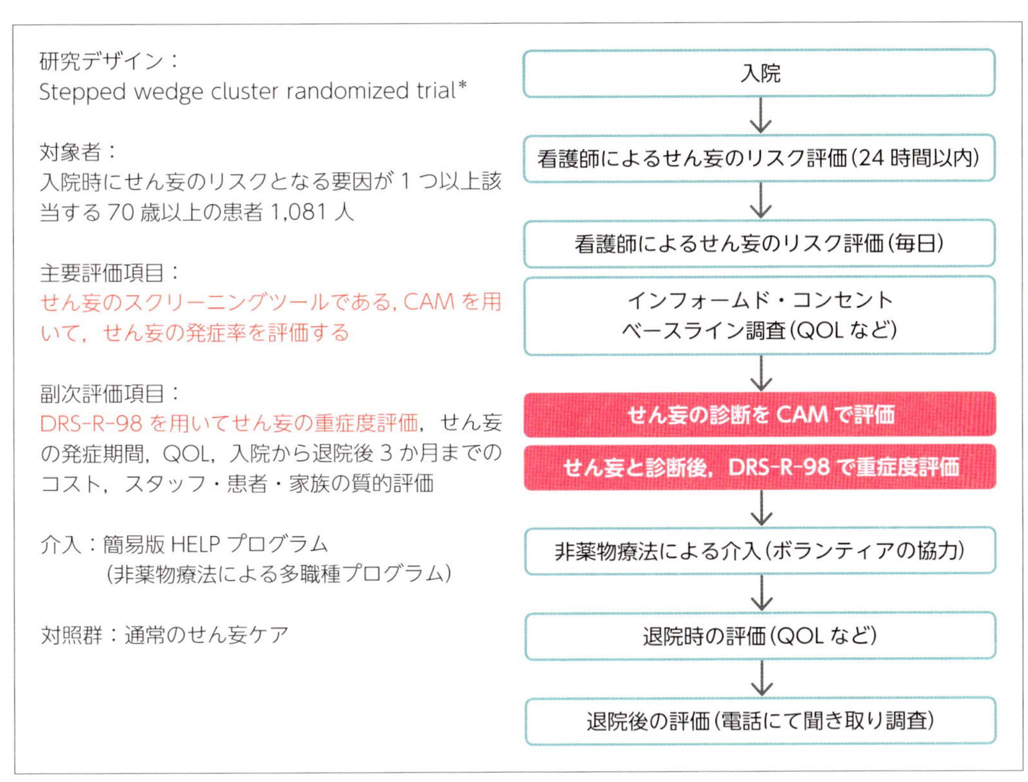

図 2-23　せん妄の発症と重症度を評価する調査の一例

＊複数の試験群に対して，介入時期をずらして順次介入していく方法である。この研究では，2 病院 8 病棟を対象とし，3 か月ごとに介入を開始する。

〔Strijbos MJ, et al：Design and methods of the Hospital Elder Life Program（HELP）, a multicomponent targeted intervention to prevent delirium in hospitalized older patients：efficacy and cost-effectiveness in Dutch health care. BMC Geriatr 13：78, 2013 より一部改変〕

引用文献

1）Appelbaum PS, et al：Informed consent：legal theory and clinical practice. Oxford University Press, 1987.
2）Braddock CH 3rd, et al：How doctors and patients discuss routine clinical decisions. Informed decision making in the outpatient setting. J Gen Inter Med 12（6）：339-345, 1997.
3）Fransworth MG：Competency evaluations in general hospital. Psychosomatics 31（1）：60-66, 1990.
4）Jourdan JB, et al：Reasons for requests for evaluation of competency in a municipal general hospital. Psychosomatics 32（4）：413-416, 1991.
5）Grisso T, et al：The MacArthur Treatment Competence Study. Ⅲ：abilities of patients to consent to psychiatric and medical treatments. Law and Hum Behav 19（2）：149-174, 1995.
6）Grisso T, et al（著），北村總子，ほか（訳）：治療に同意する能力を測定する―医療・看護・介護・福祉のためのガイドライン．日本評論社，2000.
7）Appelbaum PS：Clinical practice. Assessment of patients' competence to treatment. N Engl J Med 357（18）：1834-1840, 2007.
8）Morita T, et al：Underlying pathologies and their associations with clinical features in terminal delirium of cancer patients. J Pain Symptom Manage 22（6）：997-1006, 2001.

9）Breitbart W, et al：The delirium experience：delirium recall and delirium-related distress in hospitalized patients with cancer, their spouses/caregivers, and their nurses. Psychosomatics 43(3)：183-194, 2002.
10）Morita T, et al：Family-perceived distress from delirium-related symptoms of terminally ill cancer patients. Psychosomatics 45(2)：107-113, 2004.
11）Gagnon P, et al：Delirium prevention in terminal cancer：assessment of a multicomponent intervention. Psychooncology 21(2)：187-194, 2012.
12）Morita T, et al：Terminal delirium：recommendations from bereaved families' experiences. J Pain Symptom Manage 34(6)：579-589, 2007.
13）Namba M, et al：Terminal delirium：families' experience. Palliat Med 21(7)：587-594, 2007.
14）日本サイコオンコロジー学会(監修)，小川朝生，ほか(編)：ポケット精神腫瘍学　医療者が知っておきたいがん患者さんの心のケア．p.54，創造出版，2014.
15）Lipowski ZJ：Delirium：acute confusional states. Oxford University Press, 1990.
16）井上真一郎：せん妄の３因子とアプローチ．レジデントノート 20(15)：2571，2019.
17）Lawlor PG, et al：Occurrence, causes, and outcome of delirium in patients with advanced cancer：a prospective study. Arch Intern Med 160(6)：786-794, 2000.
18）武藤芳照(総監修)：高齢者指導に役立つ　転倒予防の知識と実践プログラム．p.37，日本看護協会出版会，2006.
19）Flaherty JH, et al：Matching the environment to patients with delirium：lessons learned from the delirium room, a restraint-free environment for older hospitalized adults with delirium. J Am Geriatr Soc 59(Suppl 2)：S295-300, 2011.
20）吉田千文，ほか：保健医療施設におけるせん妄ケアと看護師の体験する困難—せん妄ケアシステム整備状況との関連．日本看護論文集 看護管理 37：187-189，2007.
21）Yong J, et al：Delirium in older people. BMJ 334(7598)：842-846, 2007.
22）Sanford AM, et al：Do nutrients play a role in delirium? Curr Opin Clin Nutr Metab Care 17(1)：45-50, 2014.
23）Bush SH, et al：End-of-life delirium：issues regarding recognition, optimal management, and the role of sedation in the dying phase. J Pain Symptom Manage 48(2)：215-230, 2014.
24）菅原峰子：入院認知症高齢者の看護に必要なアセスメントと援助技術．日本老年看護学会(監)：認知症高齢者のチーム医療と看護．pp.82-105，中央法規，2017.
25）岡山太郎：高齢がん患者の日常生活活動・身体活動を維持・向上するケアのポイント．がん看護 21(2)：243-248，2016.
26）藤澤大介：身体疾患による精神症状の評価と対応．三村將(編)：精神科レジデントマニュアル．pp.250-252，医学書院，2017.
27）本田美和子，ほか：ユマニチュード入門．医学書院，2014.
28）Wong CL, et al：Does this patient have delirium?：value of bedside instruments. JAMA 304(7)：779-786, 2010.
29）日本精神神経学会(日本語版用語監修)，髙橋三郎・大野　裕(監訳)：DSM-5 精神疾患の診断・統計マニュアル．p.588，医学書院，2014.
30）World Health Organization：The ICD-10 Classification of Mental and Behavioural Disorders. World Health Organization, 1992(融　道男，中根允文，小見山実[監訳])：ICD-10 精神および行動の障害，臨床記述と診断ガイドライン，新訂版．pp.69-70，医学書院，2015.
31）Oh ES, et al：Delirium in older persons：advances in diagnosis and Treatment. JAMA 318(12)：1161-1174, 2017.
32）van Velthuijsen EL, et al：Psychometric properties and feasibility of instruments for the detection of delirium in older hospitalized patients：a systematic review. Int J Geriatr Psychiatry 31(9)：974-989. 2016.
33）De J, et al：Delirium screening：a systematic review of delirium screening tools in hospitalized patients. Gerontologist 55(6)：1079-1099, 2015.
34）Inouye SK, et al：Clarifying confusion：the confusion assessment method. A new method for detection of delirium. Ann Intern Med 113(12)：941-948, 1990.
35）Marcantonio ER, et al：3D-CAM：derivation and validation of a 3-minute diagnostic interview for CAM-defined delirium：a cross-sectional diagnostic test study. Ann Intern Med 161(8)：

554-561, 2014.
36) Neufeld KJ, et al：Evaluation of two intensive care delirium screening tools for non-critically ill hospitalized patients. Psychosomatics 52(2)：133-140, 2011.
37) Steis MR, et al：Screening for delirium using family caregivers：convergent validity of the Family Confusion Assessment Method and interviewer-rated Confusion Assessment Method. J Am Geriatr Soc 60(11)：2121-2126, 2012.
38) Leung J, et al：Clinical utility and validation of two instruments(the Confusion Assessment Method Algorithm and the Chinese version of Nursing Delirium Screening Scale) to detect delirium in geriatric inpatients. Gen Hosp Psychiatry 30(2)：171-176, 2008.
39) Sveen J, et al：Validation of a Swedish version of the Impact of Event Scale-Revised(IES-R) in patients with burns. J Anxiety Disord 24(6)：618-622, 2010.
40) Ouimet S, et al：Subsyndromal delirium in the ICU：evidence for a disease spectrum. Intensive Care Med 33(6)：1007-1013, 2007.
41) 古賀雄二，ほか：日本語版 ICDSC の妥当性と信頼性の検証．山口医学 63(2)：103-111, 2014.
42) Gian Domenico G, et al：Cultural and linguistic validation of the Italian version of the intensive care delirium screening checklist. Dimens Critical Care Nurs 31(4)：246-251, 2012.
43) Pompei P, et al：Detecting delirium among hospitalized older patients. Arch Intern Med 155(6)：301-307, 1995.
44) Breitbart W, et al：The Memorial Delirium Assessment Scale. J Pain Symptom Manage 13(3)：128-137, 1997.
45) Matsuoka Y, et al：Clinical utility and validation of the Japanese version of Memorial Delirium Assessment Scale in a psychogeriatric inpatient setting. Gen Hosp Psychiatry 23(1)：36-40, 2001.
46) Trzepacz PT, et al：Validation of the Delirium Rating Scale-revised-98：comparison with the delirium rating scale and the cognitive test for delirium. J Neuropsychiatry Clin Neurosci 13(2)：229-242, 2001.
47) Trzepacz PT, et al：A symptom rating scale for delirium. Psychiatry Res 23(1)：89-97, 1988.
48) 渡邉　明：The Confusion Assessment Method(CAM) 日本語版の妥当性．総合病院精神医学 25(2)：165-170, 2013.
49) Trzepacz PT，ほか：日本語版せん妄評価尺度 98 年改訂版．精神医学 43(12)：1365-1371, 2001.
50) Kato M, et al：Japanese version of the Delirium Rating Scale, Revised-98(DRS-R98-J)：reliability and validity. Psychosomatics 51(5)：425-431, 2010.
51) Strijbos MJ, et al：Design and methods of the Hospital Elder Life Program(HELP), a multicomponent targeted intervention to prevent delirium in hospitalized older patients：efficacy and cost-effectiveness in Dutch health care. BMC Geriatr 13：78, 2013.

第 3 章

事例でわかる 治療の経過とせん妄ケア

- せん妄への取り組みを考えるうえで，その場面だけではなく，経過をふまえて判断や対応を考えていく必要があります。ここでは手術やがん薬物療法など，せん妄が起こりやすい代表的な事例を，治療の経過をみながら，どのような点に注意をしてみていくのか，あらかじめ対応すべきことは何かを考えていきたいと思います。

術後せん妄の事例

手術患者のパス(図 2-4，p.43 参照)とせん妄アセスメントシート(図 2-1，p.28 参照)を照らし合わせながら術後せん妄の事例について説明していきたいと思います。

CASE

患者 A 氏：70 歳代，女性

主訴：腹部膨満感，倦怠感

現病歴：健康診断で子宮がん，卵巣転移を指摘され，手術目的にて家族に付き添われて入院。入院初日から手術への不安があり，緊張している様子があり，気になることや不安についてたずねると，「手術は怖いけど，もうここまできたらやるしかないですもの。わからないことだらけだけど，あとは皆さんにお任せします」と述べ，深々と頭を下げた。

既往歴：腰痛症，帯状疱疹，肺炎

内服薬：頓服：ロキソプロフェン(ロキソニン®)1 錠，就寝時：ブロチゾラム(レンドルミン®)1 錠

家族構成：夫(10 年前に他界)，長男夫婦，孫と同居

生活歴：要介護 1，平日の日中はデイセンターに通所

ADL：杖歩行，食事・排泄・更衣は自立

聴力障害・視覚障害：眼鏡や補聴器を使用

性格：もともと我慢強く，遠慮深い性格。

バイタルサイン：血圧 110 / 74 mmHg，脈拍 72 回/分，SpO_2 98％(room air)，体温 36.5℃

アセスメントとケア

せん妄のリスクを確認する

せん妄アセスメントシートの「STEP 1 せん妄のリスク評価」の 2 つに当てはまるので，STEP 1 の「ハイリスク対応」を確認しました。

☑ 70 歳以上　□ 脳器質障害(脳転移含む)

□ 認知症　□ アルコール多飲　□ せん妄の既往

☑ ベンゾジアゼピン系薬剤内服(ブロチゾラム)　□ その他

STEP 1 治療方法をふまえてせん妄になりやすい時期や要因をアセスメント

高齢に加えて，難聴や視覚障害は一般的なせん妄のリスク因子として知られています。A 氏は遠慮深い性格から，術後疼痛や用事があるときにも我慢してしまう可能性があります。疼痛はせん妄の発生要因になり，さらに不眠や活動意欲の低下，食欲不振の原因にもなるため，術後の疼痛コントロールを強化することはせん妄予防に重要です。ベンゾジアゼピン系薬剤(ブロチゾラム)を常用しています。また，肺炎の既往があり，全身麻酔による術後肺炎リスクがあることから，術後せん妄になりやすく，注意が必要です。

STEP 1 せん妄を予防するケアの実施

- 術後疼痛コントロール：疼痛時は遠慮せず知らせてほしいと説明。疼痛時は，ロキソプロフェン(ロキソニン®)1 回 1 錠，1 日 3 回まで可。または，フルルビプロフェン(ロピオン®)1 A＋生食 100 mL 点滴の指示あり
- 脱水の予防：点滴の管理と水分，食事摂取状況の観察を行い援助していく
- 離床を促す：術前，術後の安静度に合わせて，日中の活動を促していく
- ベンゾジアゼピン系薬剤の使用を控える：ブロチゾラムの中止と不眠・不穏時指示薬について医師へ相談。不眠・不穏時は，クエチアピン(セロクエル®)25 mg 1 回 1 錠，1 日 2 回まで追加可。内服困難時はハロペリドール(セレネース®)1 A＋生食 50 mL 点滴の指示が出された

STEP 1 せん妄ハイリスクについて共有

- 「せん妄ハイリスク」とカルテに記載した
- 看護計画「急性混乱のリスク状態」を立案した
- 入院時のカンファレンスなどで情報や対応方法について共有した
  共有事項：せん妄ハイリスク要因，眼鏡や補聴器の使用，杖歩行，排泄は自立していること，遠慮深い性格，睡眠薬(ブロチゾラム)を常用していたが入院後の不眠・不穏時は別の薬剤に指示薬が変更になったことなど
- パンフレットを用いて，患者・家族に説明した

経過・結果

術後1病日，3病日，5病日目にSTEP 2を再評価しました。

術後1病日目

バイタルサイン，身体症状，疼痛の有無や程度，精神症状，睡眠覚醒レベル，不安や困りごとなどについて注意してアセスメントしました。

疼痛はフェンタニルの持続投与にて緩和されていました。起立時に血圧が86/54 mmHgまで低下し，SpO_2 97%（酸素カヌラ1L），体温37℃，めまいや動悸，呼吸困難感などの身体症状が出現し，離床できませんでした。飲水時にむせ込みがあり，摂取量が少なかったため，点滴は継続することになりました。膀胱留置カテーテルと腹腔内ドレーンが挿入されていました。夜間は断眠状態でしたが，睡眠導入薬は希望しなかったため経過観察としていました。

「STEP 2 せん妄症状のチェック」を確認しましたが，当てはまらないので，「STEP 1 せん妄ハイリスク対応」を引き続き実施しました。

術後3病日目

循環動態は改善し，呼吸状態も安定しているため，酸素，点滴は終了となり，フェンタニルの持続注射も止まりました。膀胱留置カテーテルも抜去され，トイレまで歩行可能となりました。しかし，日中の飲水摂取量は300 mL程度と少なく，食欲不振がありました。午後にはドレーンから悪臭を伴う緑黄色の排液があり，挿入部の疼痛と発赤がありましたが，「動かなければ大丈夫だから」といい，鎮痛薬は希望されませんでした。

日中はあまり動きたがらず，ぼんやりとした表情で一点を見つめていることや，看護師が話しかけても視線を合わせず，あいまいな返事をすることがありました。夕方ごろからそわそわして，落ち着かない様子があり，つじつまの合わない言動をし，ドレーンなどにも注意が払えず，突然ベッドから降りようとする動作がみられました。今日の日付や手術をした日も覚えていませんでした。行動を制止すると，「急いで帰らないと…」といい，看護師の手を払いのけて興奮し歩き出しましたが，ふらつきもあり，目が離せない状況になりました。

せん妄の早期発見

「STEP 2 せん妄症状のチェック」を確認したところ，下記が当てはまり，「STEP 3 せん妄対応」へ進みました。

STEP 2 せん妄症状のチェック

☑ 注意力の欠如：ベッド周辺の乱れ，ドレーンに注意が払えない，落ち着かない様子，見当識障害あり
☑ 急性発症もしくは症状の変動：急性発症で日内変動あり
☑ 意識レベルの変容：ぼんやりした表情，あいまいな返答
☑ 思考の解体：つじつまの合わない言動あり

せん妄の原因のアセスメント

STEP 3 体―患者の苦痛，せん妄の要因となる原因をアセスメントし，除去

バイタルサインを測定すると，体温38.5℃，脈拍98回/分，血圧150/70 mmHg，SpO_2 96%で，痰絡み，呼吸困難感，発汗，口渇がありました。ドレーンからの感染徴候，発熱，低酸素，飲水摂取量の低下に伴う脱水，疼痛，睡眠障害などの原因が考えられ，以下の対応を行いました。対応する際には，特に患者の発言内容や行動の意味・状況や背景について，包括的にみていくことがポイントです。

- 炎症：ドレーンからの排液の性状，量，挿入部の皮膚状態や疼痛について医師へ報告。採血と抗菌薬投与クーリングの指示が出された
- 低酸素：呼吸状態について医師へ報告。胸部X線撮影と酸素カヌラ1Lの指示が出された。誤嚥予防にトロミ水と食事形態の変更を行った
- 脱水：飲水励行，点滴が再開された
- 疼痛：必要時指示から，ロキソプロフェン1錠を投与した
- 睡眠への障害：A氏が入院前に常用していた睡眠導入薬は，ベンゾジアゼピン系薬剤であり，せん妄が助長される可能性があったため，医師の指示により，抗精神病薬のクエチアピン25 mg 1錠を投与した。A氏には「気持ちが安定し，よく眠れるお薬です」と伝えた。再入眠を促す前にトイレ誘導を行った

安心できる環境づくり

STEP 3 脳

- 優しい口調や態度でA氏が体験している苦痛症状や困りごとを確認しながら，会話のなかに場所や日付，時間などをさりげなく入れたコミュニケーションを心がけた。「急いで帰らないと」といった発言に対しては，共感的な態度を示しながら理由をたずね，現実的な考えをもてるように対応した

- 翌日A氏の意識レベルの状態をみて，A氏と家族にせん妄の認識や思いを確認し，パンフレットを使用し現在の原因，対応の説明を以下のように行った
  - せん妄は認知症とは異なり，術後の全身状態(発熱，感染，疼痛，脱水など)が改善すれば回復可能であることを説明した
  - 見えるところにカレンダー(過ぎた日付には×印を記す)や時計を設置した。家族や好きな風景の写真を持参し，飾ってもらうよう家族に依頼した。痛みや息苦しさなど不快な症状や希望があれば，我慢せずスタッフに伝えることを説明した。家族にも情報共有と声かけの協力を依頼した
  - 日中の気分転換活動や起きている時間を長くつくる方法について，患者・家族とともに検討し，院内散歩や家族の面会時間と会話を多くするようにした
  - 家族には，つじつまが合わない言動があっても，無理に修正しようとせず，話を合わせたり，話題を変えたりする方法を推奨した

STEP 3 環境

説明時には1度につき1つのことを伝え，物品を見せたり，ジェスチャーを交えることが効果的です。

- ベッドやオーバーテーブルのストッパーを各勤務帯で確認，柵の位置に注意し，脱げにくい履物にするなど転倒・転落予防のための環境をつくった
- ライン類の自己抜去予防に努めた
  - ドレーンのラインは，テープで寝衣に止めておくようにした
  - 点滴刺入部を包帯で保護し，なるべく視界に入らず，手元に触れないように工夫した
  - 点滴の日中落としの検討(夜間点滴ロック)
- 危険物(はさみ，カミソリなど)の有無を確認し，あれば預かった
- 必要時にナースコールをできない場合など，離床，体動センサーを設置した
- 昼間は日光を採り入れて明るくし，活動を促し，リハビリテーションやセルフケアを行えるように支援した
- いつも使用している眼鏡と補聴器の使用を促した

術後5病日目

あらためて「STEP 2 せん妄症状のチェック」を確認し，当てはまらないので，「STEP 1 せん妄ハイリスク対応」について確認しました。

バイタルサインは安定し，全身状態は改善しました。就寝時に定時でクエチアピン25 mg 1錠が開始され，夜間入眠できるようになり，せん妄症状も改善しました。

術後 7 病日目

不眠やせん妄症状もなく経過しているため，クエチアピン 25 mg 1 錠の定時処方は中止となりました。日中の活動を促し，規則正しい生活が送れるような環境調整を行うことで，睡眠導入薬を使用することなく自然な睡眠が得られるようになりました。

（小川弘美）

内科入院の事例（化学療法）

侵襲の大きい薬剤，例えばシスプラチンを主軸にしたレジメンでは，支持療法で使用される薬剤も複雑で，約7時間の点滴が行われます。そのため，短期入院を繰り返しながら化学療法を受けることが多いです。本項では，診断時に多発転移が認められた進行肺がん患者のB氏が，化学療法導入目的ではじめて入院してきた事例において，DELTAプログラムを用いて入院時から化学療法の経過に沿ったせん妄のアセスメントおよびケアについて述べます。

CASE

患者B氏：65歳，男性
診断名：右肺腺がん（EGFR・ALK遺伝子変異なし）Ⅳ期（対側転移，脳転移，L3-4の骨転移）

既往歴：特になし

治療内容：CDDP＋PEM療法（シスプラチン＋ペメトレキセド）

経過：201X年Y−3月ごろより，咳嗽，喀痰があり，風邪が長引いているのかと考えて様子をみていたが，おさまらず，腰痛も出てきたため，近医を受診した。肺のX線撮影の結果，肺がんの疑いが強いと説明され，Y月Z−40日に当院を受診した。精密検査の結果，肺腺がんと診断された。脳転移があるため，全脳照射を受けた。Y月Z日，初回化学療法導入目的で入院した。

Y月Z+1日より予定どおり化学療法が始まった。嘔吐はないが，悪心が強く，飲水量も少ない。Z+4日になると検温時の受け答えも話がまわりくどく，まとまらない。熟睡感もなく，周りの様子をきょろきょろみている。

入院時より，腰痛に対して，ロキソプロフェン（ロキソニン®）6錠/日とオキシコドン（オキシコンチン®）20 mg/日を服用しているが，体動時は疼痛が増強し，レスキュー薬を2～3回使用している。脳転移の治療のため，プレドニゾロン（プレドニン®）を服用している。

家族歴：実父は肺がんで約30年前に他界（化学療法は受けていなかった）。

日常生活面の情報：
・食事：3回/日。好き嫌いは特にない。和食が好き。
・睡眠時間：7時間/日。薬剤の使用はない。
・排泄：排尿は6回/日（夜間1回）。排便は1回/日。
・清潔：毎日入浴。湯船にゆっくりつかるのが好き。歯みがきは2回/日（朝と就寝前，部分義歯あり）。
・運動習慣：毎朝妻と約30分散歩する。
・嗜好：毎日缶ビール350 mL，50歳ごろまで喫煙していたが，健康のため禁煙した。

心理・社会面の情報：約10年前まで会社員（経理担当）であったが，定年退職して，現在は無職。老齢年金で生計を立てている。妻（60歳）と二人暮らし，長男・長女とも他県で結婚し子どもと暮らしている。几帳面な性格で，困ったことがあれば，妻もしくは長男に相談しながら，自分で決める。

病気に対する認識および受け止め：
「健康には気をつかっていました。がん検診も受けていたし，父を肺がんで亡くしてからは特にね。運動をしたり，たばこもやめました。なのに，こんな進行した肺がんなんて，信じられません」
「肺がんといわれてから，頭に転移も見つかり，外来で放射線治療も受けました。放射線治療中は，通院が大変でした。髪が抜けてしまいましたが，それ以外の副作用はありませんでした。あとは，化学療法が効いてくれる可能性を信じて頑張ります」
「腰痛が出て，好きだった山歩きも行けなくなりました。趣味は，読書とクラシック音楽を聴くことです。化学療法は，約2週間の入院ですると聞いています。なるべく自宅で過ごしたいです。あまり社交的なほうではありませんし，相部屋では，落ち着きません」

入院時におけるせん妄のアセスメントとケアのゴールおよび具体的ケア

アセスメント

STEP 1 せん妄のリスク評価

B氏がせん妄の準備因子をもっているかをチェックし，せん妄ハイリスクかどうかを同定します。

STEP 1 せん妄のリスクの確認

- □ 70歳以上
- ☑ 脳器質障害（脳転移含む）：「全脳照射」の既往があり，現在も「ステロイドの内服」をしている
- □ 認知症
- □ アルコール多飲
- □ せん妄の既往
- □ ベンゾジアゼピン系薬剤内服
- ☑ その他：「がん性疼痛；L3-4の骨転移による腰痛」があり，現在「オピオイド」を内服している

せん妄の準備因子のうち，「脳転移」「がん性疼痛」がチェックされたため，「せん妄ハイリスク」と判断しました。「せん妄の既往」については，せん妄症状を説明しながらB氏に確認したところ，せん妄の経験はありませんでした。

STEP 2 せん妄症状のチェック

B氏はせん妄の準備因子をもち，「せん妄ハイリスク」と考えられたため，入院時にせん妄症状を呈していないかをモニタリングすることとしました。

① B氏の表情や行動を「見る」ことで判断する

【注意障害・意識レベルの変容】

- ぼーっとしている
- もうろうとしている

【注意障害】

- いままでできていたことができなくなる：内服管理はできていた。服装も整っていた
- きょろきょろしている
- ルートを触ったり，体を起こしたり・横になったり，同じ動作を繰り返す
- 周囲の音や看護師の動きに気をとられる：看護師と視線を合わせて話ができた

② B氏と「話す」なかで，観察して判断する

【注意障害・意識レベルの変容】

- 質問に対する反応が遅い
- 焦燥感が強く，落ち着かない
- 目がギラギラしている

【注意障害：思考の解体がないか】

- 話がまわりくどく，まとまらない
- 話のつじつまが合わない
- 感情が短時間でころころと変わる
- 何度も同じことを聞く
- 話に集中できない
- 質問と違う答えが返ってくる

③ 会話のなかでB氏に「聞く」ことで判断する

【見当識障害】

- 日付・時間・場所の確認する。「自宅から病院にどうやって来ましたか？」と聞いてみる

【短期記憶障害】

- 「最近あった出来事，例えば外来受診での出来事を覚えていますか？」と聞いてみる

【思考のまとまりづらさ】

- 「ぼーっとしたり，普段と比べて考えがまとまりにくいことがありますか？」

と聞いてみる

④B氏に付き添う妻に「確認する」ことで判断する

【急性発症もしくは症状の変動】

- 症状の日内変動，以前との様子の変化を確認する

【睡眠覚醒リズム】

- 昼夜逆転がないかを確認する

せん妄の症状について「見る」「聞く」「確認する」に沿ってチェックしたところ，当てはまらなかったため，せん妄は発症していないと判断しました。

せん妄のアセスメントの統合

入院時の様子では，B氏にせん妄は起こっていないようでしたが，せん妄の準備因子となるものが複数存在します。化学療法導入目的でのはじめての「入院による環境の変化」「がん性疼痛をオピオイドによりコントロールしている」「がんの罹患により趣味である山歩きや毎朝の習慣になっている妻との散歩ができない」ことから，B氏の日常生活リズムが混乱する可能性も予測されます。「せん妄のハイリスク状態」とカルテに明記して，安全で安心できる環境の提供および予防ケアに努め，化学療法が安全，安楽に受けることができるようかかわる必要があります。

ケアのゴールおよび具体的ケア

ケアのゴール

- B氏が安全で安心できる環境で過ごすことで，せん妄を発症しない
- B氏は，予定どおり化学療法を安全に受け，化学療法の侵襲によるせん妄の誘発なく過ごすことができる
- B氏にせん妄が発症した場合，せん妄症状が早期に発見されることで，すみやかな対応を受けることができる

具体的ケア：STEP 1 せん妄ハイリスク対応

- B氏の抱える腰痛に対して，オピオイド管理とモニタリングを行いながら，痛みを感じず日常生活を送ることができるようにコントロールする
- 脱水予防：飲水の必要性を説明し，いつでも飲水できるよう準備する
- 化学療法や検査などのスケジュールなどを説明することで，活動を促す
- 医師・薬剤師と相談して，ベンゾジアゼピン系薬剤の使用を控える

- B 氏・妻に対して，パンフレットを用いて説明し，いつもと様子が違う場合，看護師に相談するよう話す
- B 氏から見えるところにカレンダーや時計を置く
- 安全な環境づくりに努め，危険物を持参していないかを確認する（状況をみながら預かりを検討する）

化学療法開始後におけるせん妄のアセスメントとケアのゴールおよび具体的ケア

アセスメント

B 氏が受ける治療レジメンに使用される薬剤アセスメントを行います（シスプラチン，ペメトレキセド，制吐薬，大量輸液）。さらに，B 氏に起こりうる副作用による苦痛や生活リズムの変化による困難などを想起しながら，看護上の問題を検討することが必要です。

治療レジメンのアセスメント

【CDDP＋PEM 療法（シスプラチン＋ペメトレキセド）】

- シスプラチン：急性腎不全，悪心・嘔吐リスクは高リスク（90%以上）
  好中球減少・白血球減少，血小板減少，貧血，口内炎など
- ペメトレキセド：悪心・嘔吐リスクは低リスク（10〜30%以上）
  好中球減少・白血球減少，血小板減少，貧血，腎不全，肺炎，口内炎など
- 制吐薬：HT_3受容体拮抗薬（パロノセトロン），NK-1 受容体拮抗薬（アプレピタント），ステロイド薬（デキサメタゾン）の 3 剤併用
- シスプラチンの副作用である急性腎不全の予防のために，大量輸液が必要となる
  ➡ 約 7 時間点滴ルートで拘束される
  ➡ 頻尿（夜間の睡眠を妨げる可能性がある）
- ペメトレキセドの副作用を軽くするために，葉酸，ビタミン B_{12}が投与される

予測される看護上の問題

- 悪心・嘔吐の高リスク（90%以上）➡ 食欲低下，食事量低下 ➡ 脱水
- 制吐薬：HT_3受容体拮抗薬（パロノセトロン），NK-1 受容体拮抗薬（アプレピタ

ント）➡ 便秘

- 制吐薬：ステロイド ➡ 高血糖 ➡ 睡眠障害
- 大量輸液 ➡ 電解質異常，約 7 時間点滴ルートで拘束される，頻尿（夜間の睡眠を妨げる可能性がある）
- 好中球減少 ➡ 易感染状態：感染の可能性
- 血小板減少 ➡ 出血傾向：失血の可能性
- ヘモグロビン減少 ➡ 貧血：倦怠感，低酸素状態の可能性
- 代謝異常は治療開始後 7 日以内に起こることが多い（高カリウム血症：治療開始後 6 時間以内，リン，カルシウム，尿酸値の変動：24〜48 時間，血清クレアチニン上昇：48 時間以降）。そのため，治療開始前に LDH，BUN，血清クレアチニン，尿酸，カリウム，リンなどの検査値をチェックし，脱水症状の有無，特に飲水量，尿回数や性状などを把握し，腫瘍崩壊症候群の起こりやすさをアセスメントする

STEP 2 せん妄症状のチェック

入院時の状況および以下の状況を考慮しながら，せん妄症状を定期的に（day 1，day 2，day 3，day 5，day 7，day 14，day 21）観察します。

- day 1 は，シスプラチンの副作用対策として大量の輸液・利尿薬が投与される。循環血液量が増加し，かつ利尿効果により排尿回数が増加する。そのため電解質異常に注意
- day 1 は，約 7 時間点滴ルートで拘束される。点滴開始時間によっては，夜間の排尿やステロイドによる高血糖により睡眠障害（せん妄の誘発因子）が起こりうることが予測される。day 2〜3 までの睡眠障害においては，B 氏自身の熟睡感，特に「覚醒後に疲労感がとれているか」についてもたずねる
- day 1〜7 は，悪心・嘔吐のリスクが高く，制吐薬により症状の軽減は可能だが，食欲不振や食事量・飲水量が低下し，脱水（誘発因子）が予測される。また HT_3 受容体拮抗薬（パロノセトロン），NK-1 受容体拮抗薬（アプレピタント）による便秘（誘発因子）にも注意
- day 1〜7 まで，シスプラチン・ペメトレキセドによる腫瘍崩壊症候群のリスクを考慮しながら，LDH，BUN，血清クレアチニン，尿酸，カリウム，リンなどの検査値をチェックし，脱水症状の有無，特に飲水量，尿回数や性状など観察する
- 自覚症状を伴わない血液毒性は，血液データ（白血球数・好中球数・血小板数）をチェックして，易感染状態と出血傾向をアセスメントする。特に，粘膜炎症が起こりやすい day 7 ごろの口内炎は，化学療法による悪心や倦怠感によりセ

ルフケア能力が低下することで感染が誘発される。さらに脱水などを引き起こし，せん妄リスクを増大させることを念頭に，口腔ケアができているのかを把握してアセスメントする
- 貧血は，慢性倦怠感，疲労感を強めて，治療意欲に影響し，なかなかデータが回復しない副作用である。貧血に関する自覚症状を丁寧に聴取し，活動量の低下や不眠などに注目して，日常生活が維持できているのか，生活リズムが崩れていないかといった点なども併せてアセスメントする

せん妄のアセスメントの統合

治療開始後，B氏に起こっているせん妄の直接原因，誘発因子を同定し，早期に対応することでせん妄の発症を予防できます。せん妄の発症を回避できない場合もありますが，早期からの介入により，すみやかに回復する可能性が期待できます。初回治療にせん妄を起こすとそれ以降の化学療法時のせん妄のリスクになり，せん妄を繰り返してしまうことを念頭におき，予防的介入と早期発見・対応に努めます。

ケアのゴールおよび具体的ケア

ケアのゴール

- B氏は妻や周りの人，医療者と良好なコミュニケーションをとりながら，安心していままでの生活リズムを崩すことなく入院生活を過ごすことができる
- B氏は，退院後の生活を見据えた副作用のモニタリングやセルフケアができる
- 緊急受診が必要な状況が起こった場合，B氏は妻と相談しながら受診行動がとれる（退院後）

具体的ケア：STEP 1 せん妄ハイリスク対応への追加

B氏にせん妄症状がない場合，入院時から行っているせん妄ハイリスク対応を見直しながら，予測される苦痛，せん妄の要因となる直接原因や誘発因子を除去するような具体的ケアを追加します。

- 良質な睡眠を促す対応：B氏がゆっくり休めるような環境を提供し，睡眠導入薬（スボレキサント，トラゾドンなど）の使用を検討する
- 食欲不振・悪心・嘔吐に対する対応：制吐薬の効果を評価しながら，食べることができそうと感じるときに食べたいと思うものを試してみることをすすめる
- 十分に食事がとれないときは，水分を多く含む果物や食材を取り入れたり，おかゆやスープ類などをメニューに取り入れたりして，脱水に注意する

- 易感染状態に対する理解を促し，感染予防行動を習慣づける：うがい，手洗い，口腔ケアなど
- 易出血状態に対する理解を促し，出血予防行動を習慣づける：便秘しない，怪我をしないなど
- 貧血に対する理解を促し，倦怠感・疲労を避ける生活を送ることができる

具体的ケア：STEP 3 せん妄対応

B氏は嘔吐しませんでしたが，悪心が強く，飲水量も低下しました。Z+4日になると，検温時の受け答えは話がまわりくどく，まとまりがなくなりました。B氏に確認すると，熟睡感がなく，常に周りの様子をきょろきょろ伺っていました。B氏の様子からせん妄が起こっていると考えられるため，安全で安心できる環境を提供し，せん妄対応ケアを追加しました。

- 抗精神病薬（クエチアピン，リスペリドンなど）の使用を検討する
- B氏・妻にせん妄の認識や思いを確認し，パンフレットを使用し，せん妄の状況，せん妄の原因，対応について説明する
- 家族や友人などとの定期的な面会を促す
- ベッドやオーバーテーブルのストッパー確認，柵の位置に注意し，脱げにくい履物にするなど転倒・転落の予防のための環境をつくる
- ルートの自己抜去予防（点滴ルート刺入部を包帯で保護，ルート類が患者の目につかないような工夫など），夜間の点滴を避ける（点滴は日中のみとする）
- 持参している危険物（はさみ，爪切り，カミソリなど）を預かる
- 制吐薬の効果を評価しながら，食べることができそうと感じるときに食べたいと思うものを試してみることをすすめたり，果物，おかゆやスープ類などをメニューに取り入れてみる
- いつでも飲水できるように，手の届くところにお茶，水などを準備する
- 日中の活動を促す（1日や週のスケジュールをたてて，リハビリテーションやセルフケアを行えるよう支援する）

・・・・・

進行がん患者が，化学療法目的で入院してきた場合，がんによる疼痛や呼吸困難などの症状を抱えているため，オピオイドを服用していることがあります。また，脳転移がある場合は，すでに放射線治療を受けていたり，ステロイドを服用していることがあります。このような状況の患者では，せん妄の要因を同定して「せん妄ハイリスク状態」と捉え，せん妄の予防と安心できる環境づくりが必要で

す。また，化学療法のレジメンからせん妄の要因になるものをアセスメントして，除去することで，せん妄が遷延しないようにします。化学療法を受ける進行がん患者および家族に対して，せん妄への正しい認識を促すために，入院時から情報を提供し，安心して化学療法を受けながら日常生活を送ることができる支援が，看護に求められています。

（田中登美）

内科入院の事例（症状緩和）

CASE

患者C氏： 80歳代，女性。152 cm，41 kg

診断名： 肺炎

現病歴： ヘルパーが訪問した際，意識がもうろうとして反応が鈍く，発熱があり，呼吸状態が著しく悪かったため，救急車を要請し，入院となった。
入院時は，閉眼し眉間にしわを寄せてぐったりしており，声をかけてもうっすら開眼する程度で発語がなかった。湿性咳嗽あり，呼吸数32回/分，体温38.9℃，血圧107/44 mmHg，脈拍120回/分，SpO_2 83〜86%（room air），JCS Ⅱ-2。同居している夫の情報では，3日前ごろから「しんどい，しんどい」と寝て過ごすことが多くなっていたが，昨夕までは何とかトイレには行けていた。食事は，最近徐々に摂取量が減っていたので，ここ数か月は宅配弁当一人分を二人で分けており，ここ数日は，食欲がなく数口程度しか摂取できていなかったようだ。

既往歴： 高血圧，認知症，脊椎圧迫骨折

内服薬： アムロジピン（ノルバスク®）2.5 mg 1錠朝，フロセミド（ラシックス®）20 mg 1錠朝，ドネペジル（アリセプト®）5 mg 1錠朝
トラマドール/アセトアミノフェン（トラムセット®）4錠分2朝夕，アセトアミノフェン（カロナール®）200 mg 1錠夕
エチゾラム（デパス®）0.5 mg眠前，トリアゾラム（ハルシオン®）0.25 mg眠前

家族構成： 夫（元研究職）と二人暮らし，長女（県外）

生活歴： 要介護1（デイサービス週1回，ヘルパー週3回）
認知症高齢者の日常生活自立度Ⅱa：もの忘れがあるものの，夫の声かけや見守り支援で身の回りのことは自立
結婚後は専業主婦，趣味は旅行やガーデニング（最近はほとんどしていない）

ADL： シルバーカーで歩行（自宅では伝い歩き），身の周りのことは自立

入院時の血液所見：

WBC 16,600 μL	RBC 447×10^4/μL	Hb 14.7 g/dL
CRP 23.0 mg/dL	BUN 42 mg/dL	CRE 1.30 mg/dL
GFR 64.5 mL/分/1.73 m^2		AST 20 U/L
ALT 15 U/L	TP 6.2 g/dL	ALB 2.2 g/dL
T-Bil 0.55 mg/dL	Na 151 mmol/L	K 4.0 mmol/L
Cl 111 mmol/L	Ca 8.7 mg/dL	BS 90 mg/dL

入院後指示：

- 絶飲食（内服時水分可）　点滴（1,500 mL/日），抗菌薬開始
- 膀胱留置カテーテル留置
- 不穏時指示　ハロペリドール（セレネース®）1 A（5 mg）＋生食100 mL
- 発熱時指示　アセトアミノフェン200 mg 1錠

入院時のせん妄リスク因子評価

せん妄のリスク因子評価

現病歴，既往歴，持参薬，現在の治療環境などから，準備因子，直接原因，誘発因子それぞれを評価します(表 3-1)。

表 3-1 のとおり，3 因子すべてに該当項目があり，原疾患の改善経過においてせん妄を発症しやすい，つまりせん妄ハイリスクであると判断しました。

STEP 1 せん妄のリスクの確認

- ☑ 70 歳以上
- □ 脳器質障害(脳転移含む)
- ☑ 認知症
- □ アルコール多飲
- □ せん妄の既往
- ☑ ベンゾジアゼピン系薬剤内服
- □ その他

高齢，認知症といった脳の脆弱性因子がベースにあること，認知症による記憶・見当識障害，理解力低下があることから緊急入院による環境変化や点滴などの治療環境が混乱を招きやすいこと，肺炎に加え，ここ数日間十分な食事が摂取できず脱水，電解質異常をきたしていること，せん妄のハイリスク薬となる薬剤を常用していること，肺炎に伴いコントロールされない身体症状が出現している

表 3-1 C 氏のせん妄リスク因子評価

準備因子	• 高齢(80 歳代) • 認知症(ドネペジル 5 mg 内服，入院前の認知症高齢者の日常生活自立度Ⅱa)
直接原因	疾患名：肺炎 • 発熱を伴う感染症(肺炎，尿検査異常なし) • 電解質異常(高ナトリウム血症) • 脱水(頻脈，皮膚のツルゴールの低下，口唇・舌の乾燥著明) • 呼吸障害(呼吸困難感はないが，低酸素血症あり，喀痰多い) • 薬剤(エチゾラム，トリアゾラム，トラマドール / アセトアミノフェン)
誘発因子	• コントロールされていない身体症状：疼痛，呼吸困難，発熱，口渇 • 絶飲食(内服時のみ少量で可能) • 感覚障害(難聴：補聴器使用) • 睡眠障害(もともと睡眠障害) • 緊急入院 • 多数のルート類

ことが，主な要因として同定できました。

身体的には，炎症値が高く，身体症状が改善するまではハイリスク期間となります。特に，絶食中であっても喀痰量の多い現状では，痰・唾液などの不顕性誤嚥のリスクも高まることを念頭におき，せん妄ハイリスク状態として継続的にモニタリングする必要があると考えました。

要因に基づいたせん妄予防ケアの開始

まず，直接原因（せん妄の発症に直接影響する因子）への介入を確実に行います。

- 脱水の改善：点滴の管理による電解質の補正，口腔ケア
- 呼吸障害：酸素投与の管理，確実な喀痰援助
- 薬剤：エチゾラム，トリアゾラムを中止し，クエチアピン（セロクエル®）25 mg〔内服不可時ハロペリドール 5 mg＋生食 50 mL〕へ変更

Point

ベンゾジアゼピン系薬剤は覚醒レベルを下げ，認知機能を低下させる影響があります。しかし，もともと不眠症があるため，催眠作用を併せもつ抗精神病薬で代用します。

次に，誘発因子（せん妄発症の引き金となり，増悪・遅延させる因子）を可能な限り除去する介入を行います。

- 疼痛コントロール：疼痛管理の徹底。言語的な訴えに頼るのではなく，表情や行動も含めて評価し，鎮痛できていなければ積極的に頓用薬を使用する

Point

アセトアミノフェン 200 mg では疼痛コントロールができず，最近トラマドール / アセトアミノフェンが追加されたという経緯がありました。その後，腰椎圧迫骨折の疼痛は緩和されたものの，日中も眠気が増し，夜間不眠も強く訴えるようになり，睡眠導入薬も追加されたようです。

覚醒レベルを下げず疼痛管理を徹底し，覚醒し安寧に過ごせること，もとの活動性（歩行）を妨げないことを目指すことにしました。トラマドール / アセトアミノフェンが中止となり，アセトアミノフェン 1,800 mg 分 3，頓用アセトアミノフェン 600 mg に変更となりました。

- 発熱時の苦痛：体力消耗を最小限にするため，発熱徴候を早期に発見し解熱薬を使用する
- 口渇の苦痛：口渇が緩和できるように，服薬時以外でも，少量のトロミ水もし

くは氷片が摂取できるように指示の変更を依頼し，こまめにケアを行う

- 睡眠障害：就寝中の処置，内服を避ける。22 時までに入眠状況を評価し，頓用薬（クエチアピン 25 mg）を使用する

Point

睡眠リズムが崩れると昼夜逆転をきたし，せん妄発症リスクが高まります。頓用薬の使用が遅れると，日中まで催眠作用が残存することがあります。

- 多数のルート類：刺入部やルートに容易に手が届かないようにまとめる。視野に入らないように環境調整する
- 家族への説明：パンフレットを用いて，せん妄のリスク，症状，治療，関わり方について説明する。特に，急に認知症が進んだようにみえることもあるが，身体の回復とともに改善すること，症状が生じたときは，否定したり怒ったりせず，共感的に受け止めてほしいと説明する

せん妄発症時のケア

入院 2 日目の 21 時に訪問すると，体を右に向けたり左に向けたりしており，安静が保てず，酸素マスクをずらしたり，ときおりベッド柵をつかんで起き上がろうとします。看護師がその場から離れると，大声で「誰か助けて。殺されるー」と叫んでいます。部屋に戻ってみると，酸素マスクを外し，ベッド柵を乗り越えようとしています。点滴の先は，体から抜けた状態で，床に落ちています。看護師が「どうされましたか」と身体に触れると「こんな邪魔なものを勝手につけて！」と怒り，興奮がおさまりません。呼吸困難感や痛みをたずねても，視線をきょろきょろさせながら「トイレに行くんだからどいてちょうだい」と看護師の手を強く払いのけました。

STEP 2 せん妄症状のチェック

現症から，せん妄症状をチェックします。以下のとおり，せん妄が発症していると判断できます。

- 意識レベルの変容：ぼんやりして，返答があいまい
- 注意力の欠如：視線が合わずきょろきょろしている，体を起こしたり・横になったりと同じ動作を繰り返す，落ち着かない様子

- 精神運動性の興奮：ライン類の自己抜去，看護師の手を強く払いのける，怒る，叫ぶ
- 睡眠覚醒リズムの障害：夜間覚醒
- 急性発症：21時になり急に興奮した口調になった

せん妄の原因のアセスメントとケア

身体に触れると熱感があり，体温38.9℃，SpO_2 94％（room air），呼吸数30回/分でした。湿性咳嗽がありましたが喀痰できず口腔内に痰が絡み，呼吸困難感が助長されていました。また，起き上がろうとしますが，そのたびに腰に手をあて苦悶様表情をしていました。それらから，せん妄の主因は発熱が考えられ，疼痛や呼吸困難感，尿意もせん妄を助長する要因と考えられました。そのため，以下のケアを行いました。

❶ 生理的欲求を否定せず対応し，情緒の安定を図ります。

- 尿意・バルーン不快：「下の世話にはなりたくない」と，入院直前までトイレに行っていたことを考慮し，バルーン留置のままトイレに付き添った。便器に座ると安堵され，「助かった」といってベッドに戻った。夜間の点滴中止について医師に相談，点滴は日中に施行することになった

Point

“尿意を感じる→トイレで排泄する”ということは，自然な行動です。「バルーン留置しているから，このまま排尿してもいいですよ」という感覚は高齢者には理解しづらく，特に意識障害を呈している状況下では“トイレに行かせてくれない＝いじわるされた”という否定的な印象しか与えません。

❷ 主原因，不快症状への対応を行います。

- 低酸素・呼吸困難感：「ゆっくり大きく息できますか」とさりげなく声をかけ，呼吸数を整える。タイミングを見計らい，含嗽・吸引による口腔内浄化と少量の水分摂取で口渇を緩和した。酸素マスクは落ち着いてから再装着してもらった
- 発熱：鎮痛も兼ねて，必要時指示より，アセトアミノフェン600 mgを投与
- 睡眠への障害：意識障害の改善と睡眠目的に，必要時指示よりクエチアピン25 mgを投与

せん妄ケアの評価

夜間は，訪室のたびに酸素マスクが外れていることもありましたが，体勢が乱れることなく目を閉じて入眠していました。翌朝6時ごろ訪室すると，覚醒しており体を起こそうとしています。声をかけるとこちらを向き，困った表情で「起こして。起こしてちょうだい」「もう，帰らせてもらいます」と息を切らしながら，柵をつかんで起き上がろうとしますが，起き上がれません。看護師が痛みについてたずねると，起き上がろうとすると腰が痛くて力が入らないと教えてくれました。

❶ 意識障害の改善があるかを評価します。

- 意識の変容・注意障害：視線が合い，疎通性は良好で，質問に対して落ち着いて会話ができ，返答の内容も適切である
- 睡眠障害：頓用を追加内服後は，朝6時までは入眠できていた。覚醒時，錐体外路系の副作用はなかった

以上より，せん妄による意識障害が改善できていると評価できます。身体状態が安定するまで，定期クエチアピンは50 mgへ増量となり，継続することになりました。

❷ 身体の改善に合わせてせん妄の要因について評価し，除去に向けて見直します。

- 疼痛：現在の定期薬では，夜間や早朝に疼痛が生じている。身体の改善に伴って，今後活動量が拡大すると推測される。そのため，医師に報告し，アセトアミノフェン3,600 mg分4へ増量となり，朝は朝食前でも内服可能となった
- 見当識の障害：意識障害は改善しているが，入院までの記憶がなく，見当識も整わないため，混乱しやすい状況となっている
  - 見当識を促す関わり：カレンダー，時計を設置し，会話に日付や時間をさりげなく組み入れる。家族には，いつも使っていた陶器のコップや花瓶，お気に入りのひざかけを持参してもらう
    会話の例：「おはようございます。朝の8時になりました。もう8月に入ったので，今日も暑いですね」
  - 認知を促進する関わり：メモを使いながらわかりやすく説明するとともに，呼吸困難感や体熱感への自覚を促すことを繰り返し，現状認知を援助する
- 低活動：もともと自宅では伝い歩きであるが身の回りのことは自立し，簡単な家事もできていた。もとの活動性をふまえ，解熱し意識障害のないときは，洗面やトイレに誘うなど，離床を促す。また，日中の気分転換について患者や家族と相談し，車椅子散歩や家族との面会の時間を多くとってもらうよう調整する。また，まだ体力消耗もあるため，適宜休息時間もとれるように調整する
- 脱水の予防：食事が開始されたが，水分摂取が進まない。食事以外の時間帯

(10時，14時，17時)にコップ1杯のお茶をすすめる
- 感覚障害：日中の覚醒時は，補聴器を使用する

結果(回復期のケア)

入院5日目，訪室すると「おはようございます。いつもお世話になってます」「腰は痛いのよ。でもまあまあ眠れたわよ。いまから頭を洗ってくださるって。嬉しい」と笑顔で話されました。

アセスメントとケア

直接原因の改善(肺炎，脱水)と同時に，誘発因子であった疼痛や睡眠もコントロール良好となりました。意識清明で注意障害はなく，会話が正常に成立するようになり，せん妄の改善徴候がうかがえました。

- 睡眠障害：定期クエチアピン 50 mg → 25 mg へ減量
- 疼痛管理・低活動：鎮痛効果を待って活動を開始することで，入院前のように室内では伝い歩きで生活できるようになった
- 見当識の障害：時間の見当識は整うようになった。日付や数日先の予定は忘れるものの，毎日カレンダーを一緒に確認し，今日の日付に“花のマーク”を一緒に描きながら今日の予定を確認することで，「今日は○○でしたね」と時計を見ながら，自ら確認する様子もみられるようになった

これらのケアを通して，せん妄の離脱を図ることができ，数日後，自宅へ退院することができました。

◆ ◆ ◆ ◆ ◆

入院時にせん妄のハイリスクを捉えることができたため，早期にせん妄因子に沿った看護ケアと内服薬の調整などが開始できました。入院直後，せん妄は発症したものの遷延化せず，最小限に抑えることができました。

(柴田明日香)

外来患者の事例(化学療法)

CASE

患者D氏：50歳代後半，男性

診断名：小細胞肺がん(LD：T3N1M1)Stage Ⅳ，脳転移なし

現病歴：咳嗽，発熱，倦怠感が持続したため近医を受診し，肺野異常陰影，閉塞性肺炎を認め，呼吸器内科を紹介された。気管支鏡検査において小細胞肺がんの診断を受け，治療方針としてPE療法(シスプラチン＋エトポシド)を行った。

入院時の経過：PE療法開始後day 2早朝より，倦怠感の増強Grade 2，悪心Grade 2→3(day 2～4→5～6)，食欲不振Grade 2，下痢Grade 0，1クール目day 6より夜間の不眠と，時間認識の低下，つじつまの合わない言動や一部会話の不成立や，落ち着きのなさと落ち込みがあり，低活動型のせん妄症状が出現した。また，1クール目day 7血清ナトリウム値120 mEq/Lと低下を認めた。

外来化学療法時：入院時のせん妄の要因とケアの状況について電子カルテ上の診療録や看護記録より情報収集を行った。

既往歴：盲腸

職業：役員職(重要な職務を任されており，仕事への責務や就労の継続と治療の両立にストレスを抱えていた)

入院時のせん妄の看護ケアの情報収集

環境ケア，輸液ルートの工夫，夜間の睡眠リズムに影響がでないよう輸液時間を日中で終了する工夫と，ナトリウム補正によりせん妄症状が回復したため，身体的要因によってせん妄が起こりやすく可逆的な病態であることを説明し，安心をもたらすかかわりを行っていました。

PE療法であるため，アプレピタントday 1～3，グラニセトロン，デキサメタゾン(デカドロン®)を併用していましたが，day 5にいたるまで持続し，食欲低下を認めていたため，せん妄の要因としてステロイドの使用と脱水，day 3までの輸液負荷による夜間の睡眠リズムの変調が考えられました。

また，小細胞肺がんのPE療法1クール目の化学療法であること，腫瘍量の多い固形がんであることから，サイトカインの放出により，せん妄のリスクが上がっているのではないかと考えられました。そのため，day 7から血漿浸透圧や，尿浸透圧，血清ナトリウム値などの電解質バランスの精査を行ったところ，低ナトリウム血症でありナトリウム補充目的の補液が開始されました。day 7まで持続していた倦怠感は，低ナトリウム血症によるせん妄の症状とも考えられました。

外来化学療法時のせん妄の看護ケア

1クール目のday 6にせん妄が出現していることから，2クール目にも出現するリスクが高いことをカンファレンスで情報共有しました。適切なせん妄ケアが行えるように，医療者の知識を高めることが目的です。

この事例の薬物有害反応とせん妄の評価とケアの経過については，図3-1に示します。すでに，低ナトリウム血症が持続し，補正をしていることから，外来初回投与である患者の投与開始から終了までを通して観察し，転倒や転落など2次的な危険性を考慮しながら，看護師の観察がいきとどくチェアの配置を考慮し，頻回に足を運ぶなど，患者の様子を注意深く観察できる環境づくりを行いました。また，外来通院時は，妻が付き添い通院していたため，入院時のせん妄体験は，患者の苦痛だけでなく家族にも不安を与え，その体験を記憶させていることを配慮し，労いの言葉がけを行いながら，前クール投与後からの自宅での生活の変化などの情報を得ました。問診では，患者から情報を得るとともに言動を観察

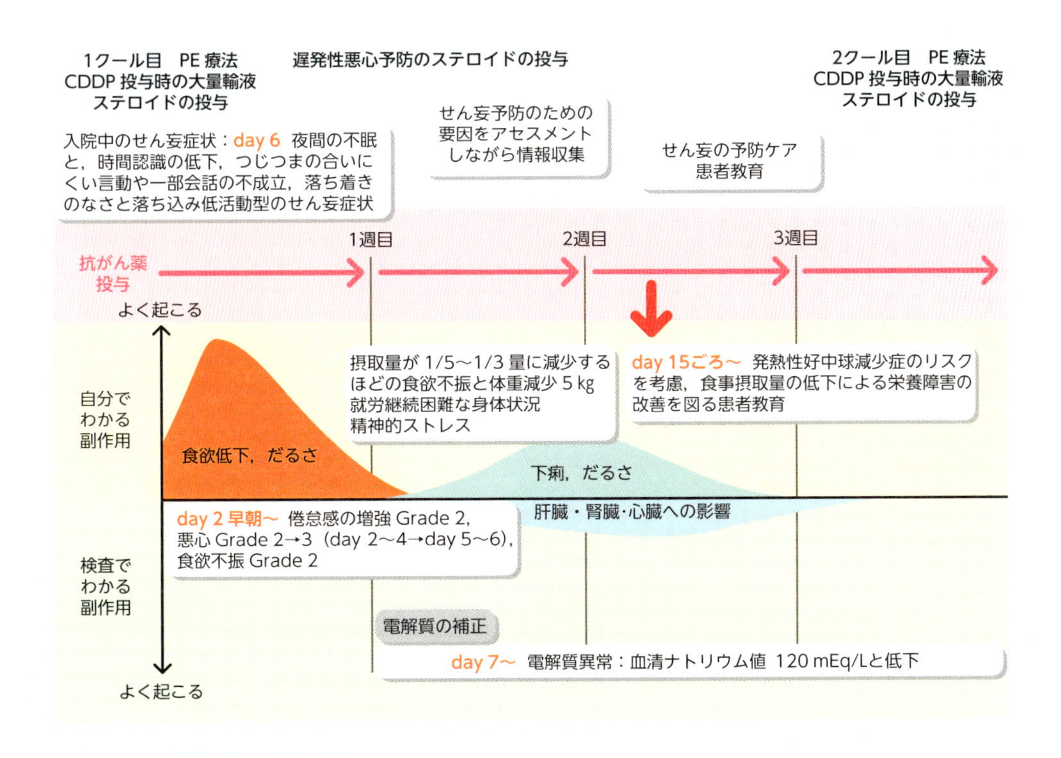

図3-1 D氏の事例：薬物有害反応とせん妄の評価とケアの経過
▭：せん妄が起こりやすい時期。

し，患者の行動変化が何らかのケアにつながることがあるので，電子カルテに記録し医療者間で共有しました。

1クール目以降，摂取量が1/5～1/3量に減少するほどの食欲不振と5 kgの体重減少があり，食事の献立を一緒にみながら食べられる食品を探すなど献立の工夫を妻も含めて話し合いました。高催吐性レジメンに対しデキサメタゾンを使用，がん性疼痛に対しオピオイドも内服していることから，薬剤使用によるリスクを考慮し，定期内服薬のうち睡眠薬や抗不安薬の継続や中止などに関する判断をどのように考えているかということについて確認し，話し合うことも重要なポイントです。

就労継続困難な身体状況であり，精神的ストレスも抱えており，今後，外来化学療法で継続し，より安全で確実な投与ができるよう，病態やせん妄のリスクなどを慎重に観察し，ケア介入の必要性を看護師間で共有しました。

小細胞肺がんであり，day 15ごろから出現する発熱性好中球減少症と感染予防や食事摂取量の低下による栄養障害なども，せん妄のリスク因子になるため，セルフケアマネジメントの重要性を教育しました。

・・・・・

CASE

患者E氏：70歳代後半，男性

診断名：直腸がん Stage Ⅳ

現病歴：排便異常と血便を認めたため，近医を受診したところ，消化器外科を紹介され，直腸がんの診断を受けた。術後PS（performance status）0～1，再発のためFOLFIRI＋パニツムマブ療法を受けていたが，発熱，CRP 25.36と上昇，TP 6.4 g/dL，ALB 2.8 g/dLに低下し，軽度の肝機能上昇，血清カリウム血値3.5 mEq/Lと低下があり，倦怠感も持続したため，緊急入院し治療を受けた。入院中，落ち着かない行動や，会話が一部成立せず，入院中せん妄症状を認めた。術後自己管理できていた自己導尿もできずに失禁したり，オムツ着用にいたった経緯に患者も妻もショックを受けた。「考えがまとまらない」と言い出したり，夜間も眠れなくなった。医師からは神経内科の受診をすすめられたが，自宅で療養し様子をみたいという家族の意向により退院した。

外来化学療法室投与までの経過：退院後FOLFIRI＋パニツムマブ療法のため，外来化学療法室での治療を再開した。来室時からベッドに腰を掛けても落ち着かず表情も乏しく，抗がん治療を開始するも点滴をしていても構わず動こうとし，臥位になるとそのままうとうと入眠してしまい，PS 2であった。先日の入院時の様子を聞いても患者は「入院していない」と現状認識の相違があった。day 1倦怠感Grade 1，悪心0，食欲不振Grade 1，下痢Grade 0，緊急入院時の血清ナトリウム値137 mEq/L前後と低値持続していたものの，ほかの血液学的値は改善を認めた。

アセスメントの展開

緊急受診時，感染症，電解質異常，低栄養に伴う倦怠感といった複合的要因により，せん妄をきたしていたと考えられました。臨床上の問題となる過活動型，混合型よりも低活動型のせん妄はわかりにくく，「臥位になると，そのままうとうとと入眠してしまう」場面だけで判断していれば，せん妄を捉えられずに，見過ごしていた可能性も高いと考えられました。静止していられない感じもあると捉えられたため，抗精神病薬の服用はないか確認し，静坐不能(アカシジア)ではないと判断しました。低ナトリウム血症の持続と，補正継続中であるもののパニツムマブによる低カリウム血症の出現や，FOLFIRI 療法によるステロイドの使用，下痢や便秘によるせん妄のリスク要因は持続するため，継続的なせん妄ケアが必要であると考えました。

外来化学療法室でのせん妄の看護ケアの実際

この事例の薬物有害反応とせん妄の評価とケアの経過については，図 3-2 に示します。外来化学療法が再開されましたが，閉鎖環境ではなく，カーテンをオープンにし，オリエンテーションを提供しやすい，また，抗がん薬投与中の点滴ルート自己抜去やトラブルの防止など安全性の確保ができる環境を整えました。そして，見当識障害の回復，生活リズムの補正，転倒・転落しないためのベッド柵の装着，トイレ歩行時の見守りと観察を行うことを看護師間で共有し，介入することで外来化学療法が継続できました。

入院時の電子カルテ上の診療録や主治医からの情報収集，家族に入院時の状況を確認するとともに，妻の落ち込みも強いため，ゆっくり話を聞く時間を確保し，家族ケアとして支持的介入を行いました。

家族ケアでは，家族のつらさへの理解を示すような声かけを行いながら，せん妄が一過性の身体的要因，薬剤的要因によるものであることを伝え，話を合わせたり話題を変えたり，オリエンテーションを繰り返す，時間や日付の手がかりをつけるなど親しみやすい環境を整える介入のなかで患者ができるケアを一緒に探していくことが重要です。せん妄が生じると，セルフケアが困難になり，家族による支援が重要になるため，せん妄のケアを家族に教育しました。

また，自宅において夜間の不眠は，家族の介護困難を引き起こすため，その評

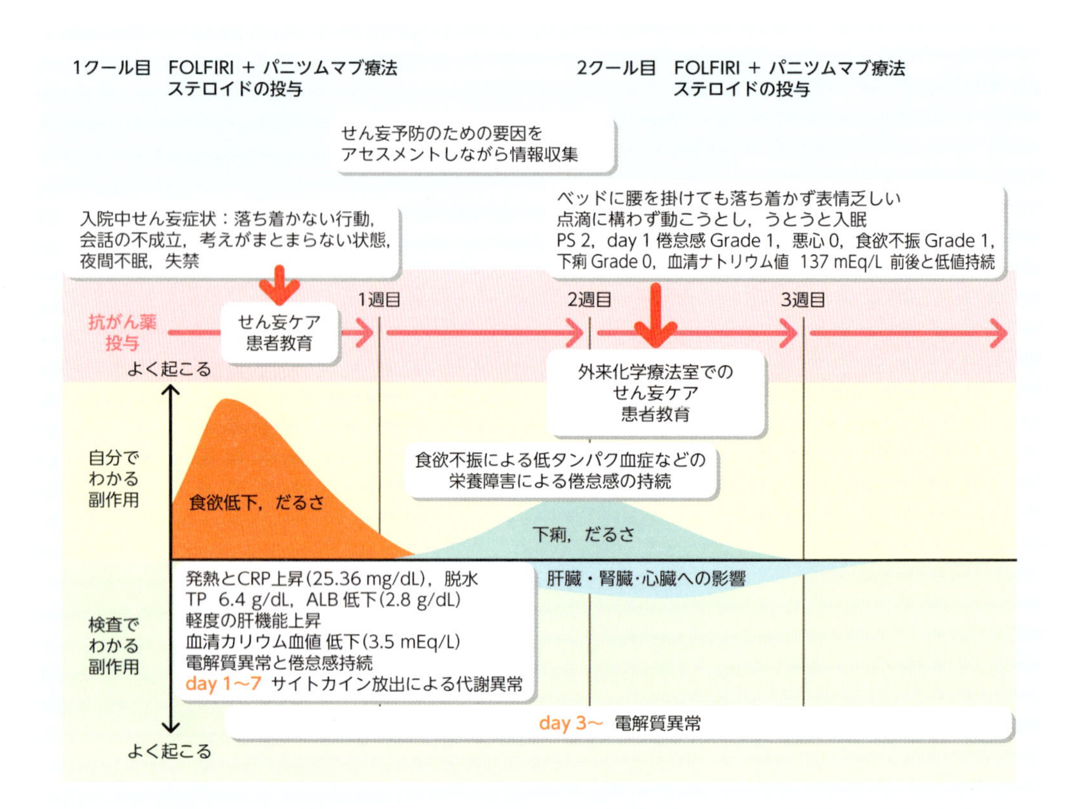

図 3-2　E 氏の事例：薬物有害反応とせん妄の評価とケアの経過

▭：せん妄が起こりやすい時期。

価と予防は重要です。そのため，家族のサポート力や介護力も把握し，日中家族がそばにいることにより患者は安心感を得られるので，可能な限り付き添い行動をともにするなどの協力を得られるかどうかという点について話し合いました。高齢であり，老老介護であるご家族の負担も考慮し，今後を見据え，継続したケアや対応も含め，介護保険申請と訪問看護の導入を提案しました。導入が決定すれば，訪問看護や介護職へのせん妄ケアに関する情報提供が必要であり，化学療法を受けることによって出現している，せん妄が起こりやすい薬物有害反応やせん妄の要因や誘発因子など情報を伝える能力を見極めながら，また，必要に応じて医療者から連携を図る必要性を考慮しながら介入しました。

（西村裕美子）

外来患者の事例(症状緩和)

CASE

患者F氏： 70歳代後半，男性

主訴： 背部痛と食欲不振，便秘

現病歴： 肺がん，肺内転移，肝転移，多発骨転移，脳転移(全脳照射後)。抗がん薬による積極的抗がん治療から症状緩和主体の治療に移行し，自宅療養をしていた。

内服薬： 骨転移による背部痛に対して，定期服用の鎮痛薬としてオキシコドン40 mg/日(8時・20時に内服)，ロキソプロフェン60 mg 3錠/日，レスキュー薬としてオキシコドン5 mg/回が処方されていた。またF氏は，がんの発病前から，不眠に対してゾルピデム(マイスリー®)5 mgを毎晩服用していた。

経過： 外来に来たとき，患者は少しぼーっとした様子で，こちらの質問に対する反応がすこし遅い(応答潜時がある)状況であった。痛みについては，ここ3日間ほど，夕方くらいから落ち着きがなくなり，夜間に痛がることが増え，それまで効果が得られていたレスキュー薬を使用しても効果が得られず，夜間を中心に1日6回使用するようになっていたと妻が話していた。また，睡眠導入薬を使用していたものの，これまでのようにしっかりと夜に眠ることができず，落ち着きがなくなるときもあった。日中は，臥床して寝ている時間が長くなっていたこと，また，食事摂取量については，5日前くらいから2,3口程度である場合が増えてきたことも妻からの情報収集でわかった。

家族構成： 70歳代前半の妻と二人暮らし。同市内に娘家族がいて，娘は週末に実家に来てF氏の身の回りのことや妻のサポートをしてくれていた。

F氏のせん妄準備因子は何か【STEP 1 せん妄のリスク評価】

準備因子とは，その患者がもつせん妄を起こしやすい因子を指します。DELTAプログラムのせん妄アセスメントシートでいえば，「STEP 1 せん妄のリスク評価」に該当します。

F氏の場合は，以下の項目に該当するため，せん妄のリスク状態であると判断されます。よって，せん妄が起こっていないか，外来では本人と家族から，せん妄症状の有無をチェックし，生活状況の情報収集を丁寧に行います。

STEP 1 せん妄のリスクの確認

☑ 70歳以上　☑ 脳器質障害(脳転移含む)

☐ 認知症　☐ アルコール多飲　☐ せん妄の既往

☑ ベンゾジアゼピン系薬剤内服(ゾルピデム5 mg)

☑ その他：オピオイドを服用している

表 3-2 F氏のせん妄症状

患者の様子	せん妄による精神症状のチェック
すこしぼーっとした様子	意識障害
会話の反応がワンテンポ遅い	注意障害(p.8 参照)
夕方くらいから落ち着きがなくなる	
夜間にかけて痛みの訴えが多くなる	

F氏はせん妄を起こしているのか【STEP 2 せん妄症状のチェック】

DELTA プログラムのせん妄アセスメントシートの「STEP 2 せん妄症状のチェック」をもとに評価しました。F氏の様子からせん妄症状の有無をチェックしてみると，表 3-2 のようになります。F氏には身体的な負荷がかかっており，意識障害と注意障害があることがわかり，せん妄を発症している可能性が高いと考えられます。F氏の場合，認知機能は年齢相応で，症状が数日前から変化を認めているという点から，せん妄の特徴の「急性発症」と「1日のなかで症状の変動がある(日内変動)」を認め，認知症ではなくせん妄の発症を疑います。

F氏のせん妄の直接原因・誘発因子，対応【STEP 3 せん妄対応】

原因検索

直接原因

バイタルサインを測定すると，体温 36.8℃，脈拍 108 回/分，血圧 102/70 mmHg，SpO_2 97%でした。採血結果で，脱水の所見があり，バイタルサインも脱水を反映して頻脈と血圧が低めであることが考えられました。妻に食事・水分摂取量について確認すると，「食事も食べられるときもあったけど，ここ最近少し減ってきていました。やわらかめのご飯とおかずを数口食べて食事を終わらせることも多くて…。水分も薬を飲むときくらいで，1日 500 mL とれていたかどうかという感じです」と話していました。

つまり，F 氏のせん妄は，食事・飲水量の低下による脱水を主要因とし，その状況に至った原因としては，疼痛増悪があり，適切に苦痛を訴えることが難しく疼痛の訴えに対してレスキュー薬の使用回数が増えたことやゾルピデム(ベンゾジアゼピン系薬剤)を服用したこともせん妄の発症を後押しした(直接原因となった)と考えられます。

誘発因子

せん妄の誘発因子として，痛みや便秘という身体的な不快症状を適切にコントロールできず，その不快症状がせん妄を助長させた可能性が高いと考えられます。便秘による腹部の不快症状やテネスムスは，患者の落ち着きのなさを助長させることがよくあるため，軽視できない重要な問題です。また，この時期の患者は，食事摂取量・飲水量も減少していることや，活動量も落ちることが多く腸蠕動低下リスクもあること，オピオイドを使用していることなどからも便秘に傾きやすいため，排便コントロールの重要性や薬剤調整などを本人や家族と共有し，自宅でも排便コントロールをできるように支援する必要があります。

せん妄ケア

原因への対応

この事例は，直接原因への対応として，❶脱水の補正，❷ベンゾジアゼピン系薬剤を抗精神病薬への切り替えでせん妄の改善は可能と考えます。また，疼痛コントロールの再評価や排便コントロールの評価も行い，誘発因子をできるだけ軽減する対応をとる必要があります。このとき，オキシコドン 40 mg/日から 60 mg/日に，レスキュー薬の量もオキシコドン 10 mg/回に増量されました。そして，本人は「できるだけ入院したくない。家がいい」と話していたので，外来で補液を施行し，自宅での水分摂取の励行を本人と家族に説明しました。また，1 週間後の外来を予約してもらい，フォローすることにしました。そして，本人の「自宅で過ごしたい」という願いを支援するために，介護保険の申請と訪問診療と訪問看護の導入について MSW(医療ソーシャルワーカー)と連携し進めていきました。

眠前に定期的に服用していたゾルピデムについて，身体的な負荷がかかっていない状況下での服用は問題ありませんが，いまの F 氏の状況を考慮すると，今後，身体的な負荷がかかる状況下にたびたびおかれる可能性が高いため，せん妄症状の緩和と夜間の睡眠確保の目的を本人と家族に伝えたうえで，ゾルピデムをクエチアピン(糖尿病がある場合には，高血糖リスクがあるため避ける)に切り替えることにしました。

対症療法

せん妄の説明

本人へは，「いまは，脱水やお薬，痛みが原因で体調を崩しているために，せん妄という状態が起こっています。すこしぼーっとしたり，夜中に痛みが強くなる症状は，せん妄が関係しています。せん妄は，脱水やお薬を調整することでよくなりますし，また，いつものような生活を送れるようになりますので，安心してくださいね」という内容で説明しました。また，家族には，一時的な負担が身体にかかったためにせん妄が起こっていることに加えて，「ぼけてしまった」ということではないこと，「精神的におかしくなってしまった」ということでもないことを伝えました。

環境調整

せん妄症状を軽減するためには，環境調整が大切であり，家族の協力が得られるように以下の説明を行いました。

- 日中の活動を促しましょう。痛みで動けないと話すときは，レスキュー薬を予防的に使用し，離床を促すことを試みることが大切です。また患者にとっての快刺激となること（好きな音楽を流したり，好きなことができるような環境をつくるなど）を取り入れる工夫をしてみましょう
- 見当識が保たれるように，患者の生活のなかで目につく場所に時計やカレンダーを設置しましょう。何気ないことですが，見当識が保たれることは安心につながります

せん妄のときの対応

どう対応することが患者の安心や安楽につながるのかを家族に説明し，共有します。家族だからこそ，患者の安心につながることがあるため，家族の力を高められるように支援します。

F氏の場合は，担当医から抗精神病薬の処方がありましたが，使用については，せん妄症状の個別性に合わせるために望ましい具体的なタイミングを伝えました。

1. 夕方から「痛い」と訴えることが多くなり，レスキュー薬のオキシコドンを内服させても訴えが変わらないとき
2. 夕方から夜の時間帯を中心に落ち着きがなくなってそわそわしているとき，家の中をうろうろしているとき（ちょこちょこ起きてるけど，何となく眠れているからよいかなと思わずに，夜間の睡眠をしっかりととれるようにすることが本人の安楽につながる）

という大きく分けて2点の具体的な場面をあげて内服するタイミングを伝えました。

（桑原芳子）

在宅の患者の事例

在宅医療の特徴

病院では24時間医療者が対応できる医療体制がとられ，治療やケアが行われます。一方，自宅では医療者がいつもそばにいるわけではありません。もちろん治療やケアの計画を立て，主導するのは在宅医や訪問看護師ですが，実際にケアの大部分を担うのは，患者本人や家族です。

がん終末期の患者の多くは自宅でできるだけ長く過ごすことを希望して退院します。しかし，がんによるさまざまな症状は自宅療養を中断させる要因となります。特にせん妄は患者に苦痛を与え，夜間に不眠・不穏になることで家族を疲弊させる症状であり，その対策は在宅医療の現場で重要な課題です。

在宅でのせん妄ケアにおける看護師の役割

予防的介入

まずは，せん妄のリスクをアセスメントすることが必要です。準備因子として病歴を詳細に把握し，病棟でのせん妄の既往など，情報収集を行います。手術後・化学療法中・放射線治療中などに，幻覚がなかったか・つじつまの合わないことを言ったことがないか・点滴を自己抜針してしまったことはなかったかなどをたずねます。認知症や脳転移などの有無も知っておいたほうがよいでしょう。

次に直接因子となりうるものがないか，まずは内服薬を見直します。高齢者に頻用されるベンゾジアゼピン系睡眠薬は，可能ならば抗精神病薬に変更することを検討します。また，H_2ブロッカーはプロトンポンプ阻害薬に変更することが望まれます。緩和ケア導入後に開始されることが多いステロイドやオピオイドもせん妄を起こす可能性があるため十分留意しておく必要があります。

最後に誘発因子となる可能性のあるものを検討します。はじめに医療処置をシンプルにします。可能ならば補液を中止したり，バルーンカテーテルを抜去できないかなどを検討します。環境調整として，危険物をそばに置かないことや，ルートをまとめることも必要です。特に自宅では，ベッド周りに本人の必要なものが雑多に置いてあることが多く，せん妄がみられた場合は，家族に片づけてもらいます。せん妄の可能性が高ければ，ケアマネジャーと相談し，介護用ベッドを低床ベッドにします。便秘はせん妄の誘発因子になりますが，がん終末期患者はオピオイド誘発性便秘を高頻度で合併します。したがって，訪問看護による排便処置(例えば摘便・浣腸など)を積極的に行うようにします。

治療的介入

せん妄は日内変動があり，夜間に悪化することが多いため，発症に気づくのは家族である場合がほとんどです。そのため，看護師は意識的に家族から情報収集を行います。どんなことに困っているか，いつもと何がどう違うのか，どのような対応をしたかを聞き，せん妄が疑われる状況であれば，パンフレットを用いるなどし，家族へ対応方法を指導することが大切です。また，不安がある場合はいつでも在宅医や訪問看護師に連絡できることを保証します。

自宅でせん妄が起きてしまった場合，夜間だけ点滴を使って眠らせる対応は困難です。治療のために抗精神病薬が眠前に処方されますが，看護師は，何時に食事をしているか・何時ころ就寝するか・眠前薬は何時ころ内服しているかをたずね，患者・家族の生活のリズムを把握したうえで，服薬のタイミングを確認します。家族が服薬管理をしていると，夕食後と眠前の内服薬を同時に服薬させて薬効が切れた深夜にせん妄が悪化していることがあります。このような場合は，服薬時間を遅くするか，作用時間が長い薬剤に変更して対応します。家族が困らないために，症状が改善しない場合に追加する頓服薬の指示を確認しておくことも必要です。

家族ケア

せん妄が，家族にとって大きな苦痛になることはよく知られています。看護師は，家族の気持ちを聞き，対応方法を一緒に考えます。個々の家族が望ましいと考えるケアを見つけ出し，家族の決定を支持することが大事です。ときにはせん妄があっても薬剤を使わずにケアのみで看ていくという家族もいます。どのような選択であっても，看護師は常に家族に寄り添い，さらに家族の健康にも配慮していきます。

多職種連携

在宅医療は医師・看護師だけではなく，PT/OT/ST などのリハビリテーション職，訪問薬剤師，ケアマネジャー，訪問介護士，訪問入浴スタッフ，歯科医師，歯科衛生士など多職種がかかわります。訪問看護師は医療と介護の橋渡し役，連携の要としての役割を果たします。最近は情報共有ツールとして ICT（information and communication technology：情報通信技術）も使われるようになってきました。せん妄ケアについても，看護師から各職種に積極的に情報発信することが求められています。

在宅におけるせん妄患者のケース

CASE

患者 G 氏： 85 歳，女性

診断名： 膀胱がん，右腸骨骨転移，認知症，過活動型せん妄

家族構成： 本人，夫，長女夫婦，孫の 5 人暮らし。夫は認知症で精神科病院に入院中。長女の夫と孫は就労しており，主介護者は長女。

現病歴： X 年 1 月，肺炎で A 病院入院中に血尿を指摘。尿細胞診および CT にて膀胱がんと診断。B 病院泌尿器科を紹介されたが，本人・家族とも治療を望まず，2 月，同院緩和医療科初診。以後，経過観察。6 月，下腹部痛が出現したため，緩和ケア病棟に入院。疼痛緩和目的で放射線治療を実施。7 月，過活動型せん妄出現。クロルプロマジン（コントミン®）25 mg を用いてせん妄を治療し，認知症に対してメマンチン（メマリー®）5 mg が処方され，7 月下旬に退院。在宅緩和ケア目的でのぞみの花クリニック（以下，当院）導入となった。

準備因子として高齢，認知症があり，直接因子は膀胱出血，誘発因子は下腹部痛である症例です。自宅でもせん妄が再発することが予測されました。看護師は長女に対して介護指導をしつつ，介護を一人で担わなければいけない長女を家族ケアの対象と考えました。

Point

- せん妄再発のリスクが高いことを知っておく
- 家族へのケアを意識する

在宅療養の開始

退院時，食欲あり，排泄に問題なし，疼痛なし，出血なし，CASEのG氏は「病院はとってもよくしてくれるけれど，やっぱり家がいい」と喜んでいました。ただ，バルーンカテーテルに注意が向かず，ねじれが生じ，尿流出が悪くなることで下腹部痛が起こることがありました。鎮痛薬としてブチルスコポラミンが処方されていました。

8月初旬より日中の活動性を上げ，睡眠覚醒リズムを整えることと，家族の負担を軽減することを目的として，ドネペジル（アリセプト®）開始，週1回のデイサービスを利用することにしました。

また，下腹部痛への対応として，バルーンカテーテルの抜去を検討しました。しかし，自己排尿が難しく，血塊による尿閉の可能性もあり，抜去は難しいと判断しました。そこで看護師は家族と相談し，移動時はカテーテルを忘れないようにショルダーバックを使用することにしました。デイサービスのスタッフと積極的に連携し，リスクの共有を行いました。

Point
- デイサービスの利用
- バルーンカテーテル抜去を検討
- カテーテルを事故抜去しない工夫

8月上旬より右腸骨転移による痛みがときおり出現するようになりました。この部位はすでに緩和的照射をされていた部分です。看護師と長女で，デイサービスの利用について，症状から総合的に判断し，診察や訪問看護のたびに相談しました。8月中旬より嘔吐・右鼠径部痛の訴えが出現しました。あわせて幻視・幻覚も出現しました。せん妄と診断し，クロルプロマジン25 mgにクエチアピン12.5 mgを追加しました。その後も独語がみられたため夜間に追加できるようにクエチアピン12.5 mgを用意しました。

ある日のせん妄の様子です。夜中の1時すぎに起き出して，「ご飯を食べていない」と言って1人で食事をしていました。クエチアピンを飲ませましたが，その後も2時に「茶碗を洗う」といって起き出しました。「痛いのよね」と右足を引きずりながら，部屋をうろうろしたり，部屋の引き戸をガラガラと開けたり閉めたりしていました。椅子に座って「この糸本当に邪魔」と言いながら何もないのに糸巻きをする仕草をしていました。家族が6時すぎに起きると，ズボンをはきかえていたようで，尿道カテーテルは背中から出ていました。

看護師が家族から話を聞くと「これがずっと続くのかと思うと，どうしたらよいのだろう」と悩んでおり，「疲れてしまうと，気持ちに余裕がなくなってほかの家族に当たってしまう」とつらさを表出していました。

Point

- 家族のつらさに焦点をあて，じっくり話を聞く
- 夜に睡眠をとれるように内服薬を調整し，追加薬も用意する

9月に入り，せん妄が悪化し，誰かがいるかのように話していました。ミオクローヌスも出現しました。採血を実施すると，検査結果から炎症反応の上昇がみられ，治療目的に緩和ケア病棟に入院することになりました。この時点で，家族は病院での看取りも覚悟していました。

Point

- せん妄の原因について検査から治療可能であると判断した場合，入院を検討する
- 家族の疲労が強いとき，レスパイト入院を効果的に利用する
- 入院に対する家族の気持ちを聞く

入院

検査にて肺炎と診断されました。病棟主治医から予後について長女へ説明すると，長女は「延命よりも，母らしい楽な時間が過ごせればいい」と希望を話しました。この希望に沿ってできるだけ自宅で過ごす方針となり，退院することになりました。内服薬はクエチアピン 100 mg，クロルプロマジン 12.5 mg となりました。

ふたたび在宅療養

2週間後に退院し，デイサービスの利用を再開しました。ときおり，右股関節の痛みがありました。9月下旬にはカテーテル閉塞もありましたが，洗浄にて再開通しました。数日後には内服が難しくなり，PCA ポンプを装着し，モルヒネ塩酸塩持続皮下注を開始しました。家族が少し早い誕生会を行ってくれて，部屋中に誕生日をお祝いする小旗が飾られているなか，誕生日プレゼントの帽子をそばにおいて，静かに亡くなられました。当初は病院での看取りを考えていた家族でしたが，看護師と話し合いながら自宅療養するうちに「本人らしさは自宅で過ごしていること」だと気づき，自宅で最期を迎えることができました。

Point

せん妄があり家族の介護負担が大きい症例でも，訪問看護師が中心となり，ケアマネジャー，デイサービススタッフ，緩和ケア病棟スタッフがチームとしてそれぞれの役割を果たすことにより，自宅看取りを実現することが可能です。

在宅医療におけるせん妄ケアの体制と教育

当院は在宅でがん患者を支える際，当院の訪問看護師が訪問する場合と地域の訪問看護ステーションとチームを組む場合があります。地域の訪問看護ステーションとはICTを用いて連携するだけではなく，月1回のカンファレンスの機会を設けて，治療方針やおたがいの学びの機会にしています。今後は系統的なせん妄教育が在宅の現場でも必要となると考えています。

（古賀友之）

終末期患者の事例

CASE

患者Ｈ氏：60歳代，男性

現病歴：膵がん，肝臓転移，肺転移，腹膜播種があり，緩和医療科の外来で症状緩和主体の支援を受けていた。自宅療養を続けていたが，病状の進行に伴う腹部膨満感の増悪，およびADLの急激な低下のため，緩和ケア病棟に緊急入院。入院時はPS 4，予測される予後は日〜週単位の状況だった。

経過：緊急入院後，Ｈ氏はベッド上で体を起こしたり横になったりして同じ動作を繰り返していた。また，手を伸ばし何かをつかむように離握手したり，伝えたいことが言葉として出なかったり，話をしていたかと思うと急に閉眼して反応が乏しくなる場面もみられた。妻は，Ｈ氏が2日前から経口摂取が困難となり，口を湿らす程度の水分しか摂取できていない状況だったこと，ここ数日はベッドから起き上がることも困難になり，排泄はオムツ内で失禁するようになったことを話し，以前とは異なる夫の様子に戸惑い，不安であると語った。

皮膚および眼球の黄染は著明，腹部は緊満，下肢浮腫は硬結を伴い，Ｈ氏は「お腹，足，つらい」と短い言葉でつらさを伝えていた。採血の結果，肝臓転移によるものと思われる肝不全，腎機能障害，および脱水が認められた。これらから，Ｈ氏の病状の悪化は腫瘍の進行によるものであり，せん妄状態の可能性があると考えられた。

家族構成：妻と二人暮らし。

Ｈ氏のせん妄は改善可能か

Ｈ氏のせん妄の原因として，❶腹部膨満および下肢浮腫による苦痛症状，❷脱水，❸肝不全，❹腎機能障害が考えられました。

❶ 腹部膨満および下肢浮腫による苦痛症状

腹部膨満および下肢浮腫による身体的苦痛は，せん妄の誘発因子です。これらの身体的苦痛緩和のために使用が予測されるオピオイドや，せん妄の原因治療に使用される抗精神病薬には，副作用である便秘や口渇の出現に注意が必要なものがあります。便秘や口渇もまた，せん妄の誘発因子です。そのため，せん妄をなるべく悪化させないような薬剤調整が必要です。

❷ 脱水

手術後や化学療法中の患者が体験するせん妄では，脱水の補正により，せん妄の改善が期待されます。しかし，終末期せん妄では，その有効性は明らかではありません[1,2)]。また，Ｈ氏は腹部膨満および下肢浮腫に伴う苦痛を体験しており，補液を行うことでこれらの症状が増悪するリスクもあります。そのため，H氏の脱水が補正されたとしても，せん妄の改善は期待できない可能性が高いと考えられます。

③肝不全，および④腎機能障害

肝不全および腎機能障害は，それぞれ，せん妄の改善が期待できない要素です。その他にも，H氏には肺転移があり，今後，肺転移の進行に伴い低酸素血症となる可能性があります。肺転移の進行に伴う低酸素血症は，酸素療法を行っても，期待される酸素化が得られない可能性があることから，せん妄の改善が期待できない要素になります。

Point

H氏の場合，病状の進行に不可逆的な要素が多いことから，改善が期待できない終末期せん妄であると考えられます。H氏の終末期せん妄に対する支援のポイントは，せん妄症状の緩和を目指しつつ，危険行動による事故の回避，夜間睡眠の確保，妻へのケアを行っていくことになります。

H氏の終末期せん妄への具体的な支援

終末期せん妄の悪化を予防するために必要な支援は，手術後や化学療法中の患者が体験するせん妄のときと同様で，苦痛症状の緩和と環境整備が重要となります。また，家族が医療者に期待するケアとして，せん妄になる前と同じような対応を希望したり，つじつまの合わない話をされても否定せず正そうとしたりしないことを望んでいます[3)]。H氏が一人の人として尊重された支援を受けられることが重要です。

苦痛症状への対応

せん妄自体によって体験する苦痛

Breitbartらは，せん妄から回復し，せん妄のときのことを覚えていた患者を対象に，せん妄のときのつらさをたずねる調査を行ったところ，80%の患者が「ひどくつらかった」と回答したことを報告しており[4)]，せん妄症状の緩和が重要であることがわかります。H氏については，せん妄症状出現時には頓用で抗精神病薬の皮下注射を行い，睡眠リズムを確保するために眠前定期投与で抗精神病薬の皮下注射を行うことになりました。

腹部膨満および下肢浮腫による苦痛

腹部膨満および下肢浮腫による苦痛に対して，オピオイドの持続皮下注射が開始されました。オピオイドを含めた薬物は，終末期がん患者が体験する，せん妄の原因の上位にあがると報告されています[5)]。オピオイド開始に伴い，せん妄が悪化しないかという点をアセスメントすることは重要です。また，H氏はオムツ交換のケア時に苦悶表情となり，腹部に手を当てようとするしぐさがみられました。このことから，体動に伴う腹部膨満の増悪により，安楽な時間が妨げられている可能性があると考えられました。そのため，オムツ交換による負担を軽減することを目的に，H氏と家族に尿道カテーテル留置を提案し，話し合いの結果，尿管を留置することになりました。

維持輸液について

脱水の補正は，終末期せん妄の改善につながらない可能性が高いと考えられています。また，日本緩和医療学会から刊行されている，『終末期がん患者の輸液療法に関するガイドライン 2013年版』では，「生命予後が1〜2週間と考えられる，全身衰弱のために経口的に十分な水分摂取ができず，PSが3〜4の終末期がん患者に対して，総合的QOL指標の改善を目的として，患者・家族の意向を確認し，輸液を行わないことを推奨する（強い推奨，とても低いエビデンスレベル）」とあります[6)]。以上より，脱水を補正することがせん妄の改善につながる可能性が低いことと，QOLの改善につながる可能性が低いことから，H氏と妻と相談し，維持輸液は開始しないことが選択されました。

環境の調整

H氏には，腹部膨満および下肢浮腫による苦痛症状の緩和を目的に，オピオイドの持続皮下注射が開始されました。持続皮下注射の穿刺を行うにあたっては，自己抜針予防のため，注射ラインがH氏の視界に入らないようにし，身体に触れて不快にならないような部位を選択します。同様に，尿道カテーテルについては大腿に固定後，ズボンの裾（足首）からカテーテルを出すなどの工夫が必要です。ただし，陰茎損傷や潰瘍形成のリスクがあるため，注意深い観察が必須です。その他にも，ベッドからの転落防止のために離床センサー（起き上がりなどの体動でナースコールが鳴るものなど）を設置したり，H氏の手の届く範囲の障害物や危険物を除去したりすることも必要です。また，見当識が保たれるように時計やカレンダーを設置したり，写真やH氏の慣れ親しんだものを配置したりすることも大切な支援です。

妻への具体的な支援

終末期せん妄である患者の家族は,「苦痛緩和のためであれば眠ってしまっても仕方ないと思う反面,起きて話をしたい」「長く生きてほしいと思う反面,苦しまずに最期を迎えてほしい」といった相反する感情を抱いていることが報告されています[3)]。家族が抱くつらさを十分に理解できるよう努めることが大切です。

現状および今後の見通しについて説明する

妻は,「以前とは異なる夫の様子に戸惑い,不安である」と語っていました。妻の不安を受け止めながら,H氏には終末期せん妄の症状がみられること,残念ながらそれは病状進行のサインであると考えられることを説明しました。また,今後の見通しとして,H氏は腫瘍の進行に伴い,覚醒している時間が短くなる可能性があること,せん妄が悪化する可能性があることを説明し,H氏がなるべく苦痛なく,穏やかな時間を過ごせるために,腹部膨満や下肢浮腫によるつらさや,せん妄によるつらさを緩和できるよう,薬剤を使用したいことを提案しました。その他に,心配なときには医療者がそばにいることを伝えること,妻にお別れの準備ができるように促すことも重要です。意思疎通がとれなくなる時期や,お亡くなりになる前の徴候(表3-3)[7)]を知りたいかどうか,妻の希望を確認することも重要な支援です。

妻によるケアの促進と体調への配慮

看取りが近い時期では,「そばに居るだけで何もしてあげられない」という感情を抱く家族は多く,その感情に寄り添った支援が必要です。妻が面会に来てくれていることや,そばで声をかけたり手を擦ったりしていることが,H氏の心地よさや満足感につながっていることを伝えました。また,H氏のためにできることとして,カレンダーや時計,写真や慣れ親しんだものを準備することを提案しました。また,日々の変化を妻がどのように捉えているかを確認し,妻のつらさに理解を示し,妻のがんばりに労いの言葉をかけ,せん妄症状の出現時の対応について助言することが重要です。くわえて,妻が休息をとれるよう配慮したり(ベッドサイドから離れられない家族もいる),必要に応じて妻の心のケアを専門家に相談することも大切です。

表 3-3 医療者が考える「死が差し迫っている」徴候

徴候	具体例
呼吸の変化	下顎呼吸，死前喘鳴
意識・認知機能の変化	意識レベルの低下，昏睡
皮膚の変化	チアノーゼ，四肢の冷感
情動的な状態の変化	落ち着きのなさ，身のおきどころのなさ
全身状態の悪化	身体機能の低下

〔Domeisen Benedetti F, et al：International palliative care experts' view on phenomena indicating the last hours and days of life. Support Care Cancer　21(6)：1509-1517，2013 より一部改変〕

引用文献

1）Bruera E, et al：Parenteral hydration in patients with advanced cancer：a multicenter, double-blind, placebo-controlled randomized trial. J Clin Oncol 31(1)：111-118, 2013.

2）Cerchietti L, et al：Hypodermoclysis for control of dehydration in terminal-stage cancer. Int J Palliat Nurs 6(8)：370-374, 2000.

3）Morita T, et al：Terminal delirium：recommendations from bereaved families' experiences. J Pain Symptom Manage 34(6)：579-589, 2007.

4）Breitbart W, et al：The delirium experience：delirium recall and delirium-related distress in hospitalized patients with cancer, their spouses/caregivers, and their nurses. Psychosomatics 43(3)：183-194, 2002.

5）Morita T, et al：Underlying pathologies and their associations with clinical features in terminal delirium of cancer patients. J Pain Symptom Manage 22(6)：997-1006, 2001.

6）日本緩和医療学会緩和医療ガイドライン作成委員会(編)：終末期がん患者の輸液療法に関するガイドライン 2013 年版．金原出版，2013.

7）Domeisen Benedetti F, et al：International palliative care experts'view on phenomena indicating the last hours and days of life. Support Care Cancer 21(6)：1509-1517, 2013.

（角甲　純）

スタッフへのサポートの事例

CASE

患者Ｉ氏：70 歳代，男性

現病歴：突然の意識障害と左半身不全麻痺をきたして救急入院。右中大脳動脈の粗大な梗塞と診断された。入院時は重度の意識障害（JCS 200）で ICU に入室し，抗凝固療法が開始された。入院 4 日後に徐々に意識や全身状態が回復し，一般病棟に転棟した。誤嚥のリスクが高く禁飲食。入院 7 日後から，焦燥・不眠をきたし，ナースコールのコードを首に巻きつけるという行為があり，「死んだほうがましだ」という言葉も聞かれたため，自殺企図が疑われて，精神科リエゾンチームに依頼された。

精神科リエゾンチームの評価と初期対応

精神科リエゾンチーム（以下，リエゾンチーム）がベッドサイドで診察したときは，言動は落ち着いていて，おおむね対話可能な状態でした。左半身不全麻痺はあるものの，ベッド上の起き上がりは可能で，“危険防止”のために身体拘束が実施されていました。

検査所見は，血液検査での境界レベルの炎症反応（CRP 1.5 mg/dL）以外は特記すべき異常所見がなく，胸腹部 X 線も異常所見なしでした。

軽度の認知障害（日時に関する見当識障害，短期記憶障害，作動記憶の障害）と，症状の変動（夜間に増悪する焦燥）から，混合型のせん妄と診断され，せん妄の直接原因は脳梗塞亜急性期（いわゆる通過症候群）と軽度の誤嚥，誘発因子は身体拘束，背景因子は不明とアセスメントされました。ミアンセリン（テトラミド®）が不眠時頓用として開始されました。

患者の気持ちの読み解きと共有

コードを首に巻いた行為について，リエゾンチームがＩ氏にたずねたところ，「自分でもよく覚えていない。看護師さんに迷惑をかけて申し訳ない」と明確な自殺の意図は聴取できませんでした。他方，「思うように動けないつらさ」「先行きの不安。自分の身体がどうなるのか，自宅に退院できるのか…」などの不安が語られました。

病状や今後の方針に関する説明は，それまでにも主治医から行われていましたが，1)病状説明が行われたのが脳梗塞の急性期であり，十分に理解・記憶できる状態ではなかった可能性が高いこと，2)意識の変動があり，せん妄状態の際に自身の病状や今後の見通しについての混乱が生じる可能性が高いことの2点をふまえて，リエゾンチームは次の方針を主治医・病棟チームに推奨しました。

1. 主治医にもう一度今後の見通しも含めて病状説明をしてもらうこと。その際には，患者の認知障害に配慮し，口頭だけでなく文書も併用して説明はできるだけ簡潔にして理解しやすいようにしてもらうこと
2. 病状と今後の見通しを看護サイドで簡潔に記載し，患者のベッドサイドに掲示して，いつでも目につくようにすること

また，「自殺企図」などの刺激の強い用語は，言葉が独り歩きして，スタッフの不安を増幅させ，「精神医学の専門家でないと扱えない」という現場から手が届かないイメージを与えてしまうことがあります。それに伴いスタッフは防衛的で管理的なスタンスに陥ってしまいがちです。したがって，カルテへの記載や申し送りでは，自殺企図という言葉の使用は，不確実な際には使用せず，患者の言動をそのまま平易な言葉で表現してもらうよう助言しました。

現場で取り組めることを考える

危機や混乱の際は，医療者自身に不安や心細さが生じ，そのようなときには，何か“決めごと(ルールづくり)”をして，それにすがる心理が働きやすいものです。医学的に明確な根拠がない状況で「安全が確実になるまでは身体拘束」「とりあえずベッド上安静・禁飲食」などとすることがその例です。そういった根拠のない「～してはダメ」というルールを見直し，目の前の患者の病態，QOL，価値観を考慮して，「～はしてもOK」という雰囲気をつくり，現場でできる創意工夫の余地をつくれると，スタッフは緊張を解くことができ，やりがいのあるケアの実践を取り戻すことにつながります。

この事例では，患者の生活を豊かで楽しみをもてるようにするためにできることについて看護チームで話し合い，主治医チームと相談のうえ，それまで厳密に管理されていたナトリウム量，エネルギー制限などを見直して，ふりかけ，ジャム，間食などを可能としました。

また，リハビリテーションに気乗りしないものの，食事への関心が高いＩ氏の特性を考慮して，リハビリテーションスタッフ（理学療法士）と合同カンファレンスを行い，定型的なリハビリテーションの代わりに，歩行訓練の時間を理学療法士が付き添って院内の売店まで行って買い物をするという時間にあてました。

このように，医学的に許容される範囲で患者の裁量を最大限にすることで，患者の自己効力感が高まり，意欲の向上と抑うつの軽減に役立ちます。病状にとって望ましいわけではない患者の言動（例：間食）も，患者にとって重大な害や治療の支障にならなければ，患者の価値観を尊重する姿勢も大切です。

カンファレンスの開催

慢性化した病態，自殺関連行動，暴力・暴言などといった難しい問題がある場合には，スタッフ個人のなかの悩みが，スタッフ間の見解の相違や摩擦という形で表れます。そのようなリスクが生じた際は，ケアにかかわるすべてのスタッフが参加するカンファレンスを開くことが望まれます。

カンファレンスの目的には次のようなものがあります。

- 情報の集約・共有（事実関係の明確化）
  推測や伝聞から誤認識が生じていることは少なくないため，多職種がかかわる場合や交代制の勤務では特に注意する必要がある。現在の病状，治療方針，問題点，患者の社会的背景などを共有する
- 心理教育
  現在の医学的状況についての理解を共有する（例：せん妄の症状，一般的対応原則など）
- 各スタッフの感情の表出・支え合い
- スタッフ自身の集団心理の理解（後述）

カンファレンスにおける集団心理（集団力動）

混乱状況でよく起きる，「分裂」と「投影」という集団力動（集団心理）を頭に入れておくと，スタッフ支援に役立つかもしれません。分裂（splitting）とは，考えや感情を2つの対極なものに切り離してしまうことをいいます。例えば，本来100%

よい人，100%悪い人というのはまれで，“人はみな（程度の差はあれ）よい面もよくない面も両方持ち合わせている”という認識をもっていますが，不安や混乱が強いときには，「○○さんはよい人」「××さんは悪い人」とにはっきり分けて考える傾向が強くなります。投影（projection）とは，感情を自ら体験する代わりに，他者の行動や感情に反映させることによって，自身の抱える不安に直面しなくてすむようにする心理的防衛機制です。

分裂と投影が医療現場に起こると，本来ならば「患者さんの側にも，スタッフの側にも，それぞれ問題はある」と考えるべき場面で，一部のスタッフは「あの患者さんはひどい！スタッフが可哀想」などと患者への一面的な強いマイナス感情をもち，別のスタッフは「患者さんは悪くない。スタッフの○○さんの言動こそが問題だ！」などという逆の認識を強くもつようになります。これは不安を抱えた患者がスタッフを「よい人」「悪い人」と二分して認識し（分裂），それが，スタッフに投影された（患者の気持ちがスタッフに投げ込まれた。その結果，スタッフが集団として二分されている）というように理解されます〔具体的な意見対立の例は，医療者への支援の「暴力・暴言」の項（p.134）を参照〕。

このような場合，カンファレンスでは，分裂という現象が起きていることを話題にし，それぞれのスタッフの考えや感情について話すように促し，次にそういった感情が，患者の言動から引き起こされた，患者の内面を投影したものである可能性があることを話題にします。そのうえで，スタッフ自身がもつさまざまな感情を考慮しながら，妥当な治療方針に向けて，スタッフ間の調整と合意をはかります。カンファレンスに出席したスタッフと出席できなかったスタッフとの間にも分裂は生じうるため，別の日にフォローして橋渡しをしたり，カンファレンスを複数回開催することも検討します。

スタッフへのケア

患者から引き起こされた医療者自身の感情（いわゆる逆転移感情）への支援も大切です。医療者が患者に陰性感情をもつことはいけないことではありません。むしろ，それを医療者の間できちんと話し合うことが，患者に対して不適切な行動をとってしまわないために重要です。カンファレンスは，そういった陰性感情を表出してよい安全な場所という意味もあります。スタッフのちょっとした言動に目を配り，スタッフの感情の問題や疲弊の芽を摘み取るように考慮します。患者にかかわるスタッフのうちの誰か一人でも“キツイ”と感じたときが，病棟のSOS

であり，アクションを起こすべきタイミングです。

ときには，年長者やコンサルタントが，「こういった患者にはとてもいらいらさせられますよね。私もそうです」などと感情を自己開示することで，ほかのスタッフの気持ちを話しやすくする配慮も有効です。そのうえで，分裂に留意しながら，「私たちの間にいま起こっている感情の対立は，実は患者自身の心のなかにも起こっていると考えられないでしょうか」などと，チームに投影された患者の不安を理解します。

カンファレンスという全体の場だけでなく，気になるスタッフには個別に声をかけます。カンファレンスで大きな感情の揺れがみられたスタッフ，逆にカンファレンスで沈黙していたスタッフ，若いスタッフや相対的に立場が弱いスタッフ(例：看護助手)などに，特に留意します。

(藤澤大介，河野佐代子，木村範子)

第4章

ここがポイント！ せん妄のチームアプローチ

- せん妄への対応は，対象となる症例が多く，どの医療者も同じようにケアが実施できる必要があります。その点で，チームや組織として動くことが重要といえます。ここでは，組織としてどのように動くのがよいのか，いくつかの施設の取り組みを紹介します。

せん妄のチームアプローチ

Point

- わが国の医療現場の実情に即したチーム医療が重視される
- DELTA プログラムによって多職種のコミュニケーションが図りやすくなる
- チーム活動では目的やメンバーどうしを知ることが大切

重視されるチーム医療

近年，医療現場は医学の進歩や高齢化の進行などに加え，患者の社会的・心理的な観点および生活への十分な配慮も求められるなど厳しい状況におかれており，チーム医療への意識が高まっています。チーム医療の形はさまざまですが，「医療に従事する多種多様な医療スタッフが，各々の高い専門性を前提に，目的と情報を共有し，業務を分担しつつもたがいに連携・補完し合い，患者の状況に的確に対応した医療を提供すること」と一般的に理解されており[1]，「チーム」のよさは，一人で作業や仕事をするより，はるかに視野が広く，知識や情報量が多くなること，マンパワーが充実し，多くの仕事量をこなすことができることがあげられています。

チーム医療が重視される背景として，一般には医学の領域において医療技術が高度化し技能の習得に長時間を要するようになったこと，医療の高度化により個人だけで全体を担うことが困難になってきたこと，そのために複数の人が集まり，それぞれが役割を分担せざるをえなくなったことがあげられます。言い換えれば各人が高度な専門性をもち寄って連携し，高度の医療を効率的に提供することを意識して進められてきました。一方で，チーム医療には専門性の追求などによって生じうる弊害を補うという役割も期待されてきました。専門性を追求することによって，一人の患者の抱える問題が細分化され，患者の全体性を見渡すという視点が失われやすいことが指摘されますが，チーム医療では患者を取り巻く問題を複数の視点から検討することで患者全体を俯瞰する視点の回復が期待されています[2,3]。

せん妄におけるチーム医療の重要性

入院患者が高齢化し認知症を有する患者の割合が増していく臨床現場では，せん妄も増えていくことが予想され，せん妄対策にいかに取り組むかが重要な課題です。せん妄には多様な原因が存在することから，せん妄へのアプローチには，多職種それぞれの専門性を発揮した対応が求められます。せん妄の予防，早期発見，治療を行うためには，患者の病態や治療内容を理解したうえで，多職種が情報を共有して多角的なアプローチを行うことが重要です。海外においては，看護師を中心とする多職種チームによる複合的介入プログラムの臨床試験が報告され，その有効性が高いエビデンスで示されています[4)]。しかし，海外でせん妄対策が効果的に展開できる背景には，general physician（GP：一般医，家庭医）を中心とする在宅チームがあり，プライマリ・レベルの精神心理的ケアの下地があることが大きいと考えられます。残念ながら，総合病院で勤務する精神科医は慢性的に不足し，GP 制をもたないわが国では，海外のせん妄対策プログラムをそのまま導入しても，ベースとなる精神症状評価のトレーニングの機会が少ないことから，アセスメントにつながらないことが難点です。せん妄のマネジメントにおいては予防とともに早期発見が重要ですが，わが国では精神症状評価に慣れていないプライマリ・ケア・スタッフが多く「いつもと比べて何かおかしい」けれども，「そのおかしさを言葉にできない，アセスメントにつなげられない」と適切なせん妄診断に結びつけづらいという課題があります。せん妄対策においては，そのような課題も克服しうる，わが国の医療現場の実情に即したチーム医療を考えることが必要とされてきました。

DELTA プログラムの開発

そのような背景をふまえ，国立がん研究センター東病院では「いかに多職種でせん妄の情報を共有して適切な対処ができるか」という点が重視された多職種協働の介入プログラムとして 2011 年より多職種協働によるせん妄対応プログラム〔Delirium Team Approach（DELTA）プログラム〕の開発を進めてきました（図 4-1）。

筆者自身も，経験が浅い駆け出しのころに，ベテランの病棟看護師から「先生，あの人今夜は何か起こりそう。落ち着きがなかったりしたら連絡しますよ」とい

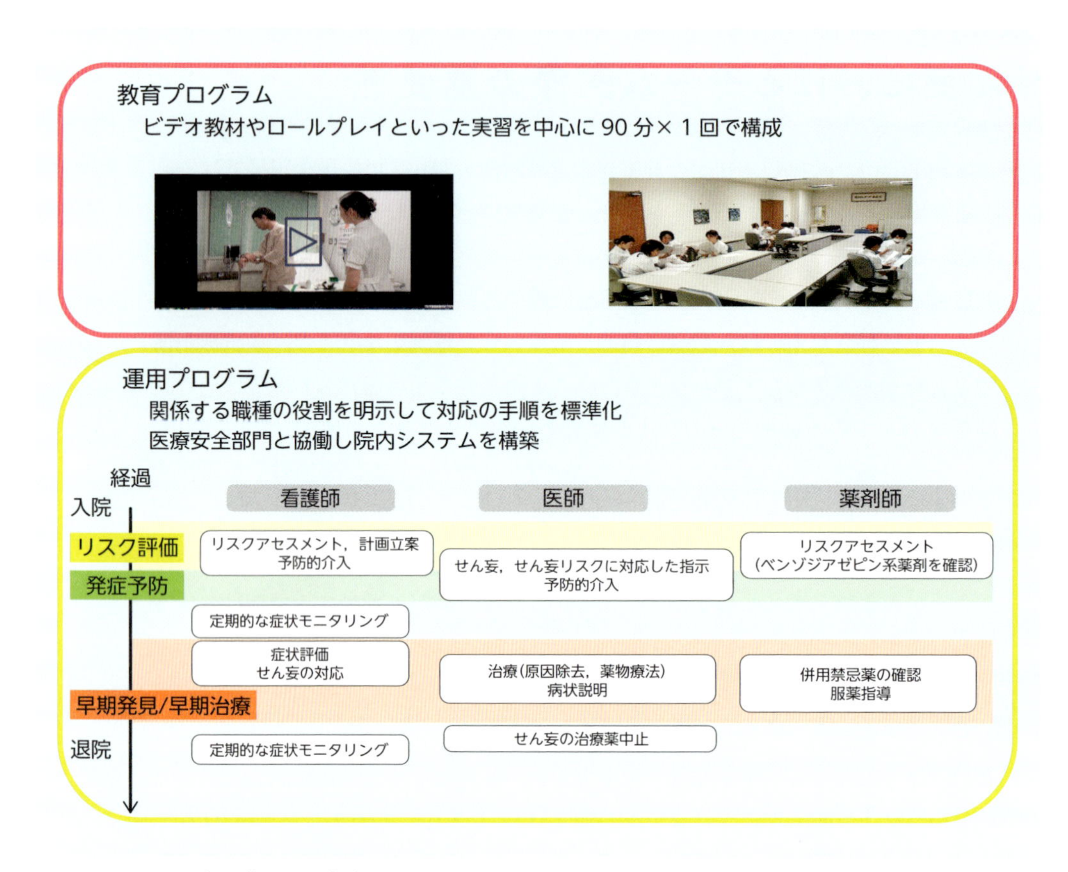

図 4-1 DELTA プログラムの内容

う助言に対して「何か起こるといわれても本当かな。日中はちゃんと会話できましたよ」とせん妄について想像が及ばず，助言を聞き入れることができていませんでした。しかし，病棟看護師の予感はたいてい的中し，実際に深夜や翌日の朝一番に，不眠，自己抜去，転倒，不穏などの相談を受け慌てて対応を考えなければなりませんでした。当時はその場しのぎの対応にならざるをえず，とにかく眠ってもらわなければ困ると向精神薬を増量したり，ときには私たちにこの患者は対応できませんと家族に説明して自宅に帰ってもらったりしていたこともありました。いま振り返ると，同僚とうまくコミュニケーションがとれず，せん妄の早期発見・早期対応につながっておらず，未熟さを痛感するばかりです。

DELTA プログラムが整備されている職場では，ビデオ教材を用いた学習やリスク評価・症状評価・初期対応が 1 枚でまとめられたフローシートを多職種で使うことで，せん妄に対する問題意識や知識などを多職種の間で共通した用語で共有できるようになります。睡眠薬のリスクを報告する薬剤師も，患者の日々の変化を観察している看護師も，報告を受け対応を行う医師も，みんなが自分の言動に自信をもってコミュニケーションを図って，系統だった対応ができることで仕事に対する効力感も高まっていました。またプログラムを通じて円滑になった多職種間のコミュニケーションはほかの問題が生じた場面でも有効に働き，対話が生まれやすい職場づくりのきっかけになります。

プログラムを導入し運用を続けるにあたって，職種や経験年数にこだわらず同僚からの情報や助言をしっかりと受け止め信頼すること，成功したこともうまくいかなったことも振り返る習慣をつけることを意識することで，ますますチームワークは培われていくと思います。

せん妄対策を多職種で取り組む際によくある質問

Q1 どのようにせん妄対策のためのチームを立ち上げるとよいですか

チームとは同じ目的をもつ人の集まりです。せん妄対応チームであれば「せん妄患者やせん妄リスク患者に対して予防・介入を行うことで入院期間の短縮や病棟スタッフの負担軽減を図ることなどを目的としています。また，メンバー構成によって，実際にせん妄ケアを行う直接ケアチーム，精神科医に専門・認定看護師など病棟をラウンドしてコンサルテーションや危機介入を行うリソースチーム，中央診療部門などケアに関連した職員教育や管理面での役割を果たすマネジメントチームなどに分けられます。目的を職場のどのメンバーによって達成していくか考え仲間を増やしていきましょう。

チームを立ち上げる際には協力部署の存在が重要ですが，協力には主に3つのパターンがあります。1つ目は「院長主導型」。院長が推進体制を主導します。独断には注意が必要ですが，トップダウンなので有無をいわせない体制づくりを進めることが可能です。2つ目は「事務主導型」。事務部門が主導し，看護部や各部署と連携して体制づくりを展開していきます。全職員の立場に立った支援策へと発展させやすいメリットがあります。また，人件費など医療職単独では苦労しそうな問題に関しても調整が可能になります。3つ目は「看護部主導型」。問題解決を狭い範囲で設定してしまう可能性に注意は必要ですが，体制づくりの際に現場の声を直結させやすいというメリットがあります。

これらの協力体制がとりづらい場合でも，医療安全委員会や職場改善委員会などの組織を活用すると支援が得られやすくなります。いずれに協力してもらうにしても，相手の志向性の理解に努め，チームを立ち上げることでどのような結果が得られるのか(患者の利益，職員の利益，経営的な利益など)を共有できるとよいでしょう。

Q2 多職種とうまくコミュニケーションできないのですが

「離床をお願いしたのに実行されない」「点滴ルートや尿カテーテルなどの抜去を提案したけど採用されない」「患者さんが落ち着きませんと報告しても病棟まで来てくれない」「家に帰すことは難しいと感じても，看れませんといわれるとどうすればよいのか」など医療者どうしのやりとりのなかでの不満や不全感について相談されることもあります。

たがいに異なる専門性をもつ複数のメンバーが１つの問題に取り組む場合，専門性の違いによって理念・原理が異なり，統一見解を共有できずにたがいの意見が相容れなかったり聞き入れられなかったりすることは十分に考えられます。各々の「当たり前」が相手に通じない信念対立の場面においては，コミュニケーションエラーが起こりやすくなります。そのような場合には，あらゆる信念には自身の関心や志向が色濃く反映され，間違いが含まれている可能性があること，自分と相手は違うと多様性を認めることを意識するとよいといわれます。また，多職種が意見の違いを乗り越えてコミュニケーションを図っていくためには，患者と家族の利益を中心に据えて作業を行うことが解決の鍵になるでしょう。

チーム医療の注意点

問題だけではなく，患者自身の全体性をみる視点を忘れない

「午前中に入れ替わり立ち替わり誰か来て，具合はどうか，困っていることはないか，同じことを聞いていく。毎回同じように答えることにうんざりした」。チームでかかわっていたある患者からの言葉です。チームメンバーそれぞれが自分に課せられた業務を全うしようとはするものの，協働性に乏しい場合に生じやすい問題です。システムや専門性に立脚する態度にかたよると，患者やその家族からみえる支援内容が，「人間を援助する」ことからかけ離れたものになり，機械的な

扱いに映っている恐れがあります。医療内容が患者の利益になっているのか吟味する視点をもち，多職種と情報を共有し協働する姿勢が抜け落ちていないかという点について注意しましょう。

DELTAプログラムやチームでできること，できないことの線引きを明確にする

DELTAプログラムは，看護師，薬剤師，担当医師が協働して行う初期対応であるということにも注意が必要です。終末期のせん妄や興奮の著しいケース，精神科疾患の合併がある場合，パーキンソン病や重症筋無力症など併存疾患に配慮して薬剤選択を行う必要がある場合などでは，さらに精神科医など専門家との協働を図る個別の対応が必要になります。

引用文献

1）厚生労働省：チーム医療の推進について（チーム医療の推進に関する検討会報告書）．平成22年3月19日．
2）細田満和子：チーム医療とは何か—医療とケアに生かす社会学からのアプローチ．pp.19-25，日本看護協会出版会，2012．
3）上村恵一，ほか（編）：がん患者の精神症状はこう診る 向精神薬はこう使う—精神腫瘍医のアプローチが25のケースでわかる．pp.7-9，じほう，2015．
4）Inouye SK, et al：The hospital elder life program：a model of care to prevent cognitive and functional decline in older hospitalized patients. Hospital Elder Life Program. J Am Geriatr Soc 48（12）：1697-1706, 2000.

（野畑宏之）

看護管理の視点からみたせん妄のチームアプローチ

せん妄患者へのチームアプローチ

多職種連携によるせん妄ケアの推進

せん妄の対応には，予防，早期発見，悪化予防などがありますが，臨床現場でせん妄の発見率は低いといわれています[1)]。たしかに，大勢の患者に接する医療者が，臨床現場で，せん妄やそのリスク因子を早期に発見するのは非常に困難です。それに対して，知識の面では，せん妄の発見や予防，悪化防止などの学習によって補完することができます。しかし，実際の臨床現場で，せん妄患者の発見や対応が遅れる原因は，必ずしも知識不足によるものではありません。せん妄の発見や対応には，多側面からの継続的な観察をはじめ，治療や薬剤，栄養や運動に関する知識，それらを統合した判断力が求められます。患者には多くの医療者がかかわっていますが，せん妄の知識を得ていても，職種によって着目する点が違っていたり，異常を即座には判断できなかったりする場合もあります。また普段から職種間の関係性が築かれていない組織では，患者に違和感を感じても，そのことをほかの職種には伝えずにいることもあります。このように，せん妄の知識不足だけでなく，医療者間の連携体制の有無が，せん妄の発見や対応を遅らせる要因になっているのかもしれません。連携の体制とは，患者の多様なヘルスケア・ニーズに対して過不足なくサービスを提供するための合理的なシステムを指します[2)]。患者にかかわる医療者は，せん妄に対する共通の知識や認識，判断力をもつことと，知り得た情報や判断をほかの医療者とタイムリーに共有し，対応する力をもつ必要があります。そして，多職種がうまく連携できてこそ，個々の医療者の知識や技術，判断を補完し合い，せん妄の早期発見や適切な対応につながると考えます。せん妄が持続することで苦痛を強いられる患者や，その対応に心を痛める家族のためにも，多職種による連携により，組織全体でせん妄コントロールに取り組むことが重要です。

多職種による連携を遂行するために必要な要素

組織の実態を多角的・客観的に分析し課題抽出

多職種連携によるチームアプローチを効果的に推進するためには，各々の活動が，所属する職場をはじめ，施設および地域を含む組織全体の実態や課題に合致していることが重要です。

医療技術の進歩により，高齢のがん患者が高侵襲の治療や長期に及ぶ継続治療を受けられるようになったことから，がん患者のせん妄リスクは非常に高まっています。このことから多くの施設が，せん妄患者への対応や難渋事例を経験していると考えます。せん妄がうまくコントロールされないことで，患者には，治癒過程の遅延や症状緩和の阻害，安全な療養環境がおびやかされるなど，身体的，精神的な負担はもちろん，医療費やその後の生活への影響など，社会的，経済的な面にも影響を与えます。また，患者を支える家族への負担も深刻で，家族自身の生活や役割，価値観にも大きな影響を及ぼす可能性があります。

上記をふまえ，せん妄が発生しやすい背景を前提として，組織の課題を抽出するために，組織分析を行います。一例として示すSWOT分析は，1960年代に米国のスタンフォード大学で開発され，組織や個人の環境についての情報を収集し分析することが可能なツールで，強み(Strength)，弱み(Weakness)，機会(Opportunity)，脅威(Threat)を評価するために用いられる方法の1つです[3)]。

組織分析を行う理由は，組織全体が客観的かつ多角的に現状を把握し，課題抽出を経て，行動変容に向けた実践の段階で，意思決定や方向性を示す際の根拠とし，継続的な活動遂行の過程で軸がぶれないよう明確にしておくためです。

例に示した組織で解説します(図4-2)。高度先駆的医療を中心とする急性期のがん専門病院であるA病院では，医師は，高齢患者が増え，せん妄のコントロールに難渋し，治癒遅延に陥る経験や，せん妄を発症した患者の入院期間の延長，追加の薬剤使用などに困っていました。看護師はせん妄リスクを発見し，睡眠導入薬を変更する必要性に気づきますが，医師に相談しても指示の変更には至らない経験や，せん妄がコントロールされないことで，危険行動防止のための観察や制止に苦労すること，人格が変わってしまう患者への恐怖や申し訳なさ，余儀なく行う身体抑制への倫理的葛藤などを感じていました。医療安全管理部門では，せん妄患者の転倒やルート自己抜去などの医療事故が多くなっていることを懸念しており，病院全体が「せん妄」について，組織の取り組みとして対応すべきであるという方向性が示されつつありました。また，診療報酬改定により，重症度・

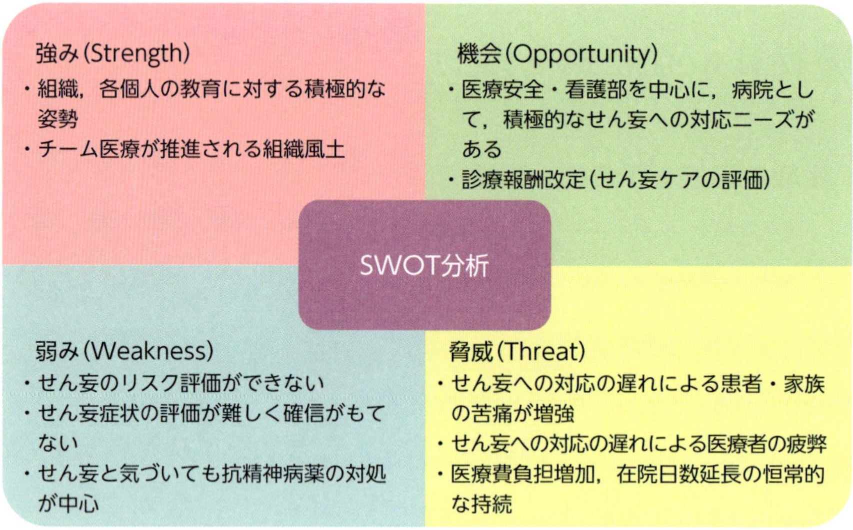

強み(Strength)
・組織，各個人の教育に対する積極的な姿勢
・チーム医療が推進される組織風土

機会(Opportunity)
・医療安全・看護部を中心に，病院として，積極的なせん妄への対応ニーズがある
・診療報酬改定(せん妄ケアの評価)

SWOT分析

弱み(Weakness)
・せん妄のリスク評価ができない
・せん妄症状の評価が難しく確信がもてない
・せん妄と気づいても抗精神病薬の対処が中心

脅威(Threat)
・せん妄への対応の遅れによる患者・家族の苦痛が増強
・せん妄への対応の遅れによる医療者の疲弊
・医療費負担増加，在院日数延長の恒常的な持続

図 4-2 SWOT 分析の例

医療看護必要度において，認知症やせん妄へのケアが評価されるようになったことで，職員の関心が高まっていました。これらの状況をSWOT分析に当てはめてみると，前半部分は「弱み」，後半は「機会」に分類されます。続いて「強み」として，もともと職員全体への院内研修や講演会の開催が多く，学習意欲の高い組織であることと，既存の医療チームの活動や連携が比較的うまくいっていることがあげられました。最後に「脅威」では，この状態が続くと，せん妄に関連した医療事故の増加や，せん妄以外の患者へのケアや対応の遅れ，職員の疲弊などにつながることがあげられました。また今後高齢患者の増加に伴い，せん妄がコントロールされない状態が続けば，医療費負担や在院日数延長など，病院の経営面にも影響してくることがあげられました。

このように，各組織における状況を客観的に分析したうえで，課題を抽出することが必要です。SWOT分析例のA病院では，SWOT分析に基づいて，強みを活かし，知識を補点するための全職員向け研修の開催と，全診療科共通の指示，手順を提示し周知すること，全患者対応のスクリーニングツールの開発が課題にあがりました。

PDCAサイクルに基づいた進捗管理(評価の重要性)

組織分析および課題抽出に基づいて，組織の現状に合致した計画を立案し，実施に入りますが，臨床現場で忘れがちなのが評価です。組織全体で行う事業であれば，金銭・物品などの投資などを行う場合もあるので，患者の側面の成果に加え，組織にとっての成果を明示し達成させる必要があります。例えば，せん妄患者やハイリスクな状態の患者を早期に抽出するという計画・実践は，せん妄の発生予防につながります。そして評価は，せん妄の発生件数の減少や，せん妄の持続期間の短縮となります。適切な薬剤や不適切な睡眠導入薬の選択が回避されるという計画・実践は入院期間の短縮や，予定外の医療費の削減という評価につながります。適切なスクリーニングを経て多職種が共有するケア計画を立案し，多職種カンファレンスで定期的に対応を検討する過程は，緊急入院・緊急受診率の低下，手術中止率の減少や，予定治療完遂率向上やクリニカルパス逸脱減少という評価につながる可能性があります。このように，組織分析から抽出された課題をもとに立案した計画および実践を通して遂行される活動では，組織にとっての成果指標を掲げ，PDCAサイクルを視野に入れて活動し適切に評価をすることが重要です[4)]。

多職種による連携を円滑に遂行するための要素

ここからは，職種の違うさまざまな医療者がたがいを補完し合い，円滑に連携をするために知っておきたい要素を示します。

理念や価値観の違いを尊重した「目的の共有」

チーム医療は，「医療に従事する多種多様な医療スタッフが，各々の高い専門性を前提に，目的と情報を共有し，業務を分担しつつもたがいに連携・補完し合い，患者の状況に的確に対応した医療を提供すること」といわれています[5)]。ここで重要なのは「目的の共有」「患者の状況への的確な対応」です。まず，同じ医療者といっても，各々が所属する組織の理念や価値観の違い，目指す方向性が他職種にとって有益ではない場合もあります。京極は，「チーム医療は諸刃の剣であり，チームメンバーの連携によって集合知が生みだされ，期待以上の効果を収めることもあれば，チームメンバー間の価値観に折り合いがつかず，機能不全を起こしてしまい，深刻な実践の空洞化を引きおこすこともある」と述べています[6)]。例えば，患者の希望と医療的見地のどちらを優先させるべきかといったことや，チームリーダーの役割，報告体制の判断に関することなど，職種の違いで相違が生じる場面があります。このようななかで重要になるのが，前述のチーム医療に必要な「目的の共有」と「患者の状況への的確な対応」です。職種による価値観の違いや職種間の衝突が存在したとしても，せん妄患者に的確な対応をするという信念と，何のためにせん妄コントロールにチームでかかわるのか，組織にとってどのような意味や意義につながるのかといった「目的」に常に戻ることができれば，それが最大のチーム医療の形になると考えます。単一の価値観や信念だけを拠り所とするのではなく，患者の状況や先の予測，家族のことなどをさまざまな角度からアセスメントし対応できるというメリットを最大の価値と位置づけ，信念の衝突が存在しうることを相互に理解しておくことで，多職種で構成されたチームは成長し，強化されていきます。

欠点ではなく豊かさに焦点を当てたアプローチ方法

多職種によるチーム医療は，特定のチームと，そのチームに依頼をする職種といった，コンサルテーションを行う関係性や，医療者どうしで編成されたチーム内の関係性など，その形はさまざまです。これまで述べてきたように，同じ医療者で，せん妄患者や家族への最良のケアという共通の目的をもっていても，職種による価値観や目指す方向性の違いは生じます。また，せん妄ケアに関連したチームと，ほかの職種やチームとの連携においても，細かな部分での軋轢は生まれるものです。いずれの場合も患者を中心として目的をともにする関係であることを基盤にしたコミュニケーションは重要ですが，それに加え，アプローチの方法にもポイントがあります。

相手の不足している部分や欠点だけに焦点を当てるのではなく，相手のよい部分や強み，豊かさに焦点を当てたアプローチ方法です。Linleyらは，よく知られている問題解決型の手法では不足や欠陥に着目し，鍵となる問題を明確にし，問題の原因から代替する解決策を検討，実施する一方，豊かさに焦点を当てる方法では，組織や人の理想の状態，最高の経験，大切な価値観，最適な成果を出すための可能性を明らかにしたり理解したりして，目指す状態に向かって組織を持続的に展開させると述べています[7)]。

せん妄ケアという同じ目的をもちつつも，価値観の違う他職種の医療者と連携したりフィードバックしたりする場合は，まず，「焦点」の段階では現状を客観的に捉えつつ，相手の不足している点に焦点を当てるのではなく，たがいに目指すべき・あるべき姿はどのような状況かを確認し合い，そのために掲げている目標を再認識することに焦点を当てます。次に，円滑な連携を図るために，どのような方法をとったらよいかを考える段階です。ここでも，相手の不足していることや欠点を指摘し，それを補填するといった解決方法を提示するのではなく，ある

表 4-1 組織へのアプローチの方法

	欠乏・問題	豊かさ(abundance)
焦点	・問題 ・何が不足か　欠けているか	・いまあるもの　・なりたい姿 ・最高の状態　・目標
方法	・問題解決　・欠けているものを足す ・原因分析　・代替案	・洞察による価値の明確化 ・大切なものを明らかにする ・価値観の共有や浸透
	迅速な解決	持続的な変革

〔手島　恵：ものの見方・考え方と看護管理・教育．手島　恵(編)：主体性を高めチームを活性化する！ 看護のためのポジティブ・マネジメント(第 2 版)．p.18，医学書院，2018〕

べき姿に向けて，可視化できることだけでなく，相手の潜在的な思いを含む価値観を引き出し，明確にし合った状態で，たがいに目指すべき方法を抽出し共有します。このように相手の欠点ではなく豊かさに焦点を当てることで，成果として導き出される状態は，「無い物を補填しただけの形」から「もとの形がさらに拡張(成長)した状態」になっていくと考えます(表 4-1)[8]。

これらを参考に，多職種による連携を円滑にし，せん妄への最良のケアが実現することを望みます。

引用文献

1) 日本総合病院精神医学会せん妄指針改訂班(編)：せん妄の臨床指針(第 2 版)．pp.2-4，星和書店，2015.
2) 井部俊子，ほか(監)：看護組織論 看護管理学習テキスト(第 2 版)第 2 巻．p.111，日本看護協会出版会，2018.
3) 藤本幸三，ほか(編)：看護学テキスト NiCE 看護管理学(第 2 版)．pp.66-83，2018.
4) 井部俊子，ほか(監)：看護組織論 看護管理学習テキスト(第 2 版)第 2 巻．p.37，日本看護協会出版会，2018.
5) 厚生労働省：チーム医療の推進について(チーム医療の推進に関する検討会 報告書)．厚生労働省，2010.
6) 京極　真：信念対立解明アプローチ入門．p.14，中央法規出版，2017.
7) Linley AP, et al：Finding the positive in the world of work. Linley AP, et al(eds)：the Oxford handbook of positive psychology and work. pp.3-9, Oxford University Press, 2009.
8) 手島　恵：ものの見方・考え方と看護管理・教育．手島　恵(編)：主体性を高めチームを活性化する！ 看護のためのポジティブ・マネジメント(第 2 版)．p.18，医学書院，2018.

(栗原美穂)

せん妄予防・対策チームの取り組みの実際

無床精神科リエゾンチームで取り組むせん妄予防の実際（市立豊中病院）

Point

- せん妄予防，認知症ケア，緩和ケアを精神科リエゾンチームで取り組む
- 病棟看護師が一次アセスメントをしてチーム登録するシステム
- 病棟とチームをつなぐチーム看護師は看護部長直属

チーム活動の歴史

せん妄対策にかかわる病院内の部署，職種は多様であり，多職種によるチーム医療が必要とされるところですが，実際の活動を担うチームの構成は施設によってさまざまです。市立豊中病院は精神科病床のない総合病院で，精神科のコンサルテーションチームが，対象を精神疾患からがん，せん妄，認知症を含めるように拡大してきました。多職種チームへの転機となったのは2011年に厚生労働省のチーム医療普及推進事業の指定を受け「せん妄予防対策チーム」を発足させたことで，翌年から保険診療の加算対象となった「精神科リエゾンチーム」として院内で正式に制度化されました。しかし，精神科へのコンサルテーションやチーム主導のハイリスク患者抽出では早期対応に限界があり，2014年から病棟で「看護師主導によるせん妄予防ケアシステム」（後述）を新たに導入し，手始めにせん妄ハイリスク群が多く，入院や手術が予定されているため予防対策が立てやすい外科病棟1か所をモデル病棟として試行を開始しました。その結果，70歳以上の予定手術患者のせん妄発症率を約40%から10%台に減少させる成果をあげ，病院機能評価の治療計画部門で最高のS評価を得ることができました。順次各病棟に対象を拡大し，予防活動を病院全体に普及させるにいたっています。

2016年からは認知症も含めて医療安全や地域連携の観点から名称を「せん妄予防対策チーム」から「認知症ケア・せん妄予防（リエゾン）チーム」に改めました。新たに神経内科医や精神保健福祉士，医療安全管理室，地域連携室も加わり，

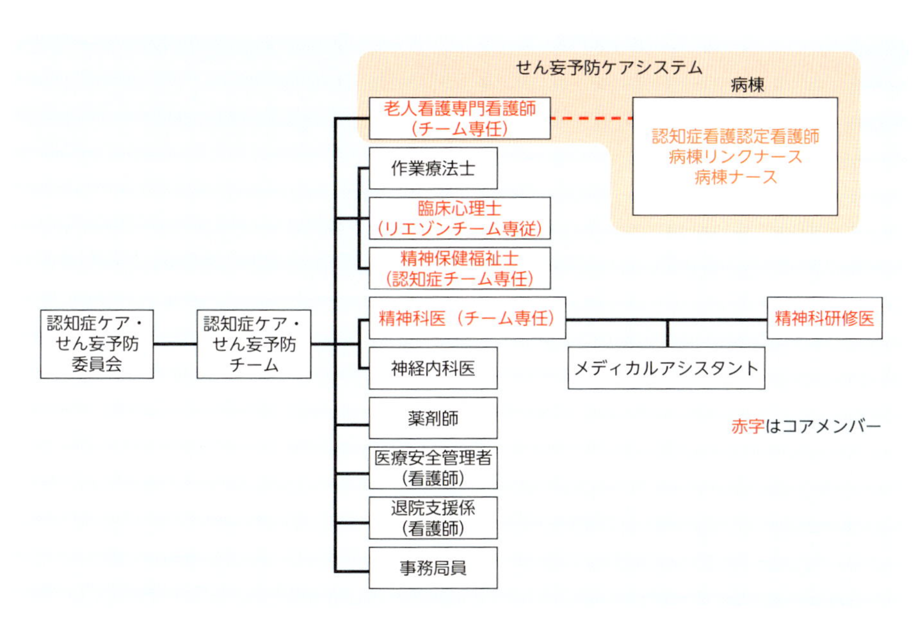

図 4-3 認知症ケア・せん妄予防(リエゾン)チームとせん妄予防ケアシステムの構成

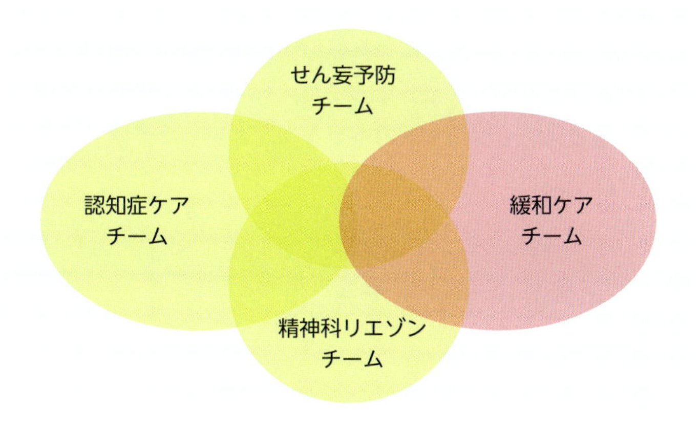

図 4-4 チーム活動の重層・協力関係

チームメンバーは院内で同名の委員会の委員として位置づけられ，精神科外来をリエゾン拠点として組織・職種横断的に活動しています(図 4-3)。チームの構成員は，対象によって担当が変わりますが，せん妄予防チーム・認知症ケアチーム・精神科リエゾンチームのコアメンバーは専任の精神科医師と看護師を中心にほとんど重複していて，3つの機能をもつチームがリエゾン診療として同時並行的に活動しているのが実態です。現時点では精神科医師・研修医，老人看護専門看護師，臨床心理士，精神保健福祉士が毎日回診やカンファレンスに参加しています(図 4-4)。

看護師主導によるせん妄予防ケアシステム[1)]

病棟でせん妄対策の主体となる看護師とチームの専任看護師が協働するシステムを構築しました。すなわち，入院時に看護師がせん妄リスクを評価してせん妄予防チームに直接依頼(連絡)し，その時点から双方が連携して予防ケアを開始するシステムです。具体的には，入院時にリスク因子(準備因子，直接原因，誘発因子)を電子カルテのテンプレートから入力し，ハイリスクと判断した場合は電子カルテ上のせん妄チーム患者リストに登録します。さらにICDSC(Intensive Care Delirium Screening Checklist)でせん妄を評価して，4点未満は「せん妄のリスク状態」として看護計画「急性混乱のリスク状態」を立案し，ICDSCは3日間評価を継続します。4点以上はせん妄として看護計画「急性混乱」を立案し，ICDSCが3点以下になるまで繰り返し評価します。

導入にあたっては，病棟とチームをつなぐ鍵となるチーム専任看護師が各病棟や診療科の事情をふまえて，マニュアルの整備，1病棟ずつの教育や，病棟常備薬の変更，臨時指示内容の変更などを行い，誰が担当になっても同質の評価，対応ができるように準備していきました。チーム専任看護師は活動に専念し，病棟からの連絡に即応するために看護部長直属の無任所(担当部署をもたない)としていただいたのが大きなポイントでした。また，システム発足後に各病棟にリンクナースをおき，継続研修とフィードバックを通して円滑な連携とシステムの修正を担ってもらいました。

せん妄予防チームの活動の流れ

チーム依頼事例への初期対応

入院時に70歳以上の患者は全員，担当看護師によりスクリーニングされ，せん妄の説明パンフレットを渡されます。電子カルテ上のせん妄チーム患者リストに登録されたハイリスク患者についてはチームと病棟で情報が共有されます。チームの医師か看護師が病棟に赴いて，新規に登録された患者の二次アセスメントを行い，関与の程度に応じて重症順に❶チーム直接介入(リエゾン)，❷病棟・主治医の予防対応をサポート(見守り)，❸関与不要(リストから外して病棟でのリスク評価のみ継続)に分類します。現状では新規登録が6～8件/日，❶，❷の継続関与は常時40～60件程度です。

通常は病棟看護師が立案した予防計画を確認し，主治医へのアドバイスを行って，チームは見守り対応となります。直接介入になるのは，すでにせん妄を発症していてチーム医師による頻回の診察と薬物調整が必要であったり，ケアに難渋しているケースです。当院では精神科リエゾンチーム加算の対象となるため，家族への説明と計画書の作成を同時に行います。

チーム回診

週に1度，全対象病棟(11病棟)をチームのコアメンバーで回診しています。訪問先で担当看護師や主治医と方針を検討しながら，ほぼ1日がかりの行程になります。回診時は複数のメンバーがタブレット端末を携行し，その場で手分けして患者状態の確認，アセスメント記録，処方などの指示を完了するようにしています。

病棟カンファレンス

各病棟で週1回カンファレンスを行っています。1日に2〜3か所ずつ，各30分程度でリストにあがったハイリスクケース全例を検討します。病棟看護師の参加は病棟によって差がありますが，なるべくリンクナース，受け持ち看護師に短時間でも参加してもらうようにしています。参加者の意見によってリスク評価を変更し，新たにチーム介入の開始や終了を決定するほか，退院後のケアや連携などについても話し合います。ここでも並行してチームメンバーがタブレット端末でリストの改変とカンファレンス内容を入力しています。

院内デイケア

せん妄対策を補完する目的で，2012年から院内デイケアを週1回1時間実施しています。参加者は5〜10人の規模で，認知症を合併した人が多く来ます。開催場所はリハビリテーション室の一角をカーテンで区切って使っています。作業療法士が中心となって，個別リハビリテーションと組み合わせることによって相乗効果が期待できます。患者の選定は回診や病棟カンファレンスで行い，主治医からリハビリテーション依頼を出してもらうようにしています。

マニュアルの整備，院内講義，院外研修

これらの活動を下支えする要件として，院内マニュアルの作成・更新や院内外の研修を定期的に行っています。

・・・・・

当院では精神科が無床で特定の担当部署がないという条件を活かし，精神科医と看護師がリエゾン活動に専念して機動性の高いチームを維持し，チーム看護師

の支援のもとに病棟看護師が主体的，自律的にせん妄予防に取り組むシステムを構築しています。今後は入退院センターと連携して認知症ケアでも同様のシステムを普及させ，より早期からの予防を行っていく方針です。

（宮川真一）

せん妄対策チームの取り組みの実際（岡山大学病院）

Point

- せん妄の予防
- 多職種介入
- 教育的アプローチ

せん妄の予防について

せん妄へのアプローチを時間軸で考えると，予防的介入と治療的介入に大別されます。従来は治療的介入，すなわち，せん妄発症後の薬物療法やケアに重点がおかれていました。近年，臨床現場での関心は確実に予防的介入にシフトしており，リスクマネジメントの観点からもいかにせん妄の発症を未然に防ぐかという取り組みが広がりつつあるようです。

海外に目を向けると，米国における多職種によるせん妄発症予防の取り組みとして，HELP(Hospital Elder Life Program)が有名です[2)]。これは，総合病院に入院した高齢患者を対象として，医師，看護師，理学療法士などからなる多職種チームが，❶見当識や認知機能への刺激，❷早期からの運動，❸視力補正，❹聴力補正，❺脱水補正，❻睡眠補助を行うもので，予防的介入によってせん妄の発症と発症期間が有意に減少したことが報告されています。さらに最近のメタアナリシスでは，せん妄に対して早期離床や視聴覚障害への補助など，複数の誘発因子に対する介入を行うことでせん妄の予防効果を認めたという報告があり[3)]，いずれもせん妄の発症予防に対する多職種介入の有効性が示唆されるものです。

本項では，岡山大学病院(以下，当院)におけるせん妄対策チームによる介入について，具体的に紹介します。

表 4-2 岡山大学病院精神科リエゾンチームがせん妄に重点をおいた理由

せん妄は,
❶ 多くの医療者が困っている(ニードが高い)
❷ 今後も増加すると予測される(継続性が担保できる)
❸ 改善可能なものが多い(自己効力感アップにつながる)
❹ 介入内容を均てん化しやすい(やることを明確にしやすい)
❺ 多職種介入が有効である(多職種を巻き込める)

〔井上真一郎, ほか：せん妄に効果的な非薬物療法的アプローチについて. 臨床精神薬理 20(2)：199-206, 2017〕

せん妄対策チーム立ち上げに至る経緯

当院では, 術後せん妄の予防対策に力を入れており, せん妄対策チームがその主たる役割を担っています。まずは, せん妄対策チームが活動を開始するに至った経緯について解説します。

2009年, 複数のリエゾン精神科医が, 精神看護専門看護師や臨床心理士とともに精神科リエゾンチームを立ち上げ, 他科からの入院患者のコンサルト全例に対応を始めました。活動開始当初からせん妄患者のコンサルトが多数を占めていたため, せん妄への重点的な取り組みを1つのコンセプトとしてきました(表4-2)[4)]。現在, 当院における精神科リエゾンチームの活動は院内で一定の評価を得ていますが, せん妄対策を活動の中心に据えたことが奏功したのではないかと考えています。

当院では年間1万件超の手術が行われており, さらに年々増加傾向にあります。ただし, 在院日数の短縮化により術前の入院期間が短くなっており, 患者に対して必ずしも十分なオリエンテーションが行われていないことが従来から問題となっていました。そうした背景を受け, 手術患者に対する快適で安全・安心な手術と周術期環境の効率的な提供を目的として, 2008年に周術期管理センターが開設されました。周術期管理センターでは, 多職種による組織横断的な活動が行われており, 例えば看護師は術前に外来で面談し, 手術の意思決定支援, 術後経過や疼痛管理の説明, 禁煙・禁酒指導, 不安の緩和などを行っています。

手術件数の増加に伴うもう1つの問題として, 臨床現場では術後せん妄対策が目下の急務となっていました。そこで, 2011年に精神科リエゾンチームが周術期管理センターと薬剤部, 医療安全管理部と連携してせん妄対策チームを立ち上げ, 術後せん妄の一次・二次予防を目的とした活動を開始しました。

表 4-3 周術期(術前)におけるせん妄対策チームの各職種の役割

職種	介入内容
精神科医	術前・術後の不眠時・不穏時指示を主治医に提案，推奨する
看護師	せん妄の誘発因子(視力・聴力や疼痛など)を評価し，適切な対応を病棟看護師に提案，推奨する
臨床心理士	認知機能や睡眠などについてツールを用いて評価する
薬剤師	内服中の薬剤のなかでせん妄ハイリスク薬をチェックし，薬剤の減量・中止や他剤への変更などを主治医に提案，推奨する
ゼネラルリスクマネジャー	せん妄に伴うインシデント(転倒・転落など)にかかわる

せん妄対策チームにおける予防的・治療的介入内容

周術期では，時系列に沿ってせん妄対策の内容や目的を可視化・マニュアル化できるため，より効果的・効率的な介入が可能となります。また，術後せん妄の発症には多くの要因が絡んでいることから，チームでかかわることによって各職種の専門性が発揮できるのは大きなメリットと考えられます。

当院では，まず手術が決定した患者に対し，周術期管理センターに所属する看護師が，❶70歳以上，❷認知症あるいは認知機能低下，❸脳器質性疾患の既往，❹せん妄の既往，❺アルコール多飲の5項目(せん妄の準備因子)について評価します。そして，1項目でも該当すればせん妄ハイリスクと考え，患者および家族にせん妄についてパンフレットを用いて説明し，患者の同意を得たうえでせん妄対策チームにつなぎます(現在は❷～❺のうちの1項目以上を「せん妄ハイリスク患者」としている)。

せん妄対策チームは，精神科医，看護師，臨床心理士，薬剤師，ゼネラルリスクマネジャーといった多職種で構成されており，周術期を通して各々の専門性を活かした介入を行うのが特徴です(表 4-3)。

術後は3日以内に臨床心理士が面談し，MDAS(Memorial Delirium Assessment Scale)[5,6]を用いてせん妄の発症や重症度を評価します。侵襲度の高い手術やICU入室期間が長い場合は，術後7日目以内に2回目の評価を行います。もし，評価時にせん妄が認められた場合は，精神科リエゾンチームがすみやかに薬物療法を開始することになります。

せん妄対策チームの活動後の変化

チーム介入の効果として，まず，病棟スタッフの意識が変わったことがあげられます。せん妄発症前の患者が「せん妄ハイリスク」として精神科にコンサルトされるケースが年々増加しており，せん妄の早期発見・早期介入の重要性が臨床現場で認識されてきています。

また，これまでベンゾジアゼピン系薬剤が不眠時の約束指示となっていた病棟が指示を見直すようになったり，医師にもベンゾジアゼピン系薬剤の安易な使用を避ける動きが出てきており，チームでの推奨指示が浸透しつつあることを実感しています。

このように，病棟スタッフへの教育的アプローチもせん妄対策チームの重要な活動の1つですが，最初からすべての病棟にかかわることは現実的に難しいように思います。当初，当院ではせん妄対策について病棟間で大きな温度差があったため，まずはせん妄が高頻度にみられ，かつ対応に困っている少数の病棟から介入を開始しました。その後，病棟スタッフの異動などがほかの病棟への波及効果を生み出すこととなり，結果的に病棟を限定して活動を開始したことが高い成果につながったものと考えています。

せん妄に関するパンフレットの有用性

患者がせん妄ハイリスクと考えられる場合には，患者および家族に対して，せん妄についてあらかじめ十分説明しておくことが重要です。せん妄は一般にはほとんど知られていないため，術後におかしな言動がみられた際，家族は「急に認知症になってしまった」などと考えて不安になったり，ただちに訂正しようとしてかえって患者の興奮を強めてしまうことがあります。また，せん妄を発症した後に説明を行っても，家族は動揺していることが多いため，医療者が考えるほどには理解が進まないこともあるようです。そこで，早い段階でせん妄について十分説明し理解してもらうことで，患者および家族の安心感が得られるだけでなく，家族の適切な対応につながる可能性があります。

せん妄を説明する際には，パンフレットを用いるのが効果的です。前述のように，患者や家族はせん妄についてほとんど知らないため，口頭のみの説明では頭に入らないこともあるようです。その点，パンフレットを用いることにより視覚的な理解が進み，また，後から読み返すことが可能です。医療者にとっても，せん妄について順序立てて網羅的に説明するのはけっして容易ではなく，さらに医学用語などを使ってしまうと理解がそこで止まってしまうことにもなりかねません。その点も含めて，パンフレットを有効活用することが臨床現場では重要と考えられます。

（井上真一郎）

せん妄対策チームの取り組みの実際（熊本赤十字病院）

Point

・医療安全を中心とした導入（院内全体で導入）
・各職種のニーズに合わせた導入
・リンクナースの支援 → 現場（病棟）での問題に即時に対応する

DELTAプログラム導入の経緯

熊本赤十字病院（以下，当院）ではDELTAプログラム導入前，せん妄は，対応に苦慮している症状の1つとなっていました。特に医療安全の面では，せん妄に起因した夜間の転倒・転落などのヒヤリハットにつながる現状に，また，がん領域ではさまざまなステージにおけるせん妄対応に苦慮していました。

正確にはほとんどの医療者が「せん妄」の概念というものを正確に認識していなかったというのが，正しいかと思います。夜間の患者を「不穏」という大きな枠で捉えて，「いかに睡眠を促すか？」という対応がほとんどだったと記憶しています。

導入時の当院は，下記のような状況でした。

- せん妄と認知症の違いについて医療者の知識があいまい
- せん妄症状に対する正しいアセスメントや対応が行われておらず，せん妄の悪化に起因した夜間の転倒・転落などの医療安全上の問題が生じている
- 高齢者に安全性の低いベンゾジアゼピン系睡眠薬が使用されている（薬剤部でも対応策を検討していた）
- がん患者は，オピオイド使用などにおけるせん妄リスクが高い状況にもかかわらず，精神症状のアセスメントが十分できておらず，場合によっては必要以上のオピオイドが投与されている
- 看護師は患者の尊厳を守りたい反面，医療安全の問題で身体拘束をせざるを

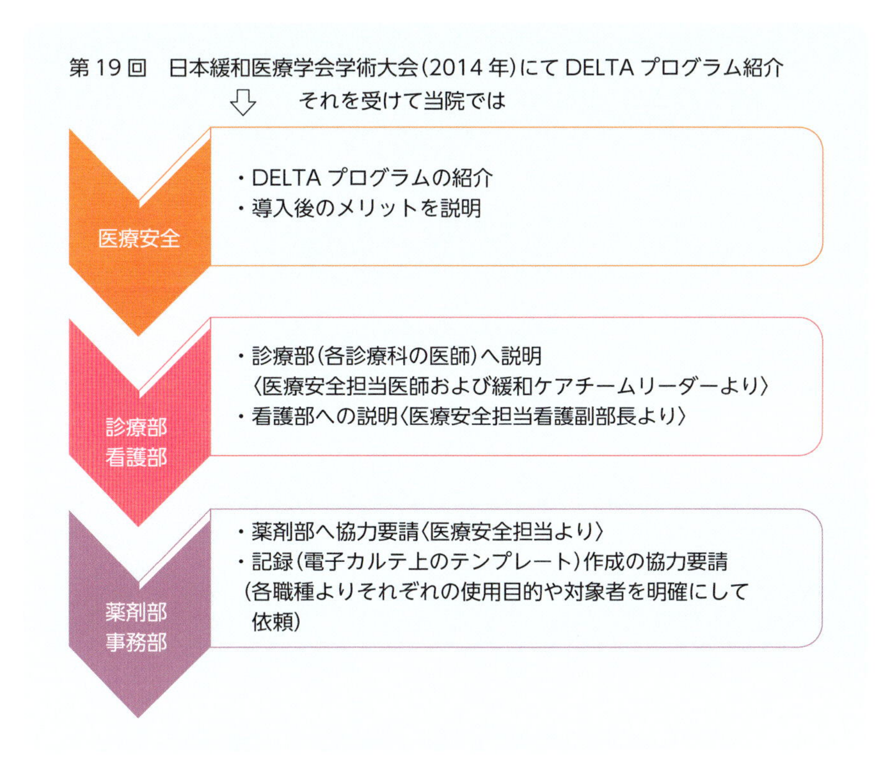

図4-5　熊本赤十字病院へのDELTAプログラム導入フロー

えないというジレンマや対応に苦慮していた

今回，すべての職種の医療者がDELTAプログラムという1つのツールを活用しながら，せん妄をアセスメント・検討してチームでアプローチを行っていくことで，患者・家族にとってより安全な入院環境を提供することはもとより，質の高い医療の提供につながると考えて導入を開始しました。

DELTAプログラム導入の流れ

院内にむけて

医療安全推進室をトップとして，図4-5に示した流れで院内へのDELTAプログラム導入を開始しました。緩和ケアチームメンバーが中心なって各部署へ働きかけ，導入後も職種内で中心的役割を担い，多職種アプローチを牽引しています。ここでのポイントは，緩和ケアチームメンバーは各職種の役割を起動・牽引しつつも「がん患者へのせん妄アプローチ」でなく，「疾患全般へのせん妄アプローチ」を重視しながらかかわっているという点です。

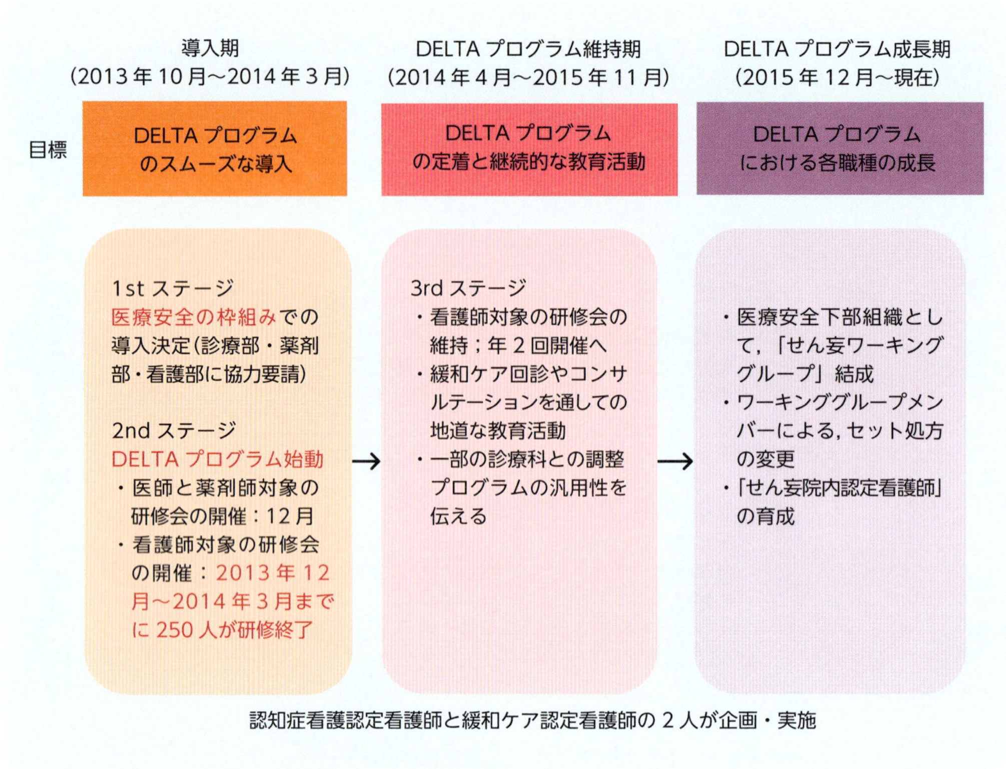

	導入期 (2013年10月〜2014年3月)		DELTAプログラム維持期 (2014年4月〜2015年11月)		DELTAプログラム成長期 (2015年12月〜現在)
目標	DELTAプログラムのスムーズな導入		DELTAプログラムの定着と継続的な教育活動		DELTAプログラムにおける各職種の成長
	1stステージ 医療安全の枠組みでの導入決定(診療部・薬剤部・看護部に協力要請) 2ndステージ DELTAプログラム始動 ・医師と薬剤師対象の研修会の開催:12月 ・看護師対象の研修会の開催:2013年12月〜2014年3月までに250人が研修終了	→	3rdステージ ・看護師対象の研修会の維持;年2回開催へ ・緩和ケア回診やコンサルテーションを通しての地道な教育活動 ・一部の診療科との調整プログラムの汎用性を伝える	→	・医療安全下部組織として,「せん妄ワーキンググループ」結成 ・ワーキンググループメンバーによる,セット処方の変更 ・「せん妄院内認定看護師」の育成

認知症看護認定看護師と緩和ケア認定看護師の2人が企画・実施

図4-6 DELTAプログラムにおける看護師研修導入プロセス

看護師にむけて

看護研修は,リーダーである認知症看護認定看護師を筆頭に緩和ケア認定看護師と協働して企画・実施しています(図4-6)。研修導入プロセス(主に看護師)は図4-6に示したように3つのステージに分けて進めています。以降は,看護研修について少し具体的に説明します。

1stステージ

国立がん研究センター東病院より医師2人,リエゾン看護師1人の協力を得て,せん妄サブリーダー育成(以下,リンクナース)の研修を実施しました。研修には各病棟より看護師2人が参加し,研修終了後にはリンクナースとして活動を開始しています。

リンクナースは,病棟でのプログラム導入後の看護における問題点の抽出と改善策の検討を診療科の特徴に合わせて調整する役割と,また2nd,3rdステージにおける看護師研修のファシリテーターを担ってもらっています。

また,事務部門へ協力を要請し,電子カルテ上のテンプレート作成を行ってもらっています(図4-7)。

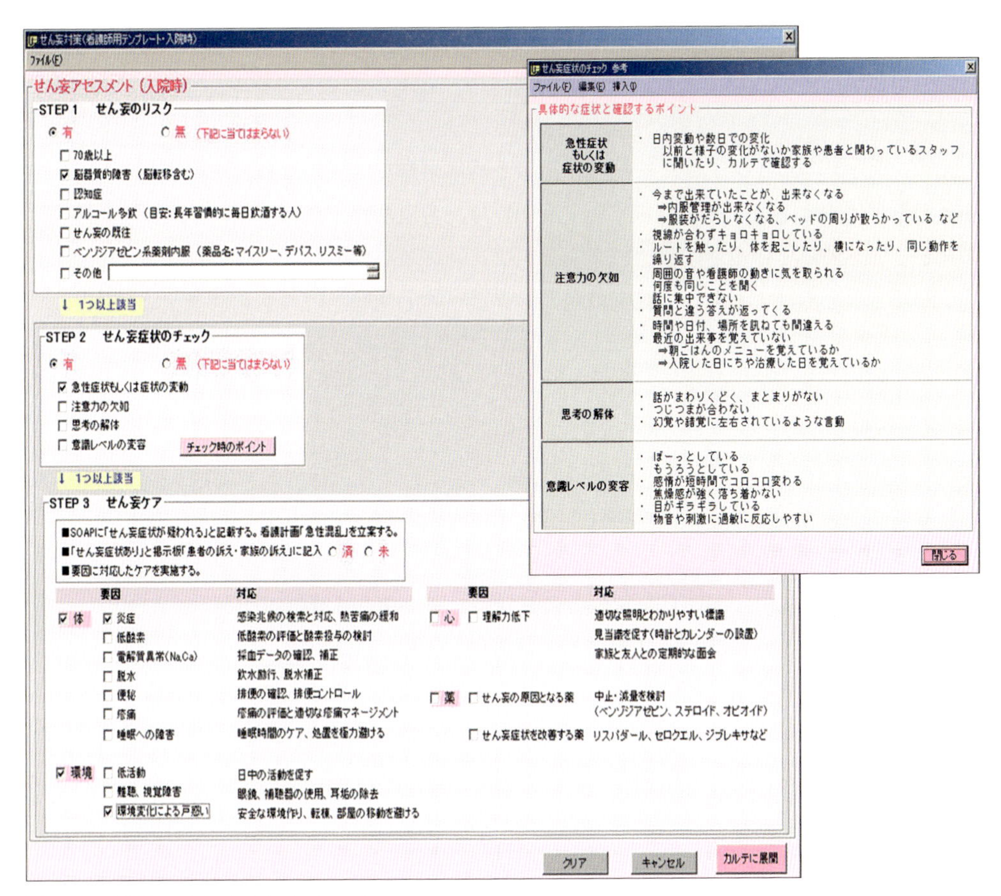
せん妄対策(看護師用テンプレート・入院時)
ファイル(F)

せん妄アセスメント（入院時）

STEP 1　せん妄のリスク
◉ 有　○ 無（下記に当てはまらない）
☐ 70歳以上
☑ 脳器質的障害（脳転移含む）
☐ 認知症
☐ アルコール多飲（目安：長年習慣的に毎日飲酒する人）
☐ せん妄の既往
☐ ベンゾジアゼピン系薬剤内服（薬品名：マイスリー、デパス、リスミー等）
☐ その他

↓ 1つ以上該当

STEP 2　せん妄症状のチェック
◉ 有　○ 無（下記に当てはまらない）
☑ 急性症状もしくは症状の変動
☐ 注意力の欠如
☐ 思考の解体
☐ 意識レベルの変容
チェック時のポイント

↓ 1つ以上該当

STEP 3　せん妄ケア
■SOAPに「せん妄症状が疑われる」と記載する。看護計画「急性混乱」を立案する。
■「せん妄症状あり」と掲示板「患者の訴え・家族の訴え」に記入 ○ 済 ○ 未
■要因に対応したケアを実施する。

	要因	対応
☑ 体	☑ 炎症	感染兆候の検索と対応、熱苦痛の緩和
	☐ 低酸素	低酸素の評価と酸素投与の検討
	☐ 電解質異常(Na,Ca)	採血データの確認、補正
	☐ 脱水	飲水励行、脱水補正
	☐ 便秘	排便の確認、排便コントロール
	☐ 疼痛	疼痛の評価と適切な疼痛マネージメント
	☐ 睡眠への障害	睡眠時間のケア、処置を極力避ける
☑ 環境	☐ 低活動	日中の活動を促す
	☐ 難聴、視覚障害	眼鏡、補聴器の使用、耳垢の除去
	☑ 環境変化による戸惑い	安全な環境作り、転棟、部屋の移動を避ける
☐ 心	☐ 理解力低下	適切な照明とわかりやすい標識 見当識を促す(時計とカレンダーの設置) 家族と友人との定期的な面会
☐ 薬	☐ せん妄の原因となる薬	中止・減量を検討 (ベンゾジアゼピン、ステロイド、オピオイド)
	☐ せん妄症状を改善する薬	リスパダール、セロクエル、ジプレキサなど

クリア　キャンセル　カルテに展開

せん妄症状のチェック 参考
ファイル(F) 編集(E) 挿入(I)

具体的な症状と確認するポイント

急性症状もしくは症状の変動	・日内変動や数日での変化 以前と様子の変化がないか家族や患者と関わっているスタッフに聞いたり、カルテで確認する
注意力の欠如	・今まで出来ていたことが、出来なくなる ⇒内服管理が出来なくなる ⇒服装がだらしなくなる、ベッドの周りが散らかっている など ・視線が合わずキョロキョロしている ・ルートを触ったり、体を起こしたり、横になったり、同じ動作を繰り返す ・周囲の音や看護師の動きに気を取られる ・何度も同じことを聞く ・話に集中できない ・質問と違う答えが返ってくる ・時間や日付、場所を訊ねても間違える ・最近の出来事を覚えていない ⇒朝ごはんのメニューを覚えているか ⇒入院した日にちや治療した日を覚えているか
思考の解体	・話がまわりくどく、まとまりがない ・つじつまが合わない ・幻覚や錯覚に左右されているような言動
意識レベルの変容	・ぼーっとしている ・もうろうとしている ・感情が短時間でコロコロ変わる ・焦燥感が強く落ち着かない ・目がギラギラしている ・物音や刺激に過敏に反応しやすい

閉じる

図 4-7　看護師アセスメントシート

2nd ステージ

2nd ステージでは 1st ステージで作成したアセスメントシートを活用して DELTA プログラムを始動し，並行して看護師研修を開始しました。

研修の第一対象者を「クリニカルラダーⅢの看護師」としました。その目的は，まず病棟リーダーである看護師がせん妄の知識を得ることで，プログラムが病棟内でスムーズに始動し，看護ケアへ活かされることです。研修期間は，2013 年 12 月～2014 年 3 月とし，研修頻度は月 2 回，17：30～19：30 に開催しました。また，参加者は 1 研修につき 30 人とし，4 か月間で 247 人が研修を修了することができました。

この 2nd ステージでの目標は，「中心となる病棟看護師の研修修了を早期に目指し，プログラムを看護実践に活かすことができる」であったため，短期間での研修企画・実施となり，図 4-6 にある 2 人の認定看護師での運営にやや負担を強いられました。しかし，結果的には，短期間で集中的に研修を実施したことで，せん妄ケアの必要性や重要性が多くの看護師へ短期間で伝わり，ケアの向上へと少しずつつながっていったことも，緩和ケア回診などを通して実感することができました。

2nd ステージのポイントは，短期集中型の看護師研修を実施し，病棟でのせん妄ケアをすばやく定着させる点です。もう 1 点は，各研修終了後にファシリテーターとして参加しているリンクナースとカンファレンスを開催して，各病棟における問題事項をあげてもらい，他病棟のリンクナースと問題点の共有を図り，また，どんなに小さな問題点においてもできるだけ即時に解決できるように支援していきました。

3rd ステージ

3rd ステージは現在も継続中の内容です。

ここでは 2nd ステージの研修参加者から，「勤務後の参加では，研修に間に合わないことがある」「仕事を残した状況での研修参加となり，落ち着かない」という意見が聞かれたため，開催日を土曜日の 9：30〜11：30 として，より効果的に研修を受講できるように環境面に配慮しています。また，2nd ステージでクリニカルラダーⅢの看護師の研修はほぼ終了したため，病棟リンクナースにもあまり負担がかからない研修頻度として年 2 回開催とし，1 開催の研修参加者を 60 人に拡大するなどの改善を図って計画しています。

DELTA プログラムにおける看護研修の特徴は，ロールプレイを通して看護師が日々の実践を振り返り，また，看護場面と結びつけることですぐに実践に活かすことができる点です。リンクナースには 2nd ステージから引き続きロールプレイのファシリテーターを担当してもらいました。また，ここでも継続して，研修終了後にはカンファレンスを開催しています。

リンクナースはやや負担を感じることがあったと思われますが，リンクナースのなかには，その役割や，ファシリテーターとして研修への参加を重ねることで，せん妄ケアの知識向上につながり，結果的にはモチベーションの向上につながったかたも見受けられました。

◆ ◆ ◆ ◆ ◆

導入の大きな鍵は，❶リンクナースの育成（できれば病棟のリーダー的存在の看護師），❷全看護職員の半分程度の研修を 3〜4 か月で終了する，❸リンクナースとのミニカンファレンスの定期的な開催（病棟での小さな問題解決に迅速に対応し，リンクナースのフォローを行うため）があげられます。

また，これらのプロセスを進めるにあたり，医療安全という大きな枠組みでの導入の意義はとても大きく，その結果，看護部からも理解と多くの支援を得られました。

導入後の変化

ここからは，導入後の意見をそれぞれの職種の視点から紹介します。

メリット

院内全体：せん妄による医療依存度を軽減でき，医師，看護師をはじめとした医療者の負担が減少されました。同時に，「共通言語」を使用することでコミュニケーションの負担が軽減し，ケアの質が上がりました。

腫瘍内科医：せん妄予防，早期介入によって，治療介入がより順調に行われるようになりました。家族へのせん妄の情報提供により，誤解を訂正できます(例えば，「入院しておばあちゃんの認知症が急速に悪化し手に負えない，家ではお世話できない」などの誤解に対し，「現在，せん妄状態であり，治療が可能であり，改善したら自宅での療養が可能となります」と伝えられるなど，このようなケースは多々経験する)。

外科医：せん妄の概念が外科医師になかったので，せん妄のリスクである脱水や貧血など医学的に明確なリスク因子を理解することで，せん妄に対してアプローチしやすくなりました。第一選択となりうる投薬のプロトコルができたことで，一定水準の治療ができ，早めの対応ができるようになりました(多職種介入により，知識不足でも初期アプローチができる)。

看護師：せん妄をほとんど“不穏”として捉えており，患者さんの夜間の対応に苦慮しながらも，「ただ睡眠薬の投与でよいのか？」「患者さんに一体何が起こっているのだろうか？」という不安や疑問を抱えながら対応していました。しかし，DELTAプログラムを導入したことをきっかけに，せん妄の概念と併せて，患者への対応方法も知識として得ることができ，夜間においても自信をもって対応できるようになりました。また，主治医や薬剤師との連携も図れるようになったことで，それぞれの患者に対して個別的な対応がスムーズに行えるようになったと感じています。

薬剤師：せん妄に対する薬剤師全体の知識が高まりました。オピオイドなどのせん妄ハイリスク薬導入時にも，パンフレットを用いることで，せん妄に関する質の高い指導が可能になりました。担当看護師と薬剤師がせん妄ハイリスク薬に関してミニカンファレスを開いて情報を共有したり，相談をする場面が多くなりました。

デメリット

腫瘍内科医：現時点では感じていません。一見，事務作業，診察時間の増大につながりそうですが，いったん，せん妄を発症したり，悪化したときに費やす労力を考えると，総合的に負担軽減につながっていると考えます。

外科医：せん妄について，あまり考えなくなりました(意識して考えなくても対応できるようになった)。

看護師：看護師のなかで知識の差が出てきているので，フォローアップなどが必要と考えます。

薬剤師：睡眠薬の切り替え説明などの労力が増えました(工夫が必要)。

注意したこと

腫瘍内科医：導入当初は緩和ケア回診でせん妄の啓蒙，教育，答え合わせを行いました。個々の医師によっては，せん妄の捉え方・治療方針に意見の差があるケースが散見されましたが，個別に該当の先生と話すことで解決してきました。

認定看護師(2人)：DELTAプログラム導入は，やはりリンクナースの力にかかっていると考えます。常に，リンクナースが抱えている問題や各診療科での課題解決に向けて支援していくことを心がけていたと思います。リンクナースのモチベーションを絶やさないことが大切と考えます。

リンクナース：DELTAプログラム導入後，看護師がどのような知識を得て，また，研修会を行っているのかということを診療科の先生方に伝えながら協力を要請し，チーム医療を推進していくよう心がけていきました。

薬剤師：クエチアピンの使用頻度が増えるため，禁忌となる糖尿病患者への使用を未然に防ぐ対策が必要となり，また，腎機能低下患者への腎排泄型抗精神病薬(リスペリドン，チアプリドなど)使用時の副作用(傾眠，錐体外路障害など)のモニタリングに注意しています。

◆ ◆ ◆ ◆ ◆

DELTAプログラム導入後，すでに4年が経過しています。今後は，少しずつデータ分析などを行い，成果を全職員に提示していく必要があると考えています。また，当院においては急性期医療を提供しているため，地域の医療機関とのせん妄に関する連携も行っていきたいと考えます。

(モーエン智子)

引用文献

1）柴田明日香，宮川真一：せん妄予防を目的とした看護師主導のリエゾンチーム活動―無床精神科の立場から．総合病院精神医学 29(4)：345-350，2017.
2）Inouye SK, et al：A multicomponent intervention to prevent delirium in hospitalized older patients. N Engl J Med 340(9)：669-676, 1999.
3）Hshieh TT, et al：Effectiveness of multicomponent nonpharmacological delirium interventions：a meta-analysis. JAMA Intern Med 175(4)：512-520, 2015.
4）井上真一郎，ほか：せん妄に効果的な非薬物療法的アプローチについて．臨床精神薬理 20(2)：199-206，2017.
5）Breitbart W, et al：The Memorial Delirium Assessment Scale. J Pain Symptom Manage 13(3)：128-137, 1997.
6）Matsuoka Y, et al：Clinical utility and validation of the Japanese version of Memorial Delirium Assessment Scale in a psychogeriatric inpatient setting. Gen Hosp Psychiatry 23(1)：36-40, 2001.

資料 DELTA プログラムのせん妄アセスメントシート(図 2-1, p.28 の拡大版)

STEP 1 せん妄のリスク評価

- □ 70 歳以上　□ 脳器質障害(脳転移含む)　□ 認知症　□ アルコール多飲
- □ せん妄の既往　□ ベンゾジアゼピン系薬剤内服　□ その他(　　　　　)

当てはまらない → **経過観察**
状態一括登録を「なし」として登録

1 つでも当てはまればせん妄ハイリスク対応

●せん妄を予防するケアの実施
- ・疼痛コントロール
- ・脱水の予防
- ・活動を促す(身体拘束をさける)
- ・ベンゾジアゼピン系薬剤の使用を避ける

●せん妄になりやすい時期や要因をアセスメント

●せん妄ハイリスクについて共有
- ・「せん妄ハイリスク」とカルテに記載
- ・看護計画「急性混乱のリスク状態」を立案
- ・カンファレンスなどで情報や対応方法(STEP 3 を参照)を共有
- ・せん妄ハイリスクパンフレットを用いて患者・家族に説明

STEP 2 せん妄症状のチェック

POINT 「何か変?」と感じた行動や言動をチェックしよう

	精神症状	具体的な症状と確認するポイント
見る	□ 注意障害・意識レベルの変容	□ ぼーっとしている □ もうろうとしている
	□ 注意障害	□ いままでできていたことができなくなる 例)内服管理ができなくなる, 服装がだらしなくなる, ベッドの周りが散らかっている □ 視線が合わずに, きょろきょろしている □ ルートを触ったり, 体を起こしたり・横になったり, 同じ動作を繰り返す □ 周囲の音や看護師の動きに気をとられる
話す	□ 注意障害・意識レベルの変容	□ 質問に対する反応が遅い　□ 焦燥感が強く, 落ち着かない □ 目がギラギラしている
	□ 注意障害	□ 話がまわりくどく, まとまらない　□ つじつまが合わない □ 感情が短時間でころころと変わる
	□ 注意障害	□ 何度も同じことを聞く　□ 話に集中できない　□ 質問と違う答えが返ってくる

聞く	□ **注意障害**	□ 見当識障害(急に出現する場合) (時間)今日の日付を聞く，いまの時間が何時ごろか聞く (場所)いまいる場所についてたずねる　例)自宅から病院までどうやって来るか聞いてみる
	□ **注意障害**	□ 近時記憶の障害(急に出現する場合)：最近あった出来事を覚えているか聞く 例)ごはんのメニューを覚えているか，入院した日にちや治療した日を覚えているか
	□ **意識レベルの変容**	□ 思考のまとまりづらさ： 「ぼーっとしたり，普段と比べて考えがまとまりにくいことがありますか?」と聞く
確認する	□ **急性発症もしくは症状の変動**	□ 日内変動や数日での変化： 症状の出現や以前との様子の変化を患者・家族，スタッフから直接聞く，カルテを確認する
	□ **睡眠覚醒リズム**	□ 昼夜逆転の有無を患者に直接聞く，スタッフに確認する

1つでも当てはまれば → STEP 3

当てはまらない →

次の場合は評価 **STEP 2** を繰り返す
- 1週間に1回　・手術後1病日，3病日，5病日　・身体症状の変化
- 「何か変？」と感じたとき　例)眠れない，不安，息苦しい，痛いなどいつもと違う訴えがある

STEP 3 せん妄対応

- せん妄の出現時期から原因についてアセスメントし，せん妄の見通しをもって，患者目標を検討
- せん妄について共有
  - 「せん妄症状が疑われる」とカルテに記載
  - 看護計画「急性混乱」を立案
  - 状態一括登録で「せん妄」に変更
  - 医師に「せん妄症状あり」を報告(初回のみ)
  - 情報共有のための，カンファレンスを検討
  - せん妄パンフレットを用いて，患者・家族に説明

体	**炎症**	感染徴候の検索と対応，熱苦痛の緩和
	低酸素	低酸素の評価と酸素投与の検討
	電解質異常(Na, Ca)	採血データの確認，補正
	脱水	飲水励行，脱水補正
	便秘	排便の確認と排便コントロール
	疼痛	疼痛の評価と適切な疼痛マネジメント
	睡眠への障害	睡眠時間中のケアや処置を極力避ける
環境	**低活動**	日中の活動を促す，身体拘束を避ける
	聴力障害・視覚障害	眼鏡や補聴器の使用，耳垢の除去
	環境変化による戸惑い	安全な環境づくり(転倒・転落予防，ルート類を整理)，危険物の撤去を検討，転棟や部屋移動を避ける
脳	**理解力低下**	適切な照明とわかりやすい標識 見当識を促す(時計とカレンダーの設置) 家族や友人との定期的な面会
薬	**せん妄の原因となる薬**	中止あるいは減量が可能か検討 (ベンゾジアゼピン系薬剤，オピオイドなど)
	せん妄症状を改善する薬	リスペリドン，クエチアピンなど

索引

欧文

和文

あ行

か行

さ行

た行

な行

は行

ま行

や行

ら行